Zum Buch:

»Dieses Buch handelt von der außergewöhnlichen Kraft, die sich Krankheiten und Verletzungen entgegenstemmt. Diese Kraft ist das Bindeglied, der Leim, der unsere Gesundheit und unser Wohlbefinden zusammenhält: das Immunsystem. Ununterbrochen, aber von uns unbemerkt, hält es Wache – und dieser Bodyguard (im wahrsten Sinne des Wortes) bestimmt dabei sogar die entscheidenden Prozesse, die unser Überleben sichern.«

Über den Autor

Matt Richtel ist amerikanischer Journalist und Bestsellerautor. Er schreibt für die New York Times und erhielt für seine Reportage »Distracted Driving« den Pulitzer-Preis. Mit seiner Familie lebt er in San Francisco.

mattrichtel.com

MATT RICHTEL

Starke Abwehr

UNSER IMMUNSYSTEM

EIN MEDIZINISCHES WUNDER
UND SEINE GRENZEN

Aus dem amerikanischen Englisch von Gabriele Gockel,
Naemi Schuhmacher, Sonja Schuhmacher und Barbara Steckhan,
Kollektiv Druck-Reif

HarperCollins

Die Originalausgabe erschien 2019 unter dem Titel
An Elegant Defense bei William Morrow,
einem Imprint von HarperCollins *Publishers*, New York.

1. Auflage 2021

Ungekürzte Ausgabe im HarperCollins Taschenbuch

Published by arrangement with William Morrow,
an imprint of HarperCollins *Publishers*, US
Umschlaggestaltung von Birgit Tonn, Artwork Elsie Lyons &
Typo Hafen Werbeagentur, Hamburg
Umschlaggabbildung: © DoozyDo / Shutterstock
Gesetzt aus der Stempel Garamond
von GGP Media GmbH, Pößneck
Druck und Bindung von CPI books GmbH, Leck
Printed in Germany
ISBN 978-3-7499-0111-1
www.harpercollins.de

Klimaneutral
Druckprodukt
ClimatePartner.com/15109-2009-1001

MIX
Papier
FSC FSC® C083411

Für Jason und die Argonauten

INHALT

Teil III – BOB

Teil IV – LINDA UND MERREDITH

Teil V – JASON

Teil VI – HEIMKEHR

Anmerkung des Autors

Um zwischen Ärzten und Wissenschaftlern mit Doktortitel zu unterscheiden, versehe ich die Namen der Ärzte mit dem Titel Dr., während ich die Wissenschaftler nur mit ihrem Nachnamen nenne. Das ist ein ärgerlicher Kompromiss, bedenkt man, dass diese Menschen nicht nur sich ihren Doktortitel hart erarbeitet, sondern auch die wichtigsten Entdeckungen auf diesem Gebiet gemacht haben. Ich habe mich aber so entschieden und bin damit einer informellen Regel bei der *New York Times* gefolgt, um dem Leser durch eine Geschichte mit zahlreichen Beteiligten zu helfen, von denen manche Forschungserfahrungen haben und andere über klinische Expertise verfügen und meist Ärzte sind. Ich bitte die Wissenschaftler, die eine so zentrale Rolle unter den Argonauten der Odyssee spielen, um Nachsicht.

Schließlich habe ich bei Jason Greenstein, seiner Familie und seinen Freunden nur den Vornamen verwendet, ebenso bei anderen, zu denen ich ein nahes Verhältnis hatte, wie bei Bob Hoff, Linda Segre und Merredith Branscombe. Der persönliche Charakter ihrer Geschichten, ihrer medizinischen Entwicklung verlangte eine eher zwanglosere Wortwahl.

TEIL I

LEBEN IM GLEICHGEWICHT

1

Enge Bindungen

Jason Greenstein saß schweigend auf dem Beifahrersitz eines Ford Windstar. Es war Freitag, der 13. März 2015, ein grauer Tag. Jason war unterwegs, um ein Wunder zu erleben, und er legte die Strecke so zurück, wie er es gewohnt war – umgeben von Müll.

Sein silberfarbener Kombi glich einem Schrotthaufen auf Rädern. Die Heizung hustete und spuckte und funktionierte offenbar nur, wenn es draußen warm war, also wenn man sie nicht brauchte. Die Hecktür klemmte. Auf dem Armaturenbrett leuchteten diverse Lichter auf und warnten vor Fehlern in der Elektronik, die von Jason aber ignoriert wurden. Und aus den Ablagefächern quollen Straßenkarten und Atlanten, wenn sie nicht gar auf dem Boden lagen.

Hinzu kam der durchdringende Geruch. Er stammte von dem 20-Liter-Benzinkanister, den Jason für den Notfall hinten im Wagen verstaut hatte, und von dem im Auto angesammelten fettgetränkten Einwickelpapier unzähliger Mahlzeiten aus dem Schnellimbiss – vor allem von den Hotdogs aus dem 7-Eleven, die Jason zwar als »Teufelszeug« und »eklig« bezeichnete, denen er aber in der Regel nicht widerstehen konnte.

Wenn Jason zu einer seiner Verkaufstouren über Land fuhr, schlief er manchmal hinten im Auto. Dann rollte er sich auf einem fleckenübersäten orangefarbenen Perserteppich zusammen, und sein Kopf kam neben dem Benzinkanister zum Liegen. Hin und wieder schlief er sogar auf den Kartons mit dem glitzernden, mit Strasssteinen besetzten Tand, den er an Casinos in der Provinz verkaufte, die sie als Werbegeschenke bereithielten.

Jason war siebenundvierzig, hatte seinen Bachelor an einer Elite-Uni und anschließend den Master in Wirtschaftswissenschaften und Jura gemacht; akademische Titel flößten ihm aber weder besonderes Vertrauen noch Respekt ein. Er hangelte sich von einem unternehmerischen Projekt zum nächsten, von einem Abenteuer zum andern. Nie war er glücklicher, als wenn er am Steuer seines Ford saß, eine Prise Skoal-Kautabak eingeschoben hatte und wenn, während Bruce Springsteen lief oder Songs eines lokalen Rundfunksenders aus dem Radio dröhnten, am Horizont eine neue Stadt in Sicht kam. Jason folgte dem Prinzip entdecken, erforschen, den eigenen Weg gehen. Er lebte den Traum der amerikanischen Siedler, und der Kombi war sein Planwagen.

»Wenn mir etwas zustoßen sollte, musst du dich bitte um den Kombi kümmern. Hast du gehört, Ma?« Das Verhältnis von Jason zu Catherine, seiner Mutter, pendelte zwischen liebevoller Verehrung bis zu passiv-aggressiven Konflikten mit Wortgefechten, die derart brutal unter die Gürtellinie gingen, dass Arthur Miller seine Freude daran gehabt hätte.

Jetzt saß Jason auf dem Beifahrersitz, und Beth, seine Freundin, fuhr. Er war im Begriff, einen derart unkonventionellen Schritt zu tun, wie er ihn sich nicht einmal selbst hätte ausdenken können. Er wollte ein medizinisches Wunder erleben und damit zum Aushängeschild werden, wie er es nannte, für eine Wunder wirkende neue Krebstherapie. Jason war entschlossen, dem Tod von der Schippe zu springen, obwohl er am Abgrund stand und mit einem Fuß bereits über dem Nichts schwebte.

Jason hatte Krebs. Die Krankheit war im Endstadium und nach allen rationalen Einschätzungen nicht mehr heilbar.

In seinen Lungen und auf der linken hinteren Körperhälfte hatte sich ein vierzehnpfündiger Tumor des Hodgkin-Lymphoms ausgebreitet, der seinen Umfang im Abstand einiger Wochen jeweils verdoppelt hatte. Jasons vierjährige Behandlung mit Chemo- und Strahlentherapie hatte, abgesehen von kurzen Verschnaufpausen, kaum etwas bewirkt, obwohl man diesem Krebsleiden allgemein gute Heilungschancen zuschreibt. Die Ärzte hatten alles versucht, einige Medikamente in erhöhter Dosierung oder in Kombination eingesetzt, was oft mit brutalen Nebenwirkungen verbunden gewesen war. Doch das bösartige Zellwachstum war stets zurückgekehrt. Mittlerweile hatte sich eine Schwellung gebildet, die sich deutlich auf Jasons Rücken abzeichnete, sodass Beth ihn liebevoll »Quasimodo« nannte. Da der Tumor auf seinen Ellennerv drückte, litt Jason unter schrecklichen Schmerzen und konnte seine linke Hand nicht mehr bewegen, die geschwollen war und wie ein Fleischklumpen aussah.

Dieses letzte Symptom empfand ich vor allem deshalb als so grausam, weil Jason in seiner Jugend – in unserer Jugend – ein hervorragender Sportler, ein gerissener, zäher, pfeilschneller Linkshänder gewesen war. Obwohl er nicht gerade zu den Größten gehörte, spielte er Baseball und Basketball in der

Spitzenliga Colorados, denn er konnte springen wie eine Antilope mit Froschbeinen. Hinzu kam sein Aussehen: Mit den dunklen Haaren und Augen, seinem breiten Lächeln und seiner halb italienischen und halb jüdischen Herkunft war er der Inbegriff des amerikanischen Schmelztiegels und wirkte auf Mädchen einfach unwiderstehlich. Unvergesslich ist für mich sein explosionsartiges Lachen in den höchsten Tonlagen. Oft lachte er sich über die eigenen Witze kaputt, was einfach nur ansteckend wirkte.

Auf der Straße von Denver nach Boulder stach plötzlich die Sonne durch die Wolken, als könnte sich der März nicht zwischen Frühling und Winter entscheiden. Jason war in sich zusammengesunken. Weil er auf den schmerzenden Schwellungen nichts anderes ertragen konnte, hatte er locker sitzende graue Trainingshosen, Leinenschuhe und ein Flanellhemd angezogen. Selbst seine Füße waren geschwollen. Der Krebs hatte Jason nichts von seinen Begleiterscheinungen erspart. Sein Onkologe hatte Jason den Spitznamen »Steel Bull« gegeben, weil er eisern alle ihm vorgeschriebenen Behandlungen ertrug und oft noch einen Scherz oder ein Lächeln auf den Lippen hatte.

Doch am vergangenen Montag hatte sein Onkologe Jasons Todesurteil gesprochen. Nach der Untersuchung des Tumor-Wachstums hatte ihm der Arzt unter Tränen erklärt, sie seien am Ende ihrer Möglichkeiten angelangt. Man hätte an ihm alle Behandlungsformen ausprobiert, ihm alle verfügbaren Medikamentencocktails verabreicht, und doch sei stets der Krebs mit voller Kraft zurückgekehrt. Nun sei es an der Zeit, die Waffen zu strecken.

Nach der Konsultation schrieb der Arzt auf das Patientenblatt, es sei »trotz der emotionalen Belastung wohl das Vernünftigste, für Mr. Greenstein die Versorgung in einem Hospiz« zu erwägen. Und er organisierte ein Treffen mit Jasons Angehörigen zur Vorbereitung der Palliativbetreuung.

»Jede zusätzliche therapeutische Maßnahme«, schrieb der Arzt, »wird sich eher schädigend als nützlich auswirken« und sei keinesfalls angebracht, »es sei denn, er erlebt eine Spontanheilung«.

Beth lenkte den Wagen durch das gutbürgerliche Wohnviertel, in dem das St. Luke's Medical Center in Denver angesiedelt ist. Normalerweise plauderte Jason für sein Leben gern, doch diesmal war er ausgesprochen einsilbig.

Nachdem Beth den Wagen geparkt hatte, stützte sie Jason auf dem Weg zum Aufzug, und sie fuhren in den zweiten Stock. Jason hatte viele Stunden seines Lebens in der Onkologie dieses Krankenhauses verbracht, in einem schuhschachtelgroßen Zimmer auf einem der sperrigen braunen Liegesessel ausgestreckt, während er die ihm verschriebene Infusion mit der aggressiven Chemotherapie bekam. Nicht so an diesem Tag.

Jason ließ sich vorsichtig auf die Liege gleiten. Eine Krankenschwester befestigte den Infusionsschlauch an dem Port in seiner Brust. Zunächst ließ sie Kochsalzlösung hineinfließen, um die Reinheit des Zugangs sicherzustellen, dann gab sie ihm zur Beruhigung ein Antihistamin. Schließlich ersetzte sie den Infusionsbeutel durch einen anderen, der ebenfalls eine klare Lösung enthielt. Allerdings handelte es sich um etwas völlig Neues.

Krebs gehört weltweit zu den führenden Todesursachen. Allerdings geht es hier nicht um Krebs. Auch nicht um Herz- oder Atemwegserkrankung, um Unfälle, Schlaganfall, Alzheimer, Diabetes, Grippe oder Lungenentzündung, Nierenversagen oder Aids. Sie alle können uns krank machen und zum Tod führen. Dieses Buch aber befasst sich nicht mit konkreten Krankheiten oder Verletzungen, sondern ganz allgemein mit der außergewöhnlichen Kraft, die sich ihnen entgegenstemmt. Diese Kraft ist das Bindeglied, der Leim, der Gesundheit und Wohlbefinden eines Menschen in seiner Gesamtheit zusammenhält. Es ist ein Buch über das Immunsystem.

Es erzählt von den erstaunlichen Erkenntnissen über das Immunsystem, die vor allem in den letzten siebzig Jahren gewonnen wurden, und von seiner Wirkungsweise in praktisch jedem Bereich unserer Gesundheit. Wenn ein Kratzer oder Schnitt den Schutzschild unserer Haut – so etwas wie die erste Verteidigungslinie – durchbricht, tritt das Immunsystem in Aktion. Immunzellen strömen in die Wunde, bilden neues Gewebe oder heilen die durch Kratzer oder Schnitte entstandenen inneren Schäden, sie versorgen Bisse und Verbrennungen. Ein komplexes Zellnetzwerk greift alle Erkältungsviren an, mit denen wir zwei-, dreimal im Jahr konfrontiert sind, es überwacht die zahllosen malignen Einflüsse, von denen uns Krebs droht, hält Viren wie die des Herpes in Schach, die sich in vielen Menschen angesiedelt haben, und befasst sich mit den jährlich auftretenden hundertmillionenfachen Fällen von Lebensmittelvergiftung. Und in den letzten Jahren hat sich abgezeichnet, wie wichtig die Rolle des Immunsystems sogar in der Funktionsweise unseres Gehirns ist, da die ihm eigenen Abwehrzellen dieses Organ von geschädigten oder abgestorbenen Zellen reinigen und so seine neurologische Gesundheit sichern.

Ununterbrochen, aber von uns unbemerkt, hält das Immunsystem Wache; es ist im sprichwörtlichen Sinne unser »Bodyguard«. Und jene Funktionen, die unsere Gesundheit sichern, bestimmen anscheinend auch derart entscheidende Prozesse wie unsere Partnerwahl – indem sie dazu beitragen, inzestuöse Verbindungen zu verhindern, die sich schädigend auf die Gesundheit und das Überleben unserer Spezies auswirken könnten.

Zur Beschreibung des Immunsystems werden oft Begriffe herangezogen, die an Kriegsführung erinnern: Es mobilisiert unsere inneren Abwehrkräfte gegen eine böse Krankheit mithilfe mächtiger Zellen, die mit der Fähigkeit zu Überwachung und Spionage, zu chirurgisch gezielten Attacken und kerntechnischen Angriffen ausgestattet sind. Dehnt man diese Begrifflichkeit aus, heuert das Verteidigungsnetzwerk zudem auch verdeckte, mit Selbstmordpillen ausgerüstete Agenten an und ist angeschlossen an ein hochkomplexes und reaktionsschnelles Telekommunikationsnetz, das weltweit seinesgleichen sucht. Das Abwehrsystem erfreut sich außerdem einer Stellung, die im Verhältnis zu allen anderen Bereichen der menschlichen Biologie geradezu einzigartig ist. Es strömt ungehindert im Innern des Körpers umher und bewegt sich durch Organsysteme hindurch und über sie hinweg. Wie die Polizei während eines Ausnahmezustands konzentriert es sich auf Bedrohungen und hindert sie an ihrem schädlichen und tödlichen Wirken; es erkennt fehlerfrei bis zu einer Milliarde von außen stammender Gefährdungen – auch solche, die von der Wissenschaft noch gar nicht beschrieben worden sind.

Doch die Kriegsmetapher führt in die Irre; sie ist unvollständig und womöglich sogar grundfalsch. Unser Immunsystem ist keine Kriegsmaschine, sondern widmet sich der Erhaltung des Friedens und bemüht sich mehr als alles andere um die Erzeugung von Harmonie.

Welch außerordentlich komplexe Herausforderung, betrachtet man das lärmende Fest des Lebens! In unserem Körper tobt eine wüste Party, eine turbulente, rauschende Feier, besucht von den Milliarden von Zellen, aus denen wir bestehen: Gewebezellen und Blutzellen, Proteine und Moleküle, Mikroben und, ja, Bakterien. Fast die Hälfte unserer Zellen sind – größtenteils im Darm angesiedelte – Bakterien. Das Immunsystem hat die Aufgabe, durch diese wilde Party zu streifen, auf Störenfriede zu achten und sie – und das ist der entscheidende Punkt – hinauszuwerfen, ohne dass andere Zellen dabei nennenswerten Schaden nehmen.

Allerdings wird dem Immunsystem der Job als Friedensstifter dadurch erschwert, dass die Membran unseres Körpers ausgesprochen porös ist und nahezu jeder Organismus, der es darauf abgesehen hat, in ihn eindringen kann. Heute behaupten einige, dass manche dieser Mikroben nicht bedrohlich, sondern sogar nützlich sind. Unsere Gesundheit beruht auf dem harmonischen Zusammenwirken einer Vielzahl von Bakterien. Wenn wir Antibiotika einnehmen, uns mit bakterizider Seife waschen oder mit Giftstoffen in Berührung kommen, die unsere Darmflora beeinträchtigen, schädigen wir unter Umständen Bakterien, die für den wirksamen Einsatz unseres Immunsystems unerlässlich sind.

Umgekehrt kann das Immunsystem ganz von selbst überhitzen und so wild agieren, dass es ebenso gefährlich wird wie jede von außen eingeschleppte Krankheit. Dann kommt es zur sogenannten Autoimmunität, einem Leiden, das immer weiter um sich greift. Nach einigen Schätzungen sind es bis zu 75 Prozent Frauen, die Gelenkrheumatismus, Lupus, Morbus Crohn oder ein Reizdarmsyndrom haben – und jede dieser Erkrankungen ist schrecklich, belastend und schwer zu diagnostizieren. Autoimmunität in ihren verschiedenen Formen ist (nach Herz-Kreislauf-Störungen und Krebs) die dritthäufigste Erkrankung in den Vereinigten Staaten. Diabetes, das in den USA die meisten Opfer fordert, entsteht, wenn das Immunsystem die Bauchspeicheldrüse angreift.

In den letzten Jahrzehnten brachte die Forschung noch eine weitere entscheidende Eigenschaft des Immunsystems zutage: Es lässt sich übertölpeln. Wenn sich eine Krankheit einnistet, zu wachsen beginnt und sich ausbreitet, überlistet sie unsere Abwehr, indem sie ihr vorgaukelt, sie sei letztlich gar nicht so schlimm. So bringt sie das gesamte Abwehrnetz dazu, ihr Wachstum zu unterstützen. Wie es im Fall von Jason geschehen war.

Der Krebs führte Jasons starke Abwehr ganz gemein hinters Licht. Er vereinnahmte Jasons Kommunikationskanäle und wies die Soldaten seines Körpers an, untätig zu bleiben. Dann benutzte er Jasons Immunsystem, um sich selbst, also den Krebs, so zu schützen, wie es gewöhnlich nur kostbarem, gesundem neuen Gewebe vorbehalten ist. Dieser Prozess hätte sich beschleunigt und Jason geradewegs ins Grab geführt.

Doch als man an jenem denkwürdigen Freitag, dem 13., die

klare Flüssigkeit in Jasons Blutbahn tropfen ließ, wollte man den Prozess wieder umkehren. Sie sollte sein Immunsystem zum Kämpfen anregen. Jason gehörte zu den ersten fünfzig Patienten, an denen eine der größten Errungenschaften in der Geschichte der Medizin getestet wurde, mit der die moderne Forschung einem der hartnäckigsten und wirksamsten Tötungsmechanismen entgegentritt, die das Pantheon der Krankheiten zu bieten hat.

Als sich abzeichnete, dass Jason eventuell als Beispiel für einen bemerkenswerten Wendepunkt in der Medizin dienen würde, griff ich zur Feder.

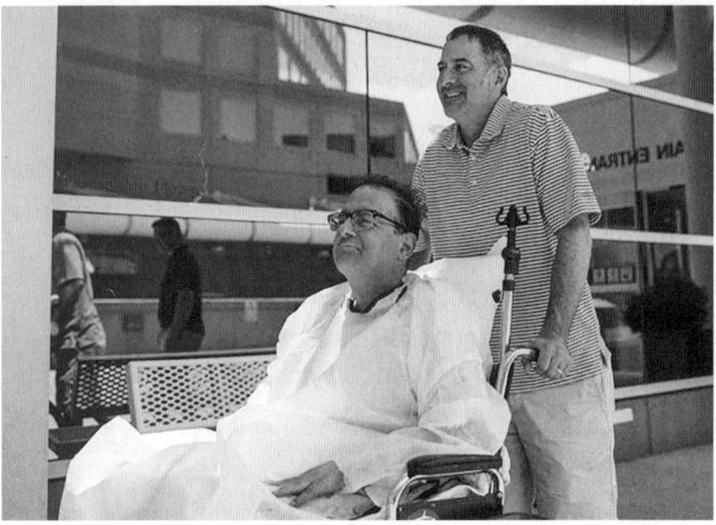

Der Autor und Jason Greenstein. »Ich bin wieder da«, verkündete Greenie.

Als *New-York-Times*-Journalist, aber auch als Jasons Freund, machte ich mich auf, um mehr über das Immunsystem zu erfahren. Ich wollte herausfinden, wie wir so weit gekommen sind, dass wir in das Immunsystem eingreifen können, und welche Konsequenzen das hat. Dabei stieß ich auf eine Geschichte mit wissenschaftlichen Helden und Entdeckungen, deren Faden in Großbritannien begann und sich – da die Forscher sich stets auf die hart erarbeiteten Erkenntnisse ihrer Vorgänger stützten – über Europa, Russland, Japan und die Vereinigten Staaten um die ganze Welt spann. Meine Einblicke in all die entscheidenden Momente und Schlussfolgerungen, persönliche Erfahrungen und wissenschaftliche Aha-Erlebnisse machen aus diesem Buch weniger ein Lehrstück als eine Erzählung. Sie handelt von der Funktionsweise des Immunsystems und seiner praktischen Bedeutung für unsere Gesundheit – für den Schlaf, für die Fitness, für Ernährung, Alter und Demenz.

Außerdem geht es darin um Jason und um drei weitere Menschen mit einer aufsehenerregenden medizinischen Geschichte: Bob Hoff, der ein wahrlich außergewöhnliches Immunsystem besitzt, und Linda Segre und Meredith Branscombe, die standhaft gegen einen unsichtbaren Killer ankämpfen: ihr eigenes hyperaktives Immunsystem.

Wie Jason markieren sie einen entscheidenden Augenblick in der Geschichte der Forschung, die Dämmerung einer neuen Ära mit einer Fülle von Erkenntnissen, die, nach Einschätzung von Experten, auf einer Stufe mit den größten Errungenschaften der Menschheit stehen.

Die neuen Entdeckungen seien »ebenso bedeutsam wie die Entdeckung der Antibiotika«, erklärte Dr. John Timmermann von der University of California, der mit seinen Forschungen zum Immunsystem wegweisend gewesen ist. Wenn es darum gehe, einen Wirt von Krankheiten zu bekämpfen, die sowohl Lebensqualität als auch Lebensdauer beeinflussen, sei unsere Situation »gegenwärtig vergleichbar mit Apollo 11. Der Adler ist gelandet.«

Jasons Infusion im St. Luke's Hospital am Freitag, dem 13., dauerte eine Stunde. Anschließend fuhr ihn Beth die 45-minütige Strecke zurück nach Boulder, wo er sich im Coors Event Center auf dem Campus der University of Colorado das Basketballspiel seines Neffen Jack ansehen wollte. Bei ihrem Eintreffen fühlte sich Jason jedoch zu schwach, um die Stufen der Stadiontribüne hochzusteigen, daher überredeten sie die Verantwortlichen, ihn durch einen Sondereingang direkt zum Spielfeld vorzulassen.

Auf die gleiche Weise war Jack zu seinen Spitzenzeiten ins Stadium gekommen: direkt aufs Spielfeld, im Mittelpunkt des Geschehens. Ich selbst hatte vor Jahrzehnten auf der gleichen Tribüne gesessen und gesehen, wie Jason zu einem der spektakulärsten Würfe dribbelte, die ich mein Lebtag je gesehen hatte. Sein spielentscheidender Wurf gegen das gegnerische Team fiel genau auf den Augenblick, als der Buzzer das Ende der Nachspielzeit meldete. Seine Mannschaft kam dadurch in die Play-off-Runde von Colorado.

Viele Jahre später, als er umringt von seinen Freunden unter den Zuschauern saß, war er ein Schatten seiner selbst. Bei seinem Anblick drängte sich der Eindruck auf, dass dies das letzte Basketballspiel sein könnte, das er live erlebte.

2

Jason

In der Geschichte des Immunsystems geht es um Leben und Tod, um das Überleben unter tödlichsten Bedingungen. Es ist aber auch die Geschichte vom Einsatz für Frieden und Harmonie, für erfolgreiche Integration, für die Eingliederung von Organismen, die körperliche Grenzen überwinden konnten, für die Erfüllung des Schicksals und für Weiterentwicklung. Es ist die Geschichte einer Freundschaft.

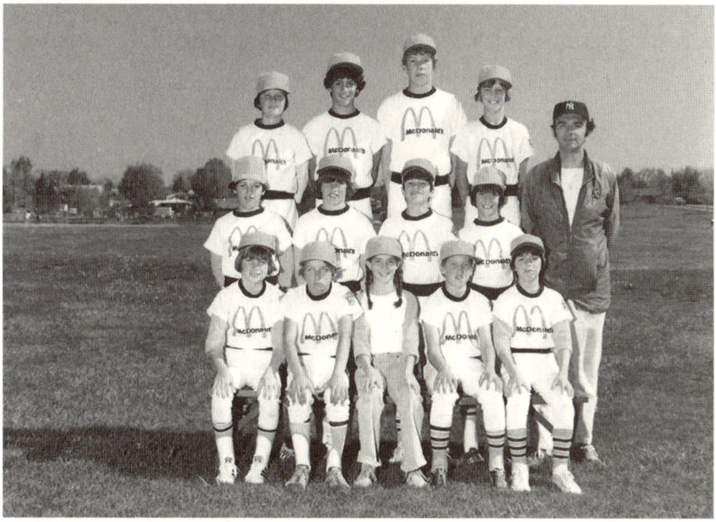

Jason in der oberen Reihe, Zweiter von links; der Autor unten rechts, direkt unterhalb von Jasons Vater.

Meine Erinnerungen an Jason reichen zurück in unsere Zeit auf dem Spielfeld und auf der Reservebank. Wir waren zehn Jahre alt und trugen weiße Trikots mit gelben Zierstreifen. Jasons dichte Haare türmten sich breit über seinem Kopf auf, und beinahe ebenso breit war sein Lächeln. Auf den Mannschaftsfotos stand er in der letzten Reihe, und ich kniete vorne. Ich war zwar in vielerlei Hinsicht glücklich und zufrieden in der Schule, doch damals wuchsen in mir bereits die Selbstzweifel eines körperlich kleinen Jungen, den die Sehnsucht plagt, beachtet zu werden.

Für mich verkörperte Jason das Ideal des amerikanischen Jungen, denn er war nicht nur ein hervorragender Sportler, sondern von Natur aus auch mit Wissensdurst, Freundlichkeit und einem ungeheuren Charisma ausgestattet. In der siebten Klasse wurde er zum beliebtesten Schüler gewählt. In seiner Gegenwart schien sich der Raum auszudehnen, und er bekam den Spitznamen »Golden«. Er wirkte auch deshalb so liebenswert, weil er niemals auf die Idee gekommen wäre, andere zu schikanieren. »Los, hau ihn raus«, rief er mir zu, wenn ich am Schlag war. »Dann eben beim nächsten Mal«, tröstete er mich, wenn ich zur Bank zurücktrottete.

Wir hatten einiges gemeinsam, wie unsere Väter, zu denen wir aufsahen und die in unserem Leben und in unserer Gemeinde eine große Rolle spielten. Mein Vater war Richter in unserer relativ kleinen Stadt und Jasons Vater Joel ein angesehener Scheidungsanwalt. Außerdem trainierte er unsere Little-League-Mannschaft, war überhaupt *der* Little-League-Trainer der Stadt und, vom Fluchen und Trinken einmal abgesehen, unsere Version von Walter Matthau. Die Zigarre im Mund war sein Markenzeichen, er hatte ein trockenes Grinsen und einen noch trockeneren Humor und war auf dem Baseball-Feld schon aus weiter Ferne an der marineblauen Windjacke der New York Yankees zu erkennen. Das Bein auf eine Stufe gestützt, stand er an der Spielerbank, die Faust in seinen rissigen Lederhandschuh gerammt.

Joel war vernarrt in Jason. Liebevoll, aber klug lenkte er sein Vorankommen, wie ein umsichtiger Trainer, dem per Zufall ein Vollblut in die Hände gefallen war.

»Jason hat unseren Vater angebetet«, sagte mir Jasons Schwester Yvette. »Er stand ihm sehr nahe, und mein Dad war Jasons größter Fan.«

Jasons älterer Bruder Guy sagte über Jason: »Unser Dad war sein Guru.«

Auf gesundheitlicher Ebene gab es zwischen unseren Vätern – Murray (mein Vater) und Joel – jedoch einen gewaltigen Unterschied. Murray entdeckte während der Modewelle in den 1970ern das Joggen, wurde zum wahren Fanatiker und brachte es schließlich auf dreizehn Marathons. Joel war zwar ebenfalls fit, rauchte aber Zigarre. Cathy, Jasons Mutter, rauchte eine Schachtel Zigaretten pro Tag, und das Haus der Greensteins roch ständig nach Aschenbecher. Rauchen belastet das menschliche Immunsystem mehr als alle anderen unserer Laster; die kleinen Kerben und Einschnitte, die dadurch im weichen Lungengewebe entstehen, bedeuten nicht nur eine ständige Verletzung, sondern zwingen die Zellen, sich zu teilen, um das geschädigte Gewebe zu ersetzen. Mit der erhöhten Zellteilung steigt schon rein rechnerisch die Gefahr von bösartigem Wachstum, von Krebs. Und das kann tödlich sein.

Als wir in der achten Klasse waren, erfuhr Jason vom Darmkrebs seines Vaters.

Nach außen hin gab er sich unbeeindruckt von dem Umstand, dass Joel von bösartigen Geschwüren aufgefressen wurde – erste Anzeichen einer emotionalen Abkopplung, die sich in ihm aufbaute. Als wir in der neunten Klasse waren, ließ er sich zur Wahl des Schulsprechers aufstellen und hielt eine wunderbare Rede voller Selbstvertrauen. Darin versicherte er seinen Mitschülern, sich voll und ganz für sie einzusetzen.

»Ich werde mein Bestes und meine ganze Kraft geben, wenn ich gewählt werde.«

Wenn! Natürlich wurde er gewählt.

In der zehnten Klasse an der Boulder High School entwickelte Jason schließlich eine Philosophie, die uns für einige naive und wundervolle Jahre prägen sollte. Er gab einer Gruppe von Freunden den Namen »Concerned Fellow League«, die »Liga der Betroffenen«.

Über diese Weltsicht wollten wir uns – Jason und sechs andere, nämlich Josh, Noel, Adam, Bob, Jason und ich, die in der Highschool einen engen Zusammenhalt hatten – definieren. Allerdings bedeutete die Philosophie das Gegenteil von dem, was ihr Name besagte: Jasons Ansicht nach brauchten wir nämlich keineswegs betroffen zu sein. Uns sorgte gar nichts. Wir sahen dazu keinen Grund. Wir hatten das Leben voll im Griff. Und falls das nicht zutraf, sollte es uns nicht weiter stören. Sorgen waren etwas für Menschen, die keine Perspektive mehr hatten.

Wie alle überdauernden Philosophien und Religionen fällt auch diese auf sich selbst zurück und wird zum Widerspruch in sich. Man darf nicht zu genau hinschauen. Als Einzelner sorgte sich jeder von uns um alles Mögliche; wir hatten eine Heidenangst und fühlten uns unsicher, obwohl wir zu dieser coolen Gruppe gehörten. Von außen betrachtet aber galten wir als Glückskinder, als gute Schüler und Sportler, die von Mädchen umschwärmt wurden – allen voran Jason, der sich in der elften Klasse mit einer wahnsinnigen Leistung hervortat.

Als zu klein geratener Oberstufenschüler half er den Boulder High School Panthers mit einer geradezu märchenhaften Erfolgssträhne in die Basketball-Play-off-Runde Colorados des Jahres 1984 zu kommen. Mit seinen 1,74 Metern in Turnschuhen gehörte Jason keineswegs zu den Stars der Mannschaft – einige aus der Abschlussklasse waren Spitzenspieler –, doch niemand bestritt, dass er mit seiner beispiellosen Intensität das Team zusammenhielt, dass er den Überblick behielt und die Identifikationsfigur schlechthin war.

Der Highschool-Trainer jener herausragenden Mannschaft, ein Choleriker namens John Raynor, hielt Jason für einen Jungen, dem nichts und niemand etwas anhaben konnte. »Manchmal spielte er mit fahrlässigem Leichtsinn«, erinnerte sich Coach Raynor. Er ging zu Boden, »und wenn er aufstand, humpelte er. ›Du meine Güte‹, dachte ich, ›wie kann er sich davon nur wieder erholen?‹«

Auf der Tribüne saßen jubelnd – als anfeuernde Vertreter unseres gesamten Bundesstaats – die restlichen »Betroffenen«, die Gesichter mit den kleinen Tatzen der Boulder Panthers bemalt.

Und ganz in der Nähe hockte Joel, in sich zusammengesunken, nur noch ein Schatten, der sich ans Leben klammert, um seinem geliebten Sohn zuzusehen.

Von Spielbeginn an lief es schlecht.

Jason, der wegen mangelnder Körpergröße und Kraft bereits von vornherein im Nachteil war, laborierte an einer Fußgelenksverletzung aus einem früheren Spiel und holte nur vier Punkte. Die beiden besten Werfer der Panthers fanden nicht zu ihrer Form. Endstand 52:42.

Nur wenige Monate später, am 13. Juli 1984, starb Joel. Er war fünfzig Jahre alt.

Jason erfuhr davon an seinem Arbeitsplatz. Als er nach Hause kam, fand er seinen Vater auf einer Tragbahre im Wohnzimmer, hergerichtet von Palliativpflegern. Jason weinte. Irgendwie hatte er nicht geglaubt, dass es so weit kommen würde.

Später sagte er mir: »Es gibt zwei Dinge auf der Welt, die ich hasse, und das sind Krankenhäuser und Krebs.«

Angehörige stellten die Vermutung an, Jason habe der Tod seines Vaters derart mitgenommen, dass er in der Folge den Boden unter den Füßen verlor. Er wurde rastlos – körperlich, geistig und emotional. Nach Joels Tod lief er wie ein Vollblutpferd, das seinen Trainer verloren hatte, weiter und schneller als je zuvor. Es war ein hektisches Leben mit Reisen in die ganze Welt – Unterrichten in Japan, eine Tour durch Lateinamerika – und mehreren Collegeabschlüssen. Zumindest halbwegs. Da er Studiengebühren schuldig blieb, konnte er seinen Jura-Abschluss nicht nutzen. Er gründete reihenweise Unternehmen und Ein-Mann-Agenturen, war Repräsentant von Handyunternehmen, verkaufte Crocs in der Fußgängerzone und Entsafter an Restaurants. Er gründete und leitete eine Firma für Wohnmobile für den Wintersport. Jedes seiner

Konzepte nahm er mit einer Begeisterung in Angriff, als sei er im Begriff, das große Los zu ziehen.

Rückwirkend könnte man meinen, dass er schon damals seine Gesundheit aufs Spiel setzte, doch dann war ich es, der als Erster Probleme bekam. Unter dem Druck meiner überzogenen, ehrgeizigen, aber fehlgeleiteten Ziele und in Unkenntnis meiner wahren Leidenschaft erlitt ich nach dem College einen Zusammenbruch, der von Schlafstörungen und Ängsten begleitet war. Um weitermachen zu können, musste ich zu mir finden. Dank diesem Prozess wurde ich im Wesentlichen zu einem mit sich selbst im Einklang lebenden Menschen, der sich in seiner Haut wohlfühlt. Ich war in der Lage, meine eigentliche Bestimmung zu erkennen und sie ohne Angst zu verwirklichen.

Ende der 1990er-Jahre entwickelte sich zwischen mir – einer gesunden und glücklichen Person – und Jason – dem Abenteurer, der mit einer verrückten Geschäftsidee nach der anderen aufwartete – eine wahre, tiefe Freundschaft. Uns verbanden Begeisterungsfähigkeit und gemeinsame Erinnerungen; hinzu kam unsere Begabung, uns selbst nicht allzu ernst zu nehmen, während wir uns mit vollem Engagement dem Aufbau unserer Zukunft widmeten. Doch dann meldete sich bei Jason das Schicksal.

Am 9. Mai 2010 landete sein Flugzeug unter einem prächtigen Abendhimmel in Phoenix, Arizona. Es war ein Sonntag; Jason hatte das Wochenende auf einer Messe für Spielcasino-Betreiber in Biloxi im Bundesstaat Mississippi verbracht. Sein jüngstes Projekt war der Handel mit Geschenkartikeln – in China produzierte hübsche Emailledosen –, die von Casinos an ihre Stammbesucher oder an plötzliche Gewinner überreicht wurden. Seine Firma hieß »Green Man Group«.

Das Projekt entsprach Jason in jeder Hinsicht. Er wohnte in Las Vegas, dem Traumziel der Spieler, und verkaufte glitzernde Kinkerlitzchen für Träumer, wie er selbst einer war. Um sich einen Kundenstamm aufzubauen, reiste er durch die Lande und erklärte den Betreibern, warum seine Dosen die Gäste noch fester an ihr Casino binden würden. Der Chrysler Concorde, den er besaß, war, wie er mir versicherte, »in 98 Prozent der Fälle der letzte Schlitten von Juden, ehe sie sterben oder den Führerschein abgeben müssen und ihn an eine mexikanische Familie verkaufen. Jeder Einzelne von ihnen ist in Händen von Mexikanern, abgesehen von dem, den ich fahre.«

Dann stimmte er sein ansteckendes Lachen an, entweder weil ihm wegen der etwas verfänglichen Bemerkung unwohl wurde oder weil er sie, im Gegenteil, einfach nur lustig fand. Und irgendwie musste man zwangsläufig mitlachen. Jason war in seinem Element, die Fenster heruntergekurbelt, in der warmen Brise, während ein Abenteuer auf ihn wartete.

»Ich habe es geliebt, die Stadt hinter mir zu lassen und durch die Wüste zu fahren.«

Auf dem Rückweg nach Las Vegas machte er einen Zwischenstopp in Phoenix, weil er in Arizona ein paar Dinge zu erledigen hatte. Als er am 9. spätabends landete, erfuhr er von der Fluglinie, dass sein Koffer, der auch die Muster seiner Dosen enthielt, nicht mit an Bord gewesen war. Er musste also vor Ort bleiben und warten. Da merkte er, dass er einen rauen Hals hatte, und dachte: »Das sind wohl diese Allergien, die ich manchmal in der Wüste habe. Vielleicht auch eine Halsentzündung oder ein Virus.«

Er übernachtete eine halbe Stunde vom Flughafen entfernt im Days Inn. Am nächsten Morgen ging es ihm mies. Er fühlte sich völlig ausgepowert. »Es war ein wunderschöner Maitag, aber mir ging es dreckig. Ich hatte Kopfschmerzen.« Um sich aufzuputschen, griff er wie gewohnt zu einem Stück Skoal-Kautabak und schob es sich in den Mund – »Ich habe gekaut wie ein Verrückter« –, und als er sich danach immer noch schlecht fühlte, hielt er an, um etwas zu essen – an einer Tankstelle.

Da hockte er nun, ein Häufchen Elend, und das, obwohl er auf der Landstraße von jeher in seinem Element und glücklich war.

»Jason wäre einer dieser Typen gewesen, die damals aufbrachen, um den Wilden Westen zu besiedeln«, meinte seine Schwester Natalie. »Er hätte die Stadt hinter sich gelassen, ohne Rücksicht auf Indianer oder andere Gefahren.« Allerdings konnte sie nicht einschätzen, ob das einfach nur seiner Natur entsprach oder ob dieser Charakterzug durch den Tod ihres Vaters verstärkt worden war. Denn »als unser Dad starb, ist etwas in ihm kaputtgegangen. Oder es ist in ihm ein Schalter umgelegt worden.« Einen Hausstand zu gründen, die Dinge langsam anzugehen, lag nicht in Jasons Wesen. Er hatte seine eigenen Vorstellungen und verfolgte sie, auch wenn andere sie für extrem hielten – so wie sein Hausrezept, das er kurz darauf entwickelte, um seine Halsentzündung zu heilen.

Jason wohnte in Las Vegas mit – wie konnte es anders sein – einer Striptease-Tänzerin zusammen, die seine Untermieterin war. Das im Ranchstil gebaute Haus aus dem Jahr 1947 mit

Swimmingpool im Garten, das seine Mutter für 175 000 Dollar als Geldanlage gekauft und ihm überlassen hatte, lag in einem Viertel, das damals seine besten Jahre schon lange hinter sich hatte. Irgendwann hatte einmal ein Casinomagnat auf der anderen Straßenseite gewohnt, und Jason hatte vor, das Haus zu renovieren und sich dann ein neues zu suchen. Jedenfalls behauptete er das.

Seine Beziehung zur Striptease-Tänzerin war rein platonisch, was Jason prinzipiell nichts ausmachte, war er doch mit seiner Freundin Beth zusammen.

Einige Tage, nachdem er krank geworden war, musste er verwundert zugeben, dass er sich immer noch elend fühlte.

»Ich habe das allgemein bekannte Rezept angewendet«, erzählte er lachend. »Bin am Freitagabend losgezogen und habe mir einen Kasten Bier gekauft. Dann habe ich mich volllaufen lassen, um die Erkältung zu bekämpfen.«

Am nächsten Morgen ging es ihm allerdings noch schlechter, und als er dann mit Beth telefonierte, erklärte sie ihm: »Du musst zum Arzt gehen.« Jason folgte ihrem Rat. Man nahm ihm Blut ab und stellte fest, dass einer seiner Lymphknoten am Hals stark geschwollen war. Der Arzt vermutete bei ihm das Pfeiffersche Drüsenfieber (Infektiöse Mononukleose) und verschrieb ihm Antibiotika. Doch die Tabletten halfen nicht.

Jeden Sommer fuhr Jason mit seiner Mutter an die Ostküste nach New York, um Verwandte zu besuchen. Fliegen kam für sie nicht infrage. Jason und seine Mutter hatten eine Beziehung, an der Sigmund Freud oder Arthur Miller ihre Freude gehabt hätten. Denn ihre von gegenseitiger Abhängigkeit wie auch von Zuneigung geprägten Streitereien erinnerten eher an verbal ausgetragene Ringkämpfe. Ständig hatten sie am anderen etwas auszusetzen und steigerten sich dabei zunehmend ins Theatralische.

Du hast mir nicht zugehört, Ma! Es geht mir nicht gut.

Wenn es dir nicht gut geht, musst du dich hinlegen, Jason!

Ist schon in Ordnung, Ma. Ich fahre dich nach New York.

Das ist nett von dir, Jason. Bist ein lieber Junge.

Er fuhr nach Colorado, um sie abzuholen, und dann ging es weiter an die Ostküste. »Ich bin wirklich nicht fit«, dachte er. Auf ihrem jährlichen Treck, der Jason zum amerikanischen Heimatort seiner Familie zurückführte, trafen sie Mitte Juni in Bayside Queens ein. Im Haus seiner Tante Rosy angekommen, war Jason so schwach, dass er einfach auf der Couch liegen blieb und nicht mehr aufstehen konnte.

Einen Hausarzt hatte er nicht. Er war nicht einmal krankenversichert.

»Ich hatte gerade im Internet eine Krankenversicherung abgeschlossen, aber das war eine Mogelpackung. Es hieß, sie wäre für Notfälle, aber Krebs war davon nicht abgedeckt. Außerdem zahlte sie maximal nur tausend Dollar. So habe ich damals gelebt. Als würde ich mit meiner Untermieterin um eine Flasche Captain-Morgan-Rum wetten, dass ihre Titten echt waren.«

Zurück in Colorado, ließ er schließlich sein Blut untersuchen. Dabei testete man ihn unter anderem auf eine eventuelle Entzündung mittels der nicht spezifischen Blutsenkungsreaktion. Jasons Ergebnis übertraf alles bisher Dagewesene.

»Hier stimmt etwas ganz und gar nicht«, sagte der Arzt, der Jason zurückrief. »In meinen dreißig Berufsjahren habe ich so was noch nie erlebt. Irgendwas ist da völlig aus dem Ruder gelaufen.«

Jason wurde mit dem Hodgkin-Lymphom diagnostiziert. In seinem Immunsystem wüteten bösartige Kräfte. Doch immerhin gehörte Hodgkin zu den Krebsarten mit den besten Heilungschancen – für die meisten.

3

Bob

Der Halloween-Abend des Jahres 1977 kennzeichnete für Robert T. Hoff den Beginn seines Wegs zu einem medizinischen Wunder. Er war als Mumie verkleidet.

Bob war 1948 geboren und in Iowa aufgewachsen, Sohn eines Versicherungsangestellten und einer Aushilfslehrerin. Seit er vier war, musste er sich verstellen, denn in diesem Alter hatte er zum ersten Mal – wenn seine Erinnerung ihn nicht täuschte – mit einem Jungen Zärtlichkeiten ausgetauscht. Er fand es berauschend, lechzte nach dem körperlichen Ausdruck der Zuneigung mit Jungen und später mit Männern. Dass er in seiner Kindheit gelegentlich die Kleider und Schals seiner Mutter anzog, hielt er geheim. Für die Schule tat er mehr als nötig. Nachdem er sich einmal in der siebten Klasse einem Jungen anvertraut hatte und dieser, ein gewisser Steve Lyons, es herumerzählte, machte er den Fehler nicht noch einmal und bewahrte Stillschweigen über seine Vorliebe.

»Ich wurde als Scheißschwuchtel bezeichnet.«

Bob musste sich eine andere Strategie überlegen. Der beliebteste Junge der Schule hieß Art, und Bob begann, ihn zu imitieren.

»Ich kopierte alles, was Art tat. Seine Hobbys am Nachmittag. Das Schwimmen im YMCA. Ich übte, anders zu sprechen. Es gibt eine schwule Sprechweise, und ich überlegte mir meine Sätze schon im Voraus, um alle Wörter zu vermeiden, bei denen ich hätte lispeln können.

Mit der Zeit wurde ich immer beliebter, war Star des Schultheaters, gewählter Leiter des Schülerrats und Klassensprecher.«

Er traf sich mit Mädchen. Aus Angst vor Ächtung vermied er bis zum College jeden sexuellen Kontakt mit Männern.

Bob studierte Jura und heiratete eine Frau. Außerdem meldete er sich zum aktiven Dienst bei der US-Air-Force. Seine Frau und er gaben sich mit der Ehe alle Mühe, doch sie wollte nicht mit einem Homosexuellen verheiratet sein. Also ließen sie sich scheiden. Er heiratete erneut. Irgendwann entdeckte Bobs Mutter die Wahrheit über seine Neigungen. Weil sie Homosexualität für Sünde hielt, sprach sie über zwanzig Jahre lang kein Wort mehr mit ihm.

1977 arbeitete Bob, ein studierter Jurist, als stellvertretender Chefsyndikus in der General Services Administration, einer wichtigen Regierungsbehörde, und lebte in der Hauptstadt Washington. Am 31. Oktober besuchte er eine Halloween-Party – allein, weil sich seine damalige Ehefrau, die Teil seiner Tarnung war, als Flugbegleiterin auf Reisen befand.

Seiner Verkleidung als Mumie wegen mit Binden umwickelt, saß Bob auf der Party, als er von einem Typen namens John angesprochen wurde. John war ein körperlich durchtrainierter Rotschopf. Die beiden Männer gingen nach oben und hatten ungeschützten Sex.

Zwei Wochen später fühlte sich Bob schwindlig, kraftlos und müde. Er hatte Schmerzen, konnte jedoch trotz der grippeähnlichen Symptome zur Arbeit gehen. Das Ganze dauerte zehn Tage.

Um die Zeit von Thanksgiving besuchte Bob die Hochzeit seines Cousins in Cedar Falls. Auf der Rückfahrt ging es ihm richtig schlecht; er musste sich übergeben und hatte Durchfall. Er führte es auf eventuell verdorbene Garnelen zurück. Bob, der sein Leben lang mehr geleistet hatte, als nötig war, ging zu dem Arzt, der einige Zeit zuvor die nötigen Untersuchungen für Bobs privaten Pilotenschein durchgeführt hatte.

Bob hatte Hepatitis der Variante A, deren Virus erst 1973, also nur wenige Jahre zuvor, entdeckt worden war. Die Erkrankung beruht auf einer Entzündung der Leber, und ihre Symptome äußern sich erst gewisse Zeit nach der Ansteckung. Dabei erlebt der Erkrankte – in diesem Fall Bob – an sich alle Anzeichen eines Immunsystems im Kampfmodus, was sich in einer Entzündung äußert.

Insgesamt betrachtet war die Diagnose gar nicht so schlimm. Wenn das Immunsystem seine Aufgabe erledigt, gehört Hepatitis A zu den Infektionen, die überwunden werden können.

Bob hatte sich aber noch etwas anderes eingefangen. Er hatte sich mit dem Humanen Immundefizienz-Virus (HIV) angesteckt, zweifellos die schlimmste unmittelbare Bedrohung, mit dem unser Immunsystem konfrontiert werden kann. Es dauerte einige Jahre, ehe Bob die Wahrheit erfuhr. In der Folge wurde er für die größten Köpfe in der Welt der Wissenschaft zu einer unschätzbaren Quelle der Inspiration.

Medizinisch gesehen ist Bob Hoff von unschätzbarem Wert, denn sein Körper konnte sich gegen den HI-Virus und gegen den Tod behaupten wie vielleicht noch kein anderer vor ihm, sodass wir alle am Beispiel seines einmaligen Immunsystems Hoffnung schöpfen können.

4

Linda und Merredith

Als Linda auf dem von Wind und Regen umtosten Golfplatz im irischen Ulster am ersten Abschlag stand, deutete kaum etwas darauf hin, dass sie einen unsichtbaren zerstörerischen Killer in sich trug. Sie spielte an diesem Maitag des Jahres 1982 in der Endrunde des 54-Loch-Wettbewerbs der Smirnoff Ulster-Open, einem Vorläufer der Irish Open. Linda spielte auf Sieg.

Kurz zuvor hatte sie ihr einheimischer Caddy, der reservierte Victor McCauly, zu ihrer Überraschung zum Parkplatz begleitet. »Ich möchte Ihnen was zeigen«, hatte er gesagt, während er den Kofferraum öffnete. Darin lagen ein Dutzend zauberhafter roter Rosen. »Los, Linda! Gewinnen wir den Strauß.«

Leicht würde es allerdings nicht werden. Die 22-jährige Linda hatte noch nie ein Profiturnier gewonnen, und sie trat gegen eine Frau an, die in den letzten zwei Jahren während der European Tour die meisten Preisgelder eingestrichen hatte. Die Aussicht auf die Endrunde jagte ihr so viel Adrenalin durch die Adern, dass sie in der letzten Nacht kaum geschlafen hatte.

Andererseits war vieles in Lindas Leben bislang verlaufen wie im Bilderbuch – wohlgemerkt wie im Bilderbuch und nicht wie im Märchen. Sie war keineswegs die Prinzessin, der die Dinge in den Schoß fielen, sondern hatte sich alles hart erarbeitet. Arbeit war jedoch etwas, das ihr gefiel. Mit sieben Jahren hatte sie sich mit Haut und Haaren dem Reiten verschrieben und dabei Wettbewerbsniveau erreicht. Sie hatte sich angetrieben, ihre Grenzen gesucht, sich zwischen ihrem zehnten und fünfzehnten Lebensjahr sogar ausschließlich von Proteinen ernährt – von Eiern und Fleisch, ohne Obst oder Gemüse –, um hoch zu Ross schlank und anmutig zu wirken.

Sie wurde die beste Turnierreiterin des Stalls. »Selbst wenn man mir ein schlechtes Pferd gab, konnte ich es zu Höchstleistungen bringen.«

Was das Köpfchen betraf, schlug sich Linda besonders gut in Mathematik. Sie konkurrierte mit ihrer älteren Schwester, und als sie im dritten Schuljahr eine Klasse übersprang, trieb sie sie vor sich her.

Wenn sie auch nicht zu den Beliebtesten gehörte, so war sie doch gern gesehen – vielleicht ein bisschen streberhaft, aber zufrieden und in sich ruhend. Ihre Mutter war Profigolferin gewesen, ihr Vater schlug sich in diesem Sport auch nicht schlecht, und irgendwann gab Linda das Reiten auf und folgte der Familientradition. Als sie mit fünfzehn begann, trainierte sie fast von Anfang an unermüdlich und übte ihre Schläge schließlich im Rahmen eines Golfstipendiums der Stanford University. Sie schlug den Ball 210 Meter weit, in jenen Tagen eine Glanzleistung.

Bei dem Turnier an jenem Maitag 1982 zog Linda mit Jenny Lee Smith, der Führenden, immer wieder gleich. Am letzten Loch, dem 18., verriss Linda ihren zweiten Schlag, und der Ball rollte über das Grün hinaus auf einen Bunker. Ihr Sandschlag landete zwanzig Zentimeter vom Cup entfernt, und durch diesen Gleichstand ging der Wettbewerb plötzlich ins entscheidende Stechen.

Auch weiterhin blieben die beiden Spielerinnen Kopf an Kopf. Eine der beiden brauchte sich lediglich ein Loch zu sichern, um den Sieg des gesamten Turniers in der Tasche zu haben. Bei den folgenden vier Löchern blieb es allerdings beim Gleichstand, bis Linda am fünften, einem 500-Yard-Loch mit einem Par 5, ein Fehler unterlief und sie den Ball nur toppte. Müde kullerte er knapp neunzig Meter und damit nur die Hälfte der eigentlich anvisierten Strecke über den Rasen. Wenn Jenny nun ein passabler Schlag mit dem Wedge gelang, hätte sie das Turnier gewonnen.

Victor, Lindas Rosenkavalier und Caddy, drückte ihr ruhig ein Eisen 5 in die Hand und empfahl ihr, das zu tun, was sie gut konnte. Bleib beim Schwung geschmeidig, schlag mit Kraft und Selbstvertrauen, bring den Ball nahe an die Fahne, dann bist du weiterhin im Spiel und setzt die Kontrahentin unter Druck.

Linda schlug mit dem Eisen 5 den Ball »direkt vom Stick«, und er landete knapp einen Meter vor dem Loch, Jenny verriss und fuhr mit dem Schläger übers Gras. Als Linda zum Birdie einlochte und sich damit den Sieg sicherte, wurde sie von ihren amerikanischen Teamkollegen auf die Schulter genommen. Auf der Party, auf der sie später ihren Sieg feierten, tanzte sie mit ihrem alten Caddy zu »Forty Shades of Green«.

Linda Bowman war mit vielem gesegnet, vor allem mit Arbeitsmoral und mit der Fähigkeit, unter Druck beweglich zu bleiben.

Bis sich ihr eigener Körper gegen sie wandte.

Vierzehn Jahre später gewann man als Beobachter den Eindruck, dass es mit Lindas Leben im Großen und Ganzen wie im Bilderbuch weitergegangen war. Sie hatte einen Magisterabschluss in Betriebswirtschaft der Stanford University, zwei Kinder, von denen eins gerade erst geboren war, und einen Mann, der in einer der besten Anwaltskanzleien von Silicon Valley arbeitete. Außerdem stand sie als sechste Frau überhaupt kurz vor ihrer Berufung als Partnerin in die Boston Consulting Group.

Ihr Haus befand sich in San Mateo, einem Vorort San Franciscos. Im September hatte sie eine Gruppe von Kollegen zum Abendessen eingeladen, als sie plötzlich einen Schmerz in ihrem linken großen Zeh verspürte. Und es war nicht nur ein Schmerz. Es war eher eine Qual. Sie musste feststellen, dass der Zeh auf das Format eines Golfballs angeschwollen war. Mit zusammengebissenen Zähnen navigierte sie sich durch das Abendessen, um gleich danach etwas zu tun, was sie mit all ihrem Ehrgeiz sonst nie in Erwägung gezogen hätte: Sie bat ihre Gäste höflich zu gehen.

Noch ungewöhnlicher war, dass sie eine für den nächsten Tag angesetzte Besprechung absagte. Eigentlich hätte sie nach Los Angeles zu einem Termin mit einer der größten Banken der Welt fliegen sollen. Doch sie konnte sich nicht vorstellen, wie sie die Fahrt zum Airport und den Flug überstehen sollte.

Um schlafen zu können, schluckte sie Vicodin, ein starkes Schmerzmittel, das sie noch von der Geburt ihres Sohnes übrig hatte. Doch die Tablette wirkte nicht. Das Gleiche galt für die zweite. Sie nahm noch eine dritte.

Am nächsten Tag ging sie zum Arzt und zeigte ihm den Zeh, der auf die Größe jener weißen Bälle angeschwollen war, die sie früher mit so viel Verve über den Kurs geschlagen hatte. Er war rot und aufgedunsen, ein Ballon quälender Schmerzen.

»Ich kann nicht genau sagen, woran es liegt«, meinte Lindas Arzt.

Linda litt unter rheumatoider Arthritis, das heißt, sie wurde von ihrem eigenen Körper angegriffen. In ihrer Geschichte werden sich unzählige Menschen mit einer Autoimmunerkrankung wiedererkennen. Linda litt nicht nur unter schrecklichen Schmerzen, sondern auch unter den Schwellungen – Schwellungen, die alles Mögliche erfassten: Eingeweide, Organe und vor allem die Gelenke.

Der Preis, den die Autoimmunerkrankungen fordern, lässt sich gar nicht hoch genug ansetzen. Drei der weltweit meistverkauften Medikamente dienen der Therapie der Autoimmunität. Eins davon ist Humira (in Deutschland unter dem Namen Adalimumab im Handel), das mit fast zwanzig Milliarden Dollar in den Vereinigten Staaten jährlich die höchsten Umsätze erzielt.

Lindas Geschichte gibt uns Einblicke in die Probleme, die mit diesem Leiden einhergehen. Sie betreffen nicht nur die körperlichen Schmerzen, sondern auch die unzähligen Enttäuschungen auf der Suche nach einer Diagnose.

Bestätigt wird dieses Bild durch den Bericht einer anderen unter Autoimmunität leidenden Frau. An Merredith zeigt sich, wie schwer sich die Ursachen dieser Erkrankung oft feststellen lassen. Sie tritt nicht sichtbar hervor, weil sich im Körper keine von außen verursachte Krankheit festmachen lässt. Und weil diese Tatsache missachtet wurde, haben

Freunde, Angehörige und sogar Mediziner die beiden Frauen lange Zeit nicht ernst genommen.

In Lindas Fall wären Anzeichen und Auslöser allerdings leicht auszumachen gewesen, hätte man nur genauer hingeschaut. Sie litt unter extremem Stress, Schlaflosigkeit, war erblich vorbelastet und erkrankte an einer Halsentzündung, die womöglich dafür verantwortlich war, dass ihr Immunsystem heiß lief. Bei Merredith aber erwies sich die Diagnose als wesentlich schwieriger.

Merredith, zwei Jahre jünger als Linda, stammte aus Denver. Was das Immunsystem betraf, war ihr Umfeld schwer in Mitleidenschaft gezogen. Es gab ein Familiengeheimnis, das sie erst in fortgeschrittenerem Alter erfuhr: Ihre Großeltern waren nach entsetzlichen Erlebnissen vor den Nazis geflüchtet. Dies war nicht nur eine Belastung, sondern ein regelrechtes Trauma neben der auffallenden Häufung seltener Symptome in der Familie. Ihre Mutter litt unter chronischer Müdigkeit und häufigen Magen-Darm-Beschwerden, während die seltene Autoimmunerkrankung ihres Großvaters sein Nervensystem in Mitleidenschaft zog.

Aus der guten Schülerin Merredith wurde mit der Zeit eine versierte Autorin und begabte Schriftstellerin, was bei den politisch aktiven Eltern und einem Vater, der bei der Zeitung arbeitete, nicht weiter verwunderte. Doch immer wieder zeigten sich bei Merredith unerklärliche Symptome. Sie kamen und gingen: Ausschläge, Magenbeschwerden, Gelenkschmerzen. Als sie ihr Studium an der Northwestern University begann, schien sich ihr Befinden zu bessern. Aber nachdem sie in ihrem ersten Jahr an der Uni einen sexuellen

Übergriff erlebt hatte, kehrte sie in ihr Elternhaus zurück. Merrediths Immunsystem war jederzeit bereit aufzuflammen.

Im September 2017 traf ich mich mit Merredith in Colorado. Sie kam in einem beigefarbenen Toyota, und als sie ausstieg, hatte man den Eindruck, sie lebte in der falschen Jahreszeit. Draußen herrschten 27 Grad, und die Sonne konnte noch immer heiß sein, besonders in dieser Gegend 1500 Meter über dem Meeresspiegel. Merredith aber trug Jeans, eine langärmelige schwarze Bluse und auf ihrem vollen blonden schulterlangen Haar eine schwarze Baseball-Kappe.

Sie öffnete die Heckklappe ihres in die Jahre gekommenen Camray, um Bam-Bam und Ringo herauszulassen, zwei Promenadenmischungen, die offenbar von Jagdhunden abstammten.

Wir trafen uns in Boulder, meinem Heimatort, und mehr oder weniger zufällig in jenem Teil der Stadt, in dem Jason und ich aufgewachsen waren. Während Merredith die bereits ungeduldig tobenden Hunde anleinte, verstand ich allmählich, warum sie sich seltsamerweise so warm angezogen hatte. Es liegt natürlich, dachte ich, an ihrer Erkrankung. Oder eher im Plural, an ihren Erkrankungen.

Man hatte bei Merredith mindestens drei Autoimmunstörungen diagnostiziert, darunter Lupus und rheumatoide Arthritis. Ihr Immunsystem – ihre starke Abwehr – greift ihren Körper an, als wäre er eine Bedrohung von außen. Sie war niemals ganz frei von Symptomen. Oft hatte sie in einem Monat zwanzig oder mehr Tage erhöhte Temperatur, die gelegentlich bis auf knapp 38 Grad anstieg. Dies hatte zur Folge, dass sie sich durchgängig abgeschlagen fühlte, ohne jedoch wirklich außer Gefecht gesetzt zu sein. Äußerten sich die Symptome allerdings stärker, wurde es kritisch für sie. Immer wieder musste sie nachts in die Notaufnahme fahren – entweder hatte sie eine Herzmuskelentzündung, Blut im Stuhl oder Schmerzen, »als hätte jemand von beiden Seiten Messer in meinen Körper gestochen und würde sie jetzt … umdrehen, um sie tiefer und tiefer in meine Muskeln zu treiben. Soll ich Ihnen was Cooles zeigen?«, fragte sie.

»Ja, gerne.«

»Dann sehen Sie mal, was passiert, wenn ich in die Sonne komme.«

Natürlich war es alles andere als cool. Es war vielleicht interessant, eine instruktive Demonstration der Kraft des Immunsystems. Aber nicht cool, nicht für jemanden wie Merredith.

»Es ist ein bisschen traurig, denn grundsätzlich habe ich mir mit viel Energie das Image einer Person geschaffen, die zwar nicht unbedingt stoisch wirkt, aber für die Kranksein auch nicht das Größte ist. Denn so jemand mag ich nicht sein«, sagte sie.

Wir gingen hinter den Hunden her die Linden Avenue hinauf zu den Hügeln am Stadtrand. Als wir die Bäume hinter uns ließen, kamen wir auf einen unbefestigten Pfad. Zu unserer Linken schien die gelbrötliche Sonne auf die Bergkette, zu unserer Rechten ragten die üppigen Bäume eines grünen Wohnviertels auf. Ein kleines Wegstück lang gab es keinen Schatten.

»Passen Sie mal auf«, sagte Merredith. Sie zog den linken Ärmel ihres schwarzen Oberteils über die Hand, sodass sie vor der Sonne geschützt war. Die rechte Hand streckte sie aus, die Fläche nach unten. »Es geht ganz schnell.«

Die unbedeckte Hand begann zu schwellen. Sie wurde rot.

»Lassen Sie uns in den Schatten gehen«, schlug ich vor.

Wir marschierten einige Meter weiter.

»Jetzt ist es so weit«, erklärte sie. Sie zog die linke Hand aus dem Shirtärmel und streckte ihre beiden Arme nebeneinander aus. Es sprang einem ins Auge: Ihre linke Hand war weiß und leicht geschwollen, Indiz einer regulären Entzündung, und die rechte unverkennbar aufgedunsen und rot.

»Es liegt an meinem Immunsystem, das mich unentwegt angreift«, sagte sie.

Merrediths Abwehr ist völlig aus dem Gleichgewicht geraten und in ihrem Körper zu einer tödlichen Gefahr geworden. So wie auch bei Linda. Bei Jason hingegen war das Immunsystem von selbst nicht tätig geworden. Bei Bob Hoff leistete es etwas außerordentlich Seltenes, was einem Wunder gleichkam. Warum also wurde er von der Gesellschaft geächtet?

Gemeinsam betrachtet haben wir mit diesen vier Menschen Beispiele für das gesamte immunologische Spektrum vor uns: zwei mit einem zu mächtigen Abwehrsystem, einen mit einem zu schwachen und einen, bei dem es alles richtig macht.

An ihrer Geschichte mit den medizinischen Einzelheiten und anhand der Berichte über führende Immunologen sowie punktuell an meinem eigenen Ringen um Gesundheit lässt sich die beeindruckende und komplexe Entwicklung der Wissenschaft vom Abwehrsystem aufrollen.

Was sich in unserem Körper abspielt, lässt sich besser verstehen, wenn wir an der Stelle beginnen, an dem die Forschung die wahre Bedeutung des Immunsystems erkannte.

Es beginnt mit einem Vogel, einem Hund und einem Seestern.

TEIL II

DAS IMMUNSYSTEM UND DAS FEST DES LEBENS

5

Vogel, Hund, Seestern und Allheilmittel

Man könnte durchaus behaupten, dass die Geschichte der Immunologie mit einem Huhn begann.

Ort der Handlung ist die Universität Padua im Norditalien des 16. Jahrhunderts. Dort gab es einen jungen Forscher namens Fabricius ab Aquapendente, der gerne mit dem Skalpell hantierte. Er sezierte Augen, Ohren, Tierföten, andere Teile von Tieren und manchmal auch von Menschen. Dass er in die Geschichte einging, lag an einem Huhn.

Als Fabricius eines Tages ein solches Federvieh zerlegte, bemerkte er eine Auffälligkeit unterhalb des Bürzels. Es handelte sich um ein sackförmiges Organ, welches er »Bursa« nannte – das lateinische Äquivalent zu unserem Wort (Geld-)Börse. Dementsprechend kennen wir das Organ heute unter dem Namen »Bursa Fabricii«.

Das Ding schien allerdings keinen Nutzen zu haben. Was zum Kuckuck sollte es sein? Warum sollte die Evolution oder Gott einen Vogel mit einem sackförmigen Beutel ausstatten, der allem Anschein nach keinerlei Funktion besaß?

Konnte Fabricius damals ahnen, dass er den Schlüssel zum Verständnis unseres Überlebens in Händen hielt? Dass seine einfache Entdeckung eines Tages Millionen Menschen das Leben retten würde, darunter auch das von Jason?

Ähnlich verhält es sich mit einer Handvoll anderer scheinbar unzusammenhängender Ereignisse und Entdeckungen, die die Grundlage für unser Verständnis des Immunsystems bilden.

Am 23. Juli 1622 sezierte ein italienischer Wissenschaftler namens Gaspare Aselli einen »lebenden, wohlgenährten Hund«, so ein Bericht zu dieser bahnbrechenden Operation. In seinem Magen fand er »Milchvenen«. Diese Beobachtung widersprach dem Verständnis des Kreislaufsystems mit rotem Blut. Diese Milchvenen wirkten, als flösse weißes Blut hindurch. Mit Asellis Entdeckung begann eine Zeit, die als »Lymphomanie« in die Geschichte einging; diese mysteriöse Körperflüssigkeit übte große Faszination aus, und Hunderte Tiere wurden ihretwegen lebendig oder tot seziert.

Der Sinn der Milchvenen blieb lange im Dunkeln. Jahrhunderte später schrieb das Magazin *Nature*, Asellis Entdeckung »geriet für Dekaden mehr oder weniger in Vergessenheit«.

Aber worum handelte es sich bei diesem alternativen Kreislaufsystem?

Im Sommer des Jahres 1882 spähte Ilja Metschnikow im Nordosten Siziliens durch ein Mikroskop. Metschnikow war ein Zoologe aus Odessa, der in Italien seine Schwester und deren Familie besuchte, während in Russland die Zeichen auf Sturm standen. Die Verfolgung jüdischer Landwirte durch Regierung und Bauern eskalierte. Als ein jüdischer Bauer von seinen Kollegen ermordet wurde, nahm Metschnikow sein Mikroskop und verließ Russland in Richtung Sizilien. Dort traf ihn ein Geistesblitz – »es kam zum wichtigsten Ereignis meines wissenschaftlichen Lebens«.

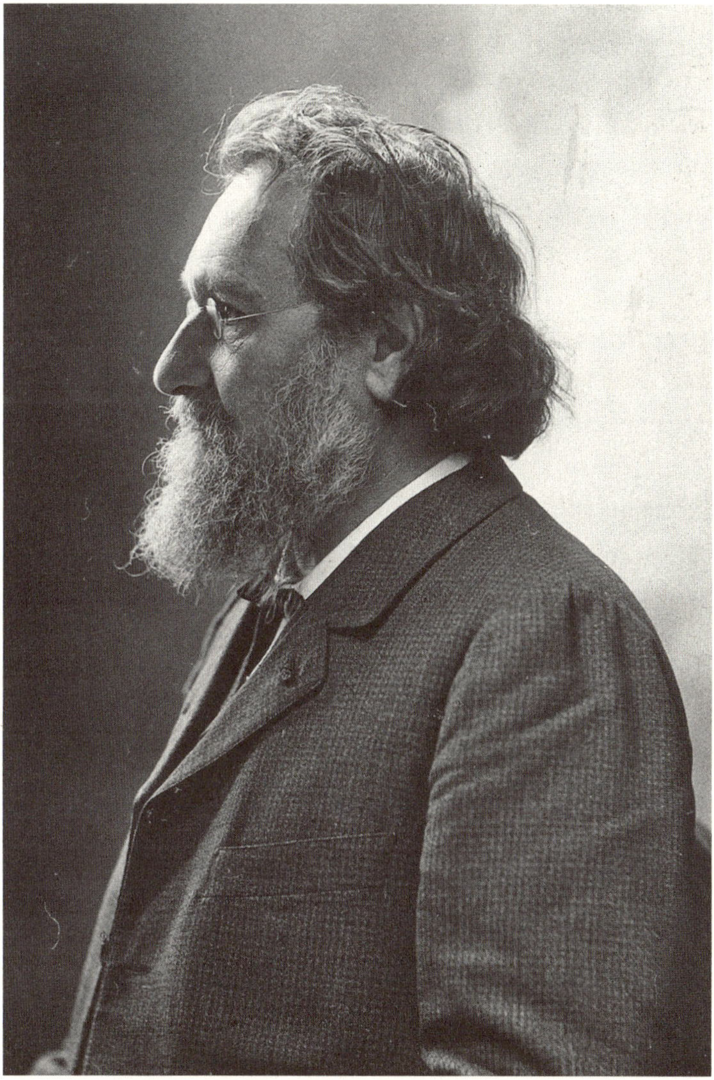

Ilja Metschnikow war bei der Beobachtung von Immunzellen seiner Zeit weit voraus.

Der Name Fabricius wird für immer mit der Bursa verbunden bleiben. Für Metschnikow war die Seesternlarve der Mittelpunkt seiner größten Entdeckung.

Eines Tages – seine Familie besuchte gerade einen Zirkus, um »einige außergewöhnlich abgerichtete Affen« zu bestaunen – beobachtete Metschnikow durch sein Mikroskop durchsichtige Seesternembryonen. Ihm fiel etwas auf, das er als »wandernde Zellen beschrieb«.

»Mit einem Schlag kam mir eine Idee. Es drängte sich mir auf, dass Zellen dieser Art den Organismus gegen Eindringlinge verteidigen könnten«, schrieb er.

Er fasste einen Plan. Was, dachte er, wenn ich einen Splitter in den Seestern stecke? Würden Zellen wie diese sich an der Stelle sammeln, als würden sie zur Hilfe eilen?

Vor unserer Wohnstätte befand sich ein kleiner Garten, in dem wir vor einigen Tagen den Kindern zu Weihnachten einen Mandarinenbaum geschmückt hatten; dort fand ich Rosendornen und introduzierte sie einigen wunderschönen Seesternlarven, die so durchscheinend waren wie Wasser.

An jenem Abend war ich zu aufgeregt, um zu schlafen, so gespannt war ich auf das Ergebnis meines Experiments; und schon früh am nächsten Morgen versicherte ich mich, dass es ein großer Erfolg geworden war.

Tatsächlich hatten sich einige der wandernden Zellen um den Dorn gesammelt. Sie schienen das verletzte oder in Mitleidenschaft gezogene Gewebe wegzufressen.

Dieses Experiment bildet das Fundament der Phagozytosenlehre, deren Entwicklung ich die folgenden fünfundzwanzig Jahre meines Lebens widmen sollte.

Die wandernden Zellen heißen Phagozyten. Das Wort

stammt aus dem Griechischen und bedeutet so viel wie »Fresszellen«.

Phagozytose dagegen bezeichnet den Vorgang des Fressens. (Glückwunsch, werte Leser! Sie wurden soeben in die Sprache der Immunologie eingeführt – ein Glossar, das bisweilen zum Haareraufen ist und häufig den Regeln der Logik zuwiderläuft.)

Metschnikows Schwester schrieb seine Biografie und erläuterte darin wortgewandt die Theorie des Bruders; allerdings fand diese erst Jahre später volle Akzeptanz in der Wissenschaft.

»Metschnikow fiel die starke Ähnlichkeit dieses einfachen Experiments mit dem Prozess der Eiterbildung auf«, schrieb sie. Das Absterben von Zellen führe zu »Entzündungen beim Menschen und höher entwickelten Tieren«. In der Biografie definiert sie Entzündung als »eine *heilende Reaktion* des Organismus; krank machende Symptome sind nichts anderes als der Kampf zwischen den Mesodermzellen und den Mikroben«.

In anderen Worten: Das Eindringen eines Fremdkörpers in den Organismus löst eine Erstreaktion aus, die das Ausschwärmen von Fresszellen umfasst, und diese Erfahrung ist nicht immer angenehm. Wir nennen es Entzündung.

Eins ist sicher: Metschnikow war seiner Zeit weit voraus.

Neun Jahre später, also 1891, begann der aus Berlin stammende Paul Ehrlich – einer der Väter der Immunologie – mit der Suche nach einem »Allheilmittel«.

Der Zeitgenosse Metschnikows wollte eine Antwort auf eine der schwierigsten Fragen der gesamten Immunologie finden: Wie konnte es sein, dass unser Abwehrsystem schädliche, körperfremde Pathogene – also Viren, Bakterien und Parasiten – erkennt und angreift? Woher wussten die Zellen im Seestern, dass sie auftauchen und losfressen sollten?

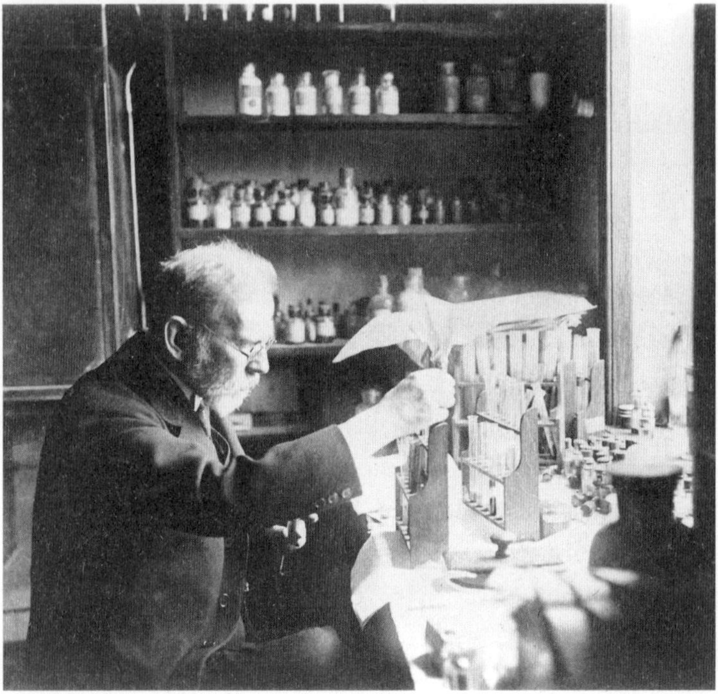

Paul Ehrlich, einer der Väter der Immunologie, in seinem Labor.

Dabei baute Ehrlich auf eine wissenschaftliche Technik, die es erlaubt, Gewebe einzufärben, und von der er regelrecht besessen war. Durch das Einfärben konnte er sehen, dass manche Chemikalien »eine deutliche Affinität« für bestimmte Teile des Körpers aufweisen, wie es ein gut lesbarer Artikel im Journal *Pharmacology* von 2008 schildert. Die Chemikalie »Methylenblau« zum Beispiel, so der Artikel, schien zum Nervensystem zu wandern. Oder war es das Nervensystem, das die Chemikalie anzog?

Gab es da ein »Allheilmittel«, irgendeine Substanz oder einen Prozess, der die Abwehrzellen anregte, einen Eindringling anzugreifen?

Eine umfassende Antwort sollte sich den Wissenschaftlern noch auf Jahre entziehen. Die Frage allerdings war richtig.

Leider hat dieser Name den Nachteil, dass er vermuten lässt, Antikörper würden sich gegen den Körper richten.

Mit dieser Auffassung stehe ich nicht alleine da. Einige Wissenschaftshistoriker sind derselben Meinung. »Das Wort enthält einen logischen Fehler«, heißt es in einer maßgeblichen Darstellung der Begriffsgeschichte. Auch ein Pionier auf dem Gebiet der Immunologie lachte vielsagend, als er die komplizierte Fachsprache des Immunsystems beschrieb, und sagte: »Das Glossar sorgt für Probleme.«

Dies passt zu Aussagen, die man in der Entwicklung der Wissenschaft vom Immunsystem immer wieder hören konnte. Die Immunologen würden keinen Preis für Marketing gewinnen – mit Namen wie Antikörper und Antigen, Makrophage, Phagozytose, Gliazellen und so weiter.

Ehrlich entdeckte auch eine Vielzahl an verschiedenen Zelltypen, die sich in Form und Größe unterschieden und wohl auch unterschiedliche Aufgaben hatten – und er bereicherte das undurchsichtige Glossar der Immunologie mit Zellnamen wie Basophile und Neutrophile.

Waren sie Teil unseres Abwehrsystems oder etwas anderes?

Im Laufe der Jahrhunderte hatten sich immer mehr Fragen und Beobachtungen angesammelt. Kein Wunder. Die Immunabwehr ist eines der komplexesten biologischen Systeme der Welt – nur das menschliche Gehirn kann ihm das Wasser reichen –, und es hat seinen Ursprung weit vor der Evolution unserer Spezies.

Das ferne Echo ihres Anfangs findet sich vor 3,5 Milliarden Jahren, als sich die ersten Bakterien entwickelten – die ersten zellulären Organismen. Kürzlich fand man mithilfe von komplexen Chemikalien und molekularbiologischen Techniken heraus, dass sogar manche Bakterien ein ausgeklügeltes Immunsystem besitzen, das körperfremde Bedrohungen identifiziert, sie betreffende Informationen abspeichert und somit Gefahren bei ihrem Eindringen neutralisieren kann.

Vor etwa 500 Millionen Jahren gab es einen Bruch, aus dem die zwei großen Abstammungslinien des Immunsystems hervorgingen. Einer Linie entspringen die Rundmäuler wie Neunaugen und Schleimaale. Sie entwickelten ein Abwehrsystem, das sich zwar grundlegend von unserem unterscheidet, aber dennoch fast ebenso raffiniert ist. Man könnte es mit einer alten Sprache mit eigener Schrift vergleichen – es besitzt einen alternativen genetischen Code, der jedoch ganz ähnliche Vorteile bietet.

Die Wurzeln der zweiten Linie reichen 480 Millionen Jahre zurück. Das wissen wir, weil Lebewesen wie der Hai, die seit dieser Zeit existieren, der zweiten Abstammungslinie angehören. So auch wir Menschen. Im Wesentlichen besitzen wir dasselbe Immunsystem wie Haie und andere Kiefermäuler.

Die Tatsache, dass es unser Immunsystem bereits seit so langer Zeit gibt, ist ein Hinweis auf seine Qualität. Die Evolution wird sofort aktiv, wenn etwas nicht funktioniert.

Von unserer heutigen Position aus ist es möglich, das Immunsystem als eine immer wachsame, allgegenwärtige Friedenstruppe auf dem Fest des Lebens zu verstehen.

6

Das Fest

Stellen Sie sich ein Fest vor – eine wilde Party, auf der jeder willkommen ist. So könnte man das Leben in unserem Körper beschreiben.

Zellen schwärmen umher; viele bleiben in ihren angestammten Bereichen, Regionen oder Organen. Sie kümmern sich um das Geschäft des Überlebens – normalerweise eine effiziente, gut geplante, wenn auch etwas hektische Angelegenheit. Blut wird gepumpt; Chemikalien fließen und fluktuieren; die Bedingungen ändern sich mit Bewegung, Temperatur, Gedanken, Gefühlen oder Krankheit – und unsere unsichtbare Maschine führt Befehle aus, verpackt in einen ausgefeilten genetischen Code.

Unter diesen Milliarden Zellen wuseln die Hausmeister und Handwerker diskret durch das Fest des Lebens, verschlingen Abfälle und reparieren gelegentliche Gewebeschäden oder -störungen. Sie sind Teil des Immunsystems. Ebenso wie die Wächter und Spione, die sich unter die Zellen mischen und Signale aufnehmen, sich an Molekülen reiben und sich immer auf den neuesten Stand bringen – passiv, aber pflichtbewusst. Sie halten Ausschau nach Anzeichen für ungeladene Gäste. Wächst irgendwo Krebsgewebe? Gibt es Schäden? Bekommt der Körper genügend Ruhe oder ist er gestresst und löst eine Kaskade chemischer Reaktionen aus, die Auswirkungen auf das Immunsystem haben?

Oder hat es ein Krankheitserreger, ein Virus, Bakterium oder Parasit geschafft, in den Körper einzudringen – ein Taugenichts, den wir vielleicht eingeatmet haben oder der über eine Hautverletzung eingetreten ist, über schlecht gewaschene Hände nach dem Toilettengang oder den wir in der U-Bahn aufgenommen und von der Hand an die Nase gewischt haben? Solche Krankheitserreger wandern anders als unsere gesunden Zellen von einem Bereich zum nächsten, sie überschreiten Grenzen, stoßen in unberührtes Gewebe vor, breiten sich aus, fressen und vermehren sich.

Einmal eingedrungen, mischt sich der Krankheitserreger unter unsere Zellen, vermehrt sich und bildet eine Kolonie. Er übernimmt eine Party-Area und breitet sich aus. An diesem Punkt werden einige Immunzellen der ersten Abwehrlinie aufmerksam. Sie haben Namen wie Neutrophile, natürliche Killerzelle oder dendritische Zelle. Sie sind Teil der Feuerwehr. In der Folge entwickeln sich Schwellungen, Schmerzen und Fieber. Das nennt man Entzündung. Auf dem Fest in Ihrem Körper wurde eine Kneipenschlägerei vom Zaun gebrochen – von einem Krieg kann man hier noch nicht sprechen, denn der Feind kann noch unter Kontrolle gehalten werden, und Ihr Immunsystem wird alles dafür tun, dass es so bleibt.

Nun kann es auf verschiedene Weise weitergehen. Eine Möglichkeit wäre:

Die Entzündung wird schlimmer, während zahlreiche Immunzellen auftauchen und die Infektion verschlingen. Dabei sprengen sich manche Immunzellen in die Luft. Andere nagen Teile der Infektion ab und bringen sie zu einem Knotenpunkt der Verteidiger – einem Lymphknoten. Dort werden die Teile der Infektion vorübereilenden Abwehrzellen gezeigt, den sogenannten T- und B-Zellen. Sie sind die besten Kämpfer des Immunsystems; tatsächlich gehören sie zu den höchstentwickelten Organismen überhaupt. Was die T- und B-Zellen so bemerkenswert macht, ist ihre extreme Spezialisierung. Jede dieser Milliarden Zellen in unserem Körper ist genetisch so programmiert, dass sie eine ganz bestimmte Art von Infektion erkennt. Wenn eine T- oder B-Zelle ihr böses Gegenstück findet, ihren infektiösen Doppelgänger, setzt sie eine wirksame Verteidigung in Gang, behält die Reaktion genauestens im Blick, holt Verteidiger herbei, die eigens dazu ausgebildet wurden, genau dieses Antigen anzugreifen. Explosionen! Implosionen! Giftgasattacken! Die Guten fressen die Bösen!

Hört sich prima an? Nicht so voreilig.

Auf dem Fest des Lebens Frieden zu stiften, birgt ganz eigene Gefahren. Eine Entzündung ist kein Spaß für die erkrankte Person, sie bringt Risiken mit sich. Die Immunreaktion ist oft von Müdigkeit, Fieber, Schüttelfrost und Schmerzen begleitet. Für Millionen Menschen ist aus einer überzogenen Immunreaktion eine chronische Krankheit geworden. Deshalb ist das Immunsystem letztlich vorwiegend darauf ausgelegt, den Frieden zu wahren. Übertriebene Gewalt findet ein böses Ende. Das Scharmützel tut weh, das Fest wird unterbrochen, auf der Party greift Angst um sich. Das Leben ist aus dem Gleichgewicht geraten.

Das Immunsystem vollführt eine extrem schwierige Gratwanderung, denn es darf angesichts von Krankheitserregern, die ebenfalls von der Evolution auf Überleben getrimmt sind, nicht überreagieren. Sie sind gewieft, gewalttätig und zuweilen dumpf brutale Störenfriede. Sie starten ihren Angriff vor der Geburt, sie sind scheußlich, und sie sind überall.

7

Ungeladene Gäste

Als Neugeborenes erhalten Sie auf der Entbindungsstation eine Injektion. Die Nadel durchbohrt Ihre Haut, die vorderste Front Ihres Abwehrsystems. Die Bedrohung betritt die Party-Location nicht einmal durch die Samtkordel am Eingang – weder durch Mund noch durch Nase. Sie wurde durchs Dach eingeschleust. Der Stahl durchdringt das Gewebe. Wahrscheinlich ist er frei von Bakterien. Dennoch löst er eine lokale Reaktion aus, und Ihre Zellen geraten regelrecht in Panik.

Monate später werden Sie womöglich von der Hauskatze gekratzt. Kann sein, dass die Katze Mikroben trägt, genau wie die Mücke, die auf Ihrem Kinderbettchen gelandet ist und Sie gestochen hat. Wieder erfolgt die Mobilmachung; in Sekundenschnelle tritt ein höchst komplexes Abwehrsystem in Aktion.

Wenn Sie in einem Entwicklungsland geboren wurden, bekommen Sie von Ihrer Mutter vielleicht einen Schluck Wasser, das einen Parasiten, einen Wurm enthält. Der Parasit wandert in Ihren Darm. Dort lässt er sich nieder und futtert.

Das sind die einfachsten Szenarien. Es gibt nahezu unbegrenzte Möglichkeiten, vor allem wenn es um eine derartige

Menge an Bösewichten geht, die uns zu ihrer Nahrungsquelle machen möchten.

Darf ich Ihnen die Übeltäter vorstellen? Sie sind von unendlicher Vielfalt, und ihre Zahl beläuft sich auf Hunderte Millionen oder mehr. Sie nehmen verschiedenste Gestalt an und verfügen über ihr eigenes Arsenal an Taktiken und Waffen. Wenn ich sie mir vorstelle, denke ich an eine Szene aus dem ersten Teil der Star-Wars-Trilogie von 1977, als Han Solo in einer Bar mit einem Kopfgeldjäger in Streit gerät. Verruchte, seltsam aussehende Typen feiern hier: eine Band, bestehend aus Bläsern, die aussehen, als wäre ihr knolliges Hirn nach außen gekehrt; ein gorillaartiger Alien mit Hörnern; ein Kopfgeldjäger mit grünem Stachelkopf. Und so weiter und so weiter. Sie sind Serienmörder und Selbstmordattentäter – durch Bakterien oder Viren ausgelöste Ebola, Staphylokokkeninfektion, Vogelgrippe, Lungenentzündung, Syphilis, Pocken, Polio und so weiter.

Sie alle sind Pathogene oder Krankheitserreger. Man gerät leicht in Versuchung, sich Viren und Bakterien generell als Krankheitserreger vorzustellen – auf manche trifft das auch zu, aber keineswegs auf alle. Milliarden Bakterien leben in unserem Körper, ohne Schaden anzurichten; man geht davon aus, dass eine Reihe dieser Bakterien sogar zu unserem Vorteil aktiv ist. Und es kann gut sein, dass es im Augenblick in Ihrem Körper Krebszellen gibt, die jedoch keinen wesentlichen Schaden anrichten. Wie in jeder guten Geschichte ist es nicht immer leicht, zwischen den Guten, den Bösen und den Harmlosen zu unterscheiden.

Bei einigen besteht jedoch kein Zweifel: Sie sind von Grund auf bösartig.

Bakterien: Sie zählen wohl zu den ältesten Lebensformen, es gab sie schon vor 3,5 Milliarden Jahren. Als frühe Überlebenskünstler können sie fortexistieren, solange sie Nahrung haben. Damit sind sie praktisch unabhängig. Sie sind klein. In einer menschlichen Zelle finden mehrere Tausend Bakterien Platz. Viele Bakterien sind essenziell für unser Überleben. Aber es gibt einige, denen wir lieber keine Nahrungsgrundlage bieten wollen: E. coli, Salmonellen, Tetanus, Staphylokokken und Syphilis.

Viren: So klein Bakterien sein mögen, neben ihnen sind Viren wahre Zwerge. Mehrere Tausend Viren passen in ein Bakterium.

Zu den fieseren Viren gehören: Grippe, Ebola, Tollwut, Pocken. Viren stehen vor dem Problem, dass sie sich erst fortpflanzen und wachsen können, nachdem sie in eine Zelle eingedrungen sind und deren Mechanismen übernommen haben.

Ihre Natur lässt sich mit einer Theorie über ihren Ursprung erklären. Vielleicht entstanden zuerst Bakterien und anschließend komplexere Zellen. Danach sonderten Bakterien Teile ihres Genmaterials durch Zufallsmutation und Evolution ab, und einige dieser weniger komplexen Organismen fanden einen Weg, Zellen, darunter auch die Zellen von Säugetieren, zu infizieren und sich von ihnen zu nähren. Diese Viren überlebten. Eine zweite Theorie besagt, Viren hätten sich aus unseren Zellen heraus entwickelt, als Absonderungen des menschlichen Körpers, und eine Möglichkeit gefunden, von uns und in uns zu leben.

Der berühmteste Virus unserer Zeit ist wohl HIV. Er gehört einer speziellen Kategorie an, den »Retroviren«. Diese Organismen sind imstande, in eine Zelle einzudringen und sich dann in unserer DNA einzunisten. Sie vermischen sich mit uns. Man stelle sich vor, wie irritierend es für das Immunsystem sein muss, hier Fremdes von Eigenem zu unterscheiden. (Wenn Sie Bösewichte faszinierend finden, warten Sie nur, bis wir zu HIV kommen, einem der fiesesten Viren der Weltgeschichte.)

Rund 8 Prozent unseres Genmaterials stammen von Retroviren. Das heißt, wir haben uns so eng mit diesen Viren verbunden und sie sind so sehr ein Teil von uns geworden, dass sie unter Umständen nicht nur hilfreich, sondern lebensnotwendig für uns sind. Ein Beispiel ist die Plazenta, die sich möglicherweise aus Retroviren entwickelt hat und nun in der Lage ist, zur Übertragung von Stoffen zwischen Mutter und Kind beizutragen.

Mikroparasiten: Vor allem die größeren unter ihnen können weitaus komplexer sein als Bakterien.

Man bezeichnet sie als Eukaryoten, ein hochtrabender Name für Organismen, die nicht ganz so weit entwickelt sind, dass man sie den Pflanzen oder Tieren zuordnen könnte. »Winzige Splitter im Baum des Lebens«, nannte sie Eric Delwart, ein Molekularvirologe an der University of California in San Francisco.

Manchmal sind sie tödlich, wie die Erreger der Malaria, der Schlafkrankheit oder die unter unhygienischen Bedingungen auftretenden gefährlichen Giardia-Parasiten.

Bakterien, Viren, Parasiten: Diese ungebetenen Gäste haben einiges gemeinsam.

So groß die von diesen Übeltätern verursachten Probleme sein mögen, viele von ihnen (nicht alle) haben eine Schwachstelle: Sie sind dumm.

Die dümmsten von ihnen sind so darauf versessen, sich zu vermehren und unseren Körper für Ernährungs- oder Fortpflanzungszwecke zu benutzen, dass sie uns, ihren Wirt, am Ende töten. Aus ihrer Perspektive ist es der Idealfall, wenn sie uns infizieren und wir sie dann mit einer anderen Person teilen, sodass sie von Mensch zu Mensch springen. Wenn ihnen das aber nicht gelingt, dann pflanzen sie sich einfach fort, bis wir das Zeitliche segnen und sie auch.

Eine weitere Gemeinsamkeit ist ihre Beweglichkeit. In unserem Körper können sie sich leichter bewegen und Barrieren überwinden als andere Zellen. Viele Zellen sind ja ganz zufrieden damit, in ihrer Region oder ihrem Organ zu verbleiben, in ihrer Nische auf dem Fest des Lebens. Krankheitserreger hingegen durchbrechen Barrieren. Bakterien zum Beispiel haben oft einen kleinen Schwanz, das sogenannte Flagellum, das ihnen wie ein Motor zu rascher Beschleunigung verhilft. Ein Salmonellenbakterium zum Beispiel, das mit der Nahrung verschluckt wird, kann dank seines Antriebs die Darmwand durchdringen und in den Körper gelangen. Es ist für die Invasion wie geschaffen.

Die Dinger sind also beweglich und vielgestaltig.

Das nächste große Problem ist, dass diese Organismen äußerst wandelbar sind.

Bakterien und Viren pflanzen sich sehr rasch fort. Jeder Akt der Reproduktion bietet eine Chance für den Wandel, für eine Mutation, eine Verschiebung von Gensequenzen, sodass aus einem Virus oder Bakterium, das unser Körper kennt und bekämpfen kann, ein Virus oder Bakterium entsteht, gegen das unser Körper keine Verteidigung aufbauen kann.

Der Reproduktionszyklus des Menschen bringt alle zwanzig Jahre eine neue Generation hervor. Wie können wir da ein Wettrüsten gegen Organismen gewinnen, die sich sehr viel schneller verändern als wir?

Bakterien können sich so rasch teilen, dass sie, falls niemand eingreift, in der Lage sind, innerhalb von vier Tagen unseren ganzen Körper zu übernehmen. Unsere eigenen Zellen dagegen teilen sich relativ langsam, sie können pro Tag etwa sechzehn neue Zellen hervorbringen. Die Mathematik arbeitet gegen uns.

Wie kann es also sein, dass der menschliche Körper auf derart viele Bedrohungen vorbereitet ist – auch jene, die eventuell noch nicht einmal existieren? Immerhin muss unser Immunsystem nicht nur mit dem Schnellfeuer von Mutationen der sich vermehrenden Krankheitserreger fertigwerden – sondern unter Umständen auch mit einer völlig fremdartigen proteinbasierten Lebensform.

Dieses Rätsel wird durch eine weitere Tatsache noch undurchschaubarer: Wir haben nur eine begrenzte Zahl von Genen. In den 1970er-Jahren ging man von rund 100 000 Genen im menschlichen Genom aus. Inzwischen hat sich jedoch die Erkenntnis durchgesetzt, dass ihre Zahl sehr viel geringer ist und vielleicht bei 19 000 bis 20 000 liegt.

Wie schaffen wir es nur, uns zu verteidigen?

»Gott hatte zwei Möglichkeiten«, erklärte mir Jasons Onkologe. »Er hätte drei Meter große Pickel aus uns machen können, oder er konnte uns die Kraft geben, gegen zehn hoch zwölf verschiedene Krankheitserreger zu kämpfen.« Das sind eine Billion potenziell böse Akteure.

Warum Pickel? Pickel sind angefüllt mit weißen Blutkörperchen, unter ihnen eine Menge Immunzellen. Kurz gesagt, wir könnten ein einziges gigantisches Immunsystem sein und sonst nichts, oder wir könnten über eine geheime Macht verfügen, die uns erlaubt, alle anderen menschlichen Merkmale zu besitzen – Gehirn, Herz, Organe, Gliedmaßen – und dennoch, wie durch Magie, in der Lage sein zu kämpfen.

»Deshalb ist das Immunsystem von so grundlegender Bedeutung«, erklärte Jasons Arzt.

In diesem Buch geht es um die magischen Vorgänge, die uns erlauben zu überleben, ohne dass wir einfach nur ein riesiger Pickel wären.

Unterdessen hat unser Immunsystem abgesehen von der Vielfalt und Wandelbarkeit der Bösewichte noch mit weiteren schweren Herausforderungen zu kämpfen.

Eine davon betrifft unser Herz. Es stellt eine Belastung dar. Denn in unserem mächtigen zentralen Kreislaufsystem wird Blut durch unseren gesamten Körper gepumpt, und zwar schnell. Blut gelangt innerhalb von Sekunden vom Kopf bis in die Zehen. Wenn also ein Krankheitserreger ins Blut gelangt, geht die Post ab! In kürzester Zeit kann es zu einer Blutvergiftung, einer Sepsis, kommen, die unter Umständen tödlich ausgeht. Eine wichtige Aufgabe des Immunsystems besteht darin, Infektionen aus dem Blutkreislauf fernzuhalten.

Kompliziert wird die Sache für das Immunsystem auch deshalb, weil es ein Lebewesen verteidigt, das wachsen und heilen muss. Der Körper ist ständig gefordert, Gewebe zu erneuern und beschädigte oder überalterte Zellen zu ersetzen. Man denke an das Beispiel aus der Entbindungsstation: Wenn die Spritze mit der Impfung die Haut des Babys durchstößt, muss der Körper die Wunde wieder schließen können. Dasselbe gilt, wenn man sich einen Splitter einzieht oder von der Katze gebissen wird. Andernfalls würden wir einfach nach und nach verfallen und erodieren wie ein Sandhaufen im Regen.

Um zu heilen, müssen sich Zellen teilen und vermehren. Das klingt einleuchtend. Für das Immunsystem ist es aber eine prekäre Angelegenheit. Denn einerseits muss es zulassen, dass sich neues Gewebe entwickelt, während es gleichzeitig mit großer Umsicht nach schlechten Zellen Ausschau halten soll, nach Mutationen, die misslungen, unvollständig oder fehlerhaft sind. Letztere nennt man Krebs.

Erst seit wenigen Jahren wissen wir, dass das Immunsystem bei der Zellteilung assistiert, Heilung fördert und neues Gewebe erzeugt. Aber während der Körper neu aufgebaut wird, kann es dem Immunsystem schwerfallen, schlechte oder mutierte Zellen zu erkennen, die große Ähnlichkeit mit unseren eigenen haben, aber teilweise körperfremd sind. Wenn es den Unterschied nicht erkennt oder vom Krebs irgendwie ausgetrickst wird, sodass es die üblichen Signale ignoriert, die die Teilung bösartiger Zellen stoppen, folgt ein unkontrolliertes, rücksichtsloses Wachstum, das die normale Gewebestruktur und -funktion stört. Am Ende kann es sogar passieren, dass das Immunsystem die bösartigen Zellen beschützt.

Das Immunsystem vollführt einen Drahtseilakt quer über eine abgrundtiefe Schlucht, in der der Tod lauert. Das Überleben hängt davon ab, den Unterschied zwischen Körpereigenem und Körperfremdem zu erkennen. Unser Immunsystem muss mit diesen großen Herausforderungen zurechtkommen: der Wandelbarkeit der Bösewichte, dem zentralen Blutkreislaufsystem, das innerhalb von Sekunden Blutströme durch den ganzen Körper pumpt, und der Notwendigkeit zu heilen.

Und all das muss das Immunsystem bewältigen, ohne dabei so heiß zu laufen, dass es uns tötet. Das ist eine Gratwanderung. Sie gelingt mithilfe von Friedenswächtern so erfolgreich, dass deren Arbeit an Zauberei grenzt.

In den letzten siebzig Jahren hat die Immunologie darum gerungen, herauszufinden, wie das funktioniert und wie unser Abwehrsystem seine Aufgaben eigentlich bewältigt. Diese Reise führte von einem groben begrifflichen Verständnis des Immunsystems in einem großen Bogen bis hinunter auf die molekulare Ebene. Die Folge ist, dass die Medizin heute ebenfalls Wunder wirken und Ihre starke Abwehr zum Schutz Ihrer Gesundheit einspannen kann.

Um zu erklären, wie diese Erkenntnisse auf Ihre Gesundheit – und die von Jason, Linda, Merredith und Bob – anwendbar sind, werde ich mich auf den nächsten hundert Seiten in die Wissenschaftsgeschichte vertiefen. In aller Kürze kann man es so zusammenfassen: Wissenschaftler entdeckten die sogenannten T- und B-Zellen, sie begannen, wichtige konzeptuelle Erkenntnisse aus lebensrettenden Impfungen und Transplantationen praktisch umzusetzen, und dann befassten sich fantasievolle und innovative Immunologen mit winzigsten Teilchen des Immunsystems, den Cogs, und sie erstellten einen Bauplan unserer Abwehrmaschinerie. Sie begriffen, wie ich darstellen werde, was es mit Entzündungen auf sich hat und mit den Molekülen, die für unser Kommunikationsnetz zuständig sind. Mit jedem Fortschritt der Wissenschaft erfolgte ein praktischer Schritt, zum Beispiel die Herstellung von Medikamenten, die unsere Immunzellen imitieren, und zudem gab es große Sprünge nach vorn, wie vor wenigen Jahren die Entdeckung eines zweiten Immunsystems.

Sie können sich die Immunologen als Forschungsreisende oder Argonauten vorstellen. Je weiter sie sich von der Küste entfernten, je tiefer sie unter die Oberfläche drangen, je mehr sie Konzepte und Theorien hinter sich ließen und die Details erkundeten, desto gesünder wurden wir und desto länger lebten wir. Ihre Entdeckungen retteten Hunderte Millionen Leben, und sie haben hier und heute Einfluss auf Ihr Leben und Ihre Gesundheit.

Also begleiten Sie mich auf der Reise, die zu bedeutungsvollen Entdeckungen führt. Sie beginnt in einer Scheune in England.

8

Das rätselhafte Organ

Im Jahr 1941 befand sich die Welt im Krieg, und ein Krieg tobte auch im Körper von Jacqueline Miller. Die attraktive, brünette 17-Jährige hustete, bis sie Halsschmerzen bekam. Sie hatte stets einen Spucknapf dabei, der den blutigen Auswurf aufnahm, den ihre geschädigte Lunge absonderte. Seit vier Jahren kämpfte sie gegen die Tuberkulose, und es sah nicht gut für sie aus.

Hilfreich waren für sie der relative Wohlstand ihrer Familie und die günstigen Umstände. Ihr Vater, Manager bei einer frankochinesischen Bank, bekam eine Stelle in Schanghai, was der Familie nach der deutschen Invasion in Frankreich praktisch die Flucht aus Europa ermöglichte. Mit dem Auto gelangten sie nach Italien und erreichten dort das letzte Passagierschiff, das von Triest ablegte. In China lebte die Familie in einem modernen, zylinderförmigen Haus mit fünf Stockwerken und 24 Dienstboten – »wie die Könige«, erinnert sich Jacques Miller, Jacquelines kleiner Bruder. Er war damals zehn Jahre alt und sollte in der Folge eine der wichtigsten Entdeckungen über das Immunsystem machen.

In den Monaten vor Weihnachten 1941 verschlimmerte

sich Jacquelines Husten. Jacques, der all dies miterlebte, versuchte zu verstehen, was da passierte.

»Ich hörte, wie der Arzt im Gespräch mit meiner Mutter sagte, man wüsste nicht, wie der Körper Infektionskrankheiten wieder loswird«, erzählte mir Jacques. Heute ist er Ende achtzig, und seine geistige Präsenz hat im Lauf der Jahre kaum gelitten. Aber noch eine andere Frage setzte ihm zu, wenn er Jacqueline beobachtete. »Meine andere Schwester und ich lebten im selben Haus, im selben Raum wie Jacqueline. Wir wurden aber nicht krank. Wie kam das?«

Tuberkulose wird durch Bakterien verursacht, die sich durch eine wachsartige Oberfläche ihrer Zellen auszeichnen. Die Krankheit siedelt sich in der Lunge an und ist ansteckend, aber Jacquelines jüngere Geschwister blieben verschont. Drang der Erreger nicht bis in ihren Körper vor, hatten sie ihn abgewehrt, oder waren sie aus genetischen Gründen nicht anfällig für Tuberkulose? Wie kam es, dass eine fremde Lebensform den Körper des jungen Mädchens übernahm und in ihr wuchs, während ihre Abwehrkräfte darniederlagen wie die Armeen Frankreichs und Polens?

All diese berechtigten Fragen sollten im Lauf der Zeit beantwortet werden, aber die dringlichste lautete: Was konnte man tun?

Was bereits versucht worden war, erscheint einem lachhaft primitiv. Vor dem Krieg und dem Umzug nach China hatte die Familie einige Zeit in der Schweiz gelebt, ein Land, das für seine Sanatorien berühmt war. Tuberkulose wurde in der Schweiz folgendermaßen behandelt: Man pumpte Luft in die Brust, sodass ein Lungenflügel kollabierte, in der Hoffnung, dies würde den Bakterien den Garaus machen und der Lunge eine Erholungspause verschaffen, in der sie sich regenerierte. In ihrer Zeit in Schanghai unternahm der Vater mit Jacqueline Ausflüge aufs Land, damit sie genügend frische Luft bekam. Während der Vater vergeblich versuchte, seiner Tochter zu helfen, trug er auch das Seine zum Widerstand gegen den Faschismus bei, indem er Franzosen aus der French Concession auf Schiffe schmuggelte, die sie nach Großbritannien brachten.

Im Dezember 1941 verschlechterte sich Jacquelines Zustand drastisch. »Sie verlor sehr viel Gewicht. Sie sah aus wie ein Skelett – wie eine Leiche«, erinnerte sich Jacques. »Ich fühlte mich entsetzlich.« Sie starb am ersten Weihnachtsfeiertag.

Drei Jahre später isolierten Forscher in New Jersey Streptomycin, das erste Antibiotikum, das bei Tuberkulose wirkte. Selman Abraham Waksman, der Leiter des Labors an der Rutgers University, in dem die Entdeckung gemacht wurde, erhielt 1952 den Nobelpreis.

»Wenn meine Schwester nur zwei Jahre länger durchgehalten hätte«, sagte Jacques, »dann wäre sie geheilt worden.«

Jacqueline starb in einer Zeit, in der sich ein Wendepunkt in der Medizin und Immunologie abzeichnete. Man kann nur staunen, wenn man sich rückblickend vor Augen führt, welche Erkrankungen einst zum Tode führten und wie weit wir mit der Forschung inzwischen gekommen sind.

Im Jahr 1900 starben die meisten von 100 000 Erkrankten an Lungenentzündung und Grippe, gefolgt von Tuberkulose und Magen-Darm-Infektionen. (In einer seiner ersten Ausgaben berichtete das *New England Journal of Medicine* Anfang des 19. Jahrhunderts über eine Studie zu den Todesursachen von 942 Patienten, von denen fast ein Drittel an Auszehrung, also Tuberkulose, starb. Knapp fünfzig waren Totgeburten, eine etwas geringere Zahl erlag dem Typhus, nur fünf hatten Krebs, und einer wurde vom Blitz getroffen – wogegen die Wissenschaft natürlich machtlos ist.)

Im Zweiten Weltkrieg kamen etwa 60 Millionen Menschen um. 15 Millionen fielen als Soldaten im Kampf, doch dem National World War II Museum zufolge bestand der größte Teil aus zivilen Opfern. Das waren rund 3 Prozent der damaligen Weltbevölkerung.

Wir starben und wir töteten einander, Wissenschaft und Gesellschaft hatten mit diesen Problemen zu kämpfen, aber die Immunologie trug bis dahin wenig zu der Auseinandersetzung bei. Sie lag abseits vom Geschehen. Die Immunologen stellten eine Menge Hypothesen darüber auf, wie unser Körper sich verteidigt, aber was sich im Körperinneren tat, war weitgehend unsichtbar, denn unsere Technologie war noch relativ primitiv. Dem Fachgebiet stand ein enormer Zuwachs an Erkenntnissen bevor.

Jacques Miller schloss 1956 sein Medizinstudium ab und erhielt eine Forschungsstelle am Chester Beatty Research Institute in South Kensington, London. An dieser namhaften Einrichtung konzentrierten sich Forscher ebenso wie ihre Kollegen anderswo auf Krebs, nicht zuletzt, weil immer mehr Menschen daran starben, nachdem ihnen die erfolgreich bekämpften Infektionskrankheiten erspart geblieben waren, die über Jahrtausende Menschenleben gefordert hatten.

Es gab aber noch einen Grund, sich mit Krebs zu beschäftigen. Die Atombombenabwürfe auf Hiroshima und Nagasaki führten zu einem rapiden Anstieg der Leukämiefälle. Die radioaktive Strahlung der Bombe löste rasante Zellveränderungen aus. Je mehr Zellen mutierten, desto häufiger verwandelten sie sich in Krebszellen, die für das Immunsystem nur schwer zu fassen sind. Diese Strahlenopfer boten den Wissenschaftlern die Möglichkeit, das Leiden weiter zu erforschen.

Dass Jacques Miller die T-Zellen entdeckte, ist indirekt der Erforschung von Strahlungsfolgen und Leukämie bei Mäusen zuzuschreiben.

Mäuse, Mäuse, Mäuse. Man kann nicht oft genug wiederholen, dass diese neue Ära der Immunologie mit Tierversuchen begann, weitgehend an Mäusen. Immunologen, Virologen und andere verbrauchten bei ihrer Arbeit unzählige Nager. Betraf es die Leukämie, lösten die Forscher mit radioaktiver Strahlung bei Mäusen Krebs aus. Sie studierten, welche Umstände den Ausbruch der Krankheit begünstigten. Dahinter stand der Gedanke, mit den so gewonnenen wissenschaftlichen Erkenntnissen den bedauernswerten Strahlenopfern in Nagasaki und Hiroshima zu helfen.

Diese Anstrengungen führten zu einer anscheinend damit nicht in Zusammenhang stehenden seltsamen Entdeckung: Eine kleine Gruppe der Versuchstiere erkrankte ohne erkennbare Ursache an Leukämie – ob sie nun der Radioaktivität ausgesetzt wurden oder nicht. Die Wissenschaftler bemerkten, dass dieses spontan auftretende Krebsleiden auf ein kleines, blattförmiges Organ zurückging, die Thymus- oder Wachstumsdrüse.

Der Name leitet sich vom griechischen Wort *thymos*

(Lebenskraft) ab und bedeutet warziger Auswuchs oder einfach Schwellung beziehungsweise Knoten. Das zweilappige Organ erinnert in seiner Form an die Flügel eines Schmetterlings und befindet sich hinter dem Brustbein.

Der Thymus galt lange als funktionslos. Absolut, vollkommen wertlos, Platzverschwendung, Gott hatte es versäumt, nach der Schöpfung gründlich aufzuräumen.

Was dann folgte, führte, ausgelöst durch das Zusammenwirken von Zufall, brillanter Beobachtungsgabe und einem Meinungsstreit, zu einem entscheidenden Schritt in der Immunologie.

Das Büro, das man Dr. Miller zugeteilt hatte, konnte man kaum als Labor bezeichnen. Er arbeitete in einem Schuppen, wenig größer als eine Garage. Die Mäuse, die er studierte, wurden in Käfigen in einem Pferdestall gehalten. Sein Anliegen war zu verstehen, warum einige dieser bedauernswerten Versuchstiere überlebten.

Millers erstes Experiment bestand in der Wiederholung des früheren Versuchs, bei dem ein neuer Leukämiestamm entdeckt worden war. Dafür hatte man einer krebskranken Maus Leukämiegewebe entnommen, es zermahlen und in flüssiger Form einer Maus injiziert, die sonst wenig Neigung zeigte, an Leukämie zu erkranken. Der Krebs übertrug sich jedoch wie ein Virus auf die zweite Maus.

Die Sache hatte einen Haken. Es funktionierte nur, wenn die leukämischen Infiltrate einer neugeborenen und nicht etwa einer erwachsenen Maus injiziert wurden. Warum wurden nur neugeborene Mäuse krank? Miller ahnte die Antwort auf diese Frage.

Er spezialisierte sich darauf, den Mäusethymus mittels »Thymektomie« zu entfernen. Diesen Eingriff führte er zwar nicht als Erster durch, aber er ersann allerhand Varianten. Zum Beispiel setzte er einer erwachsenen Maus (das heißt, sie war älter als zwei Monate) – der man gleich nach der Geburt leukämische Infiltrate gespritzt und den Thymus entfernt hatte – den Thymus einer einen Tag alten Maus ein. Und siehe da, die erwachsenen Mäuse, die zuvor nicht an Leukämie erkrankt waren – weil sie keinen Thymus besaßen –, bekamen nun den Thymus eines Mäusebabys und wurden krank.

Es war sogar zu beobachten, dass erwachsene Mäuse Krebs bekamen, sobald ihnen ein unreifer Thymus eingepflanzt wurde – »ob ich ihn einen Monat nach der Thymektomie oder zwei, drei, sechs Monate später einpflanzte – das spielte keine Rolle«, sagte Dr. Miller.

Das war sicherlich merkwürdig und interessant, aber war es auch eine außerordentliche Entdeckung? Hieß es, dass der Thymus eine wichtigere Rolle spielte als bisher nachgewiesen?

Der Zufall verhalf Jacques Miller zu neuen Erkenntnissen. Zuvor hatte er eintägigen Mäusen die Thymusdrüse entfernt. Nun besaß er überflüssige Mäuse ohne Thymus. Sie galten als Abfallprodukt, Nager, die man der Forschung opferte. Aber Miller fiel etwas Seltsames auf. Sie starben nicht einfach, sondern wurden zuerst schrecklich krank. Sie nahmen ab, fielen in sich zusammen – sie litten an schweren Krankheiten und starben einen elenden Tod. Das erschien ihm merkwürdig. »Wenn man so etwas vor sich hat, möchte man sie aufschneiden und sehen, was zum Teufel da passiert«, sagte Miller. Der

Forscher entdeckte Krankheitsherde an der Leber. Es sah aus wie Hepatitis. Die Mäuse waren einer Infektion erlegen.

Somit hatte er zwei wichtige, von Daten gestützte Punkte ermittelt. Mäuse mit einem unreifen Thymus bekamen leichter Leukämie. Mäuse ganz ohne Thymus konnten sich nicht gegen Krankheiten wehren.

Miller stellte eine ketzerische Hypothese auf – dass der Thymus von überragender Bedeutung sei. Dann unternahm er einen entscheidenden Schritt, um es zu beweisen. Er selbst meint, die Idee sei augenfällig gewesen, doch eigentlich war sie brillant. Er nahm zwei Mäuse. Der einen operierte er nach der Geburt die Thymusdrüse heraus. Der anderen entnahm er Hautgewebe und transplantierte es der Maus ohne Thymus.

Seit Langem war bekannt, dass Hauttransplantationen in der Regel fehlschlugen, weil ein gesundes Immunsystem fremdes Gewebe abstößt. Es war »körperfremd«. Miller vermutete also, eine Maus ohne Immunsystem könne fremde Haut, die ihr aufgepflanzt wurde, nicht erkennen. Ohne Immunsystem würde das Transplantat nicht angegriffen.

Mittels Hauttransplantationen an Mäusebabys ohne Thymus hoffte Miller, die Beziehung zwischen der bisher missachteten Thymusdrüse und dem Immunsystem nachweisen zu können. Über sein Experiment schrieb er später:

»Die Ergebnisse waren unglaublich spektakulär. Die Mäuse stießen diese Haut nicht ab, selbst wenn sie vor dem Beginn der progressiven Auszehrung transplantiert worden war. Auf den Hauttransplantaten wuchs glänzendes Fell, und um sicherzugehen, pflanzte ich einigen Mäusen vier Transplantate auf, jedes von einem anderen Stamm mit einer anderen Farbe. Keines der Transplantate wurde abgestoßen, und die Empfänger sahen aus, als hätten sie Patchworkdecken auf dem Rücken.«

Er unterzog die Mäuse diversen Bluttests von der Art, wie sie heute für ein großes Blutbild durchgeführt werden, aber sehr viel primitiver. Mäusebabys ohne Thymus hatten deutlich weniger weiße Blutkörperchen mit nur einem Zellkern. Sie bezeichnete man damals schon als Lymphozyten.

Das musste bedeuten, überlegte Miller, dass diese Zellen aus der Thymusdrüse stammten. Er nannte sie »thymusabhängige Zellen« oder kurz T-Zellen.

Selbst heute noch, nach über fünfzig Jahren, ist Dr. Miller die Aufregung anzumerken, wenn er seine Geschichte erzählt. Sein Staunen und sein verhaltener Stolz, aber auch die Frustration über das, was als Nächstes geschah. Die wissenschaftliche Gemeinschaft glaubte ihm nicht. 1961 stellte er auf einer Tagung der British Society for Immunology die Dias seiner Patchwork-Mäuse vor, stieß aber aus verschiedenen Gründen auf Ablehnung: Er habe einen schlechten Mäusestamm verwendet; Krankheiten aus dem Pferdestall hätten die Mäuse infiziert und die Ergebnisse verzerrt; was immer er über Mäuse herausfand, habe nichts mit Menschen zu tun.

Miller veröffentlichte einen kurzen Aufsatz in der angesehenen Fachzeitschrift *The Lancet* – mit dem »kühnen Postulat, der Thymus sei der Ort, der für die Entwicklung von immunologisch kompetenten kleinen Lymphozyten verantwortlich ist«. Es war sein Madame-Curie-Moment. Dieses kleine blattförmige Organ, das man für Platzverschwendung und längst von der Evolution überholt gehalten hatte, war zentral für das Immunsystem.

Es war eine große Offenbarung – aber sie ließ Fragen offen, denn Miller wusste nicht genau, was die Thymusdrüse tat, wie sich später zeigen sollte. Doch immerhin hatte er das erste Puzzleteilchen der modernen Immunologie gefunden – das und eine entscheidende Selbstverständlichkeit: die T-Zelle und die Tatsache, dass sie unverzichtbar fürs Überleben ist. »Ich dachte, das sei die einzige Zelle«, sagte er über die T-Zelle, »und sie sei ein Alleskönner.«

In diesem Punkt lag er gründlich daneben, aber auch das wurde von kaum jemandem beachtet. In dem abgeschotteten Zirkel der Immunologie gab es zwar Genies, die von ihren Kollegen gefeiert und durch Nobelpreise geehrt wurden, aber sie erhielten keine weltweite Anerkennung. Die Immunologie war eher eine Art Auffangbecken, nicht wirklich attraktiv für ernsthafte Wissenschaftler, die etwas leisten wollten. Den Medizinstudenten begegnete sie auf »ein, zwei Seiten in einem Lehrbuch«, meinte Anthony Fauci, Direktor des National Institute of Allergy and Infectious Diseases an den National Institutes of Health. »Die Immunologie war noch nicht so weit, vom Gros der Wissenschaftler akzeptiert zu werden.«

Dr. Miller fing aber gerade erst an.

9

Das B-Wort

Ein paar Jahre früher, genauer gesagt 1951, kam ein achtjähriger Junge mit einer ungewöhnlichen und erschütternden Krankengeschichte in das Walter Reed General Hospital in Bethesda. In den vergangenen eineinhalb Jahren hatte er mindestens achtzehn akute Anfälle von Lungenentzündung und andere höchst gefährliche Infekte gehabt. Zwar hatte er einige Infektionen besiegen können – schließlich war er noch am Leben –, doch letztlich schien sein Körper kaum in der Lage, eine Immunabwehr aufzubauen.

Im Walter Reed Hospital wurde er von Colonel Ogden Bruton untersucht, einem Experten für Immunologie. Dr. Bruton unterzog den Jungen einem Test auf Antikörper. Damals herrschte allgemein die Auffassung, dass Antikörper, jene im Blut zirkulierenden Proteine, beteiligt sind, wenn es darum geht, Infektionen zu identifizieren und zu bekämpfen. Verglichen mit anderen Bestandteilen des Bluts, haben sie eine relativ schwache elektrische Ladung. Während des Tests wird das Blut einer elektrischen Spannung ausgesetzt, um die als Gammaglobuline bezeichnete Teilmenge, die die Antikörper enthält, herauszulösen.

Der Achtjährige hatte keine Gammaglobuline. Er bildete

keine Antikörper. Dieses Ergebnis gilt allgemein als erste Beschreibung eines primären Immundefekts. »Dessen Entdeckung«, stellt eine von der National Library of Medicine veröffentlichte Biografie fest, lässt sich »als epochaler Beitrag zur Medizin … in ihrer Bedeutung mit der Entdeckung des Gelbfiebers vergleichen«. Das Beispiel des Jungen zeigte den Wissenschaftlern, welch schreckliche Folgen es hatte, wenn einem Menschen die Antikörper fehlten.

Es gab jedoch noch etwas anderes, was diesen Fall so irritierend machte. Der Junge hatte zwar keine Antikörper, besaß aber immer noch weiße Blutkörperchen und war in der Lage, einige Viren zu bekämpfen. Sein Thymus war ebenfalls intakt; somit verfügte der Junge über ein Immunsystem, wie es nach damaligem Stand der Forschung verstanden wurde. Doch er hatte nicht die dazugehörenden Antikörper.

An diesem Rätsel zeigte sich, dass es im Wissen über das Immunsystem offenbar noch große Lücken gab. Welches waren die wichtigsten Komponenten der körpereigenen Abwehr?

In der Folge entwickelte sich unter den Immunologen ein unerwarteter und hässlicher Disput um diese Frage. Das eine Lager hielt die Antikörper für die entscheidenden Akteure. Diese waren eine Substanz, ein Vorgang, ein chemischer Prozess, durch den die Bedrohung von außen bekämpft wurde. Man nannte dies antikörpervermittelte Immunität. Andere meinten jedoch, dass die T-Zelle im Mittelpunkt des gesamten Abwehrprozesses stehe, und sprachen von »T-zellulärer Immunität«.

1952, ein Jahr nachdem der Junge im Walter Reed Hospital vorstellig geworden war, beobachtete ein junger Forscher an der Ohio State University seinen Professor bei der Sektion einer Gans. Als dieser die Bursa entfernte, erkundigte sich der junge Mann, wie er später schrieb: »Was ist das? Wozu dient es?«

»Gute Frage. Finden Sie es heraus«, bekam er zur Antwort. »Damit begann die Suche«, erklärte der junge Wissenschaftler.

Er stellte fest, dass die Bursa Fabricii – das scheinbar verkümmerte Organ in der Schwanzgegend des Vogels – in den ersten drei Lebenswochen eines Kükens sehr rasch anwächst. 1954, also zwei Jahre später, entdeckte einer seiner Kollegen, dass bei Küken, denen die Bursa entfernt worden war, keine Reaktion auf eine Impfung festgestellt werden konnte, da sie nur eine ganz geringe Anzahl von Antikörpern bildeten.

Ohne Bursa Fabricii nur wenige Antikörper – somit konnte wohl kaum von einem überflüssigen Organ die Rede sein. Vielmehr war dies ein Hinweis darauf, dass Antikörper, zumindest bei Vögeln, in der Bursa erzeugt werden. Menschen aber haben keine Bursa.

Dieses Rätsel konnte teilweise von dem Arzt Dr. Max Cooper geklärt werden, der wie Dr. Miller von schmerzlichen Ereignissen in der Vergangenheit geprägt war. Seine Biografie ist kein Nebenschauplatz, sondern Teil der Geschichte des Immunsystems.

Dr. Cooper wuchs in den 1940ern und zu Beginn der 1950er-Jahre im ländlichen Mississippi in einer Kleinstadt auf, wo er die verschiedensten Aushilfsjobs annahm: als Hausmeister der Schule, an der Theke eines Drugstores, auf einem Ölfeld und als Zeitungsjunge, obwohl seine Eltern, anders als die

Mehrheit der Stadtbewohner, äußerst gebildete Leute waren. Und so verehrte der junge Max Cooper auch am meisten den Arzt des Ortes – »eine Säule der Gesellschaft«. Max wusste, was er einmal werden wollte.

Er studierte Medizin an der Tulane University, wo ihm in seinem letzten Studienjahr ein Patient mit Verdauungsproblemen vorgestellt wurde. Der Mann war ein angesehener Zugschaffner auf der »Panama Limited«-Linie, einer Verbindung zwischen Chicago und New Orleans. Er lag im Charity Hospital in New Orleans in der Abteilung für »Farbige«, denn im Krankenhaus herrschte Rassentrennung. Dr. Cooper untersuchte den Patienten und legte seine Diagnose anschließend seinem Vorgesetzten, dem Stationsarzt, vor.

»Mr. Browns Hauptleiden –« Kaum hatte er angesetzt, wurde er vom Stationsarzt unterbrochen.

»Wie kommen Sie dazu, diesen Nigger ›Mister‹ zu nennen? Haben Sie das von Ihrem Vater gelernt?«, fragte er. »Wir hier im Tulane machen das nicht.«

»Jawohl, Sir«, antwortete Max Cooper. Aber er bedauerte sein Leben lang, nichts anders reagiert zu haben.

In den 1960er-Jahren hatten die Weißen in den Vereinigten Staaten eine durchschnittliche Lebenserwartung von 70,5 Jahren. »Nichtweiße«, wie sie in der anderen groben Kategorie der Regierungsstatistik heißen, wurden im Durchschnitt 63,5 Jahre alt. Zu den vielen Faktoren, die dazu beitrugen, gehörten die Umgebung und deren Einfluss auf das Immunsystem, was jedoch erst später genauer erforscht werden sollte. Frauen lebten in jener Zeit länger (75 Jahre) als Männer (66,5 Jahre), eine Differenz, die bei »Nichtweißen« ebenso groß war wie bei Weißen.

Dies brachte Dr. Cooper dazu, sich mit den Unterschieden der Menschen und ihren Abwehrsystemen zu befassen.

Inzwischen befinden wir uns in den 1960er-Jahren, und Jacques Miller hatte seine bahnbrechende Arbeit über den Thymus vorgelegt. Angeregt von der aufkommenden Debatte über das Immunsystem, befasste sich Dr. Cooper an der University of Minnesota mit einer seltenen Störung, die man keinem Menschen wünschen würde: das Wiskott-Aldrich-Syndrom. Die Betroffenen leiden unter einer schweren Immundefizienz.

»Schon ein Fieberbläschen, mit dem der Körper nicht fertigwird, kann sich bei ihnen zu einer ausgeprägten Infektion auswachsen, die schließlich zum Tode führt«, erklärte Dr. Cooper. In der Regel starben sie nach drei Jahren. So machte sich der Arzt daran, die Autopsieberichte zu studieren. Dabei stieß er erneut auf das Rätsel: Er fand eine Menge weißer Blutkörperchen – Lymphozyten –, aber nur sehr wenige Antikörper. Der Thymus war offenbar aktiv, das Immunsystem insgesamt hingegen schien zu versagen. In diesem Moment fiel es ihm wie Schuppen von den Augen: Es musste zwei Abstammungslinien von Lymphozyten geben. Die T-Zellen waren nicht die einzigen, auf die es ankam. Das Immunsystem arbeitete nicht allein über den Thymus. Es gab noch weitere Mitspieler.

Einen Hinweis lieferten die bereits erwähnten Küken. War ihnen die Bursa entfernt worden, sank die Zahl ihrer Antikörper deutlich ab. Bei Experimenten, die Dr. Cooper und seine Kollegen durchführten, zeigte sich, dass eine Gruppe von Immunzellen offenbar aus der Bursa stammte und eine andere aus dem Thymus. Demnach gab es zwei Komponenten im Körper der Hühner, denen bisher keine Funktion zugeschrieben werden konnte, die aber beide für die Produktion einer jeweils eigenen Immunzellenlinie verantwortlich waren.

Doch wir Menschen sind keine Hühner und besitzen keine Bursa. Woher also stammen unsere Antikörper?

Der nächste Hinweis kam von Forschern aus Denver, die mit Mäusen experimentierten: Mäuse, denen sie den Thymus entfernt hatten, waren trotzdem in der Lage, eine gewisse Abwehr zu mobilisieren, deren Quelle offenbar das Knochenmark war.

Einer der Wissenschaftler vermutete, dass sich die Zellen aus dem Thymus und die Zellen aus dem Knochenmark ergänzten. Womöglich konnten die Thymuszellen nur dann Antikörper produzieren, wenn sie von Zellen aus dem Knochenmark unterstützt wurden. Aber er fügte hinzu: »Diese offenen Fragen können mit den gegenwärtigen Forschungsergebnissen nicht beantwortet werden.«

Doch hier kam Dr. Miller wieder ins Spiel. Es gelang ihm, die fehlenden Puzzleteile beizusteuern.

»Das ist äußerst kompliziert«, sagte Dr. Miller, als ich mit ihm in Australien telefonierte. »Das Experiment ist wirklich beispielhaft.«

Dann versuchte er, mir seinen bahnbrechenden Versuch zum Verhältnis zwischen T-Zellen und B-Zellen zu schildern. Ich gab mir alle Mühe, doch ich möchte Ihnen die Einzelheiten ersparen. Es war tatsächlich kompliziert, wie er hybride Mäuse mit zwei verschiedenen Stämmen erzeugte, indem er Knochenmark und Thymuszellen zusammenfügte und mischte, um den Ursprung der Zellen des Immunsystems zu identifizieren.

Was er entdeckte, »veränderte den Kurs der Immunologie«, schrieb er mir in einer E-Mail. Das war nicht übertrieben. Es sollte tatsächlich so kommen. (Ebenso stimmt es, dass zu jener Zeit auch andere Wissenschaftler viele entscheidende Beiträge zu diesem Thema lieferten.) Dr. Millers kompliziertes Experiment zeigte, dass eine Gruppe von Zellen des Immunsystems aus dem Thymus stammten und eine andere aus dem Knochenmark. Zwischen den beiden Zelltypen gab es Unterschiede, die ihr Verhältnis zueinander bestimmten. Die T-Zellen hatten ihren Ursprung im Knochenmark und wanderten dann zum Thymus, wo sie reiften. Sie schienen ausgesprochen kraftvoll und konnten Krankheiten oder Infektionen unmittelbar bekämpfen. Außerdem gab es die im Knochenmark entstandenen B-Zellen. Sie waren »Antikörper bildende Vorläuferzellen«, wie Dr. Miller sie nannte – bereit, sich zu rüsten, um die Krankheit zu bekämpfen. Doch anscheinend brauchten die B-Zellen eine Art Anleitung, eine zusätzliche Information, um aktiv zu werden. Und diese Information kam offensichtlich von den T-Zellen, die den anderen Zellen vorgaben, wie sie zu agieren hatten.

Die B-Zellen aus dem Knochenmark erzeugten die Antikörper. Die T-Zellen reiften im Thymus heran und kämpften entweder selbst oder steuerten den entsprechenden Prozess. Sie waren Generäle und Soldaten zugleich.

Zumindest lautete so die damalige Theorie, und sie enthielt viel Richtiges. Ein größerer Teil jedoch blieb weiterhin unklar.

Dr. Miller suchte nach intelligenten Bezeichnungen für die beiden Abstammungslinien der Immunzellen, doch es wollte ihm nichts Sinnvolles einfallen. Viele Jahre später aber fand man Namen für sie, die aus heutiger Sicht naheliegend erscheinen. Aus der Bursa oder dem Knochenmark (englisch: b*one* marrow) stammen die »B-Zellen«, aus dem Thymus die »T-Zellen«, Begriffe, die »seitdem in fast jedem Fachzeitschriften-Artikel zum Thema Immunologie auftauchen«, schrieb Dr. Miller später.

Wunderbar, aber zugleich nur theoretisch. T-Zellen und B-Zellen. Schicke Namen. Aber wie arbeiteten sie? Und wenn sie gemeinsam aktiv waren, wie kommunizierten sie miteinander?

10

T-Zellen und B-Zellen

T- und B-Zellen sind keineswegs die ältesten Akteure des Immunsystems, und sie sind in unserer Abwehr auch nicht die Ersthelfer. Die Entdeckung ihres Ursprungs stand jedoch am Anfang der modernen Immunologie und führte zu zahlreichen neuen Erkenntnissen.

Womit haben wir es zu tun?

Erinnern Sie sich an die milchig weißen Adern, die bei der Sezierung des Hundes im Jahr 1622 entdeckt wurden? Die weiße Substanz bestand aus weißen Blutkörperchen. Unter ihnen sind T-Zellen, B-Zellen, aber auch noch zahlreiche andere Zellen.

Weiße Blutkörperchen unterscheiden sich deutlich von den roten Blutkörperchen, die wir gemeinhin mit »Blut« in Verbindung bringen. Zunächst sind rote Blutkörperchen rot und nicht weiß. Aber die beiden Zellarten haben auch ganz unterschiedliche Konturen. Rote Blutkörperchen sehen aus wie schöne Kreise, die an der Seite zierliche Einkerbungen haben.

Weiße Blutkörperchen erinnern hingegen an stachelige Baseball-Bälle. Viele dieser Stacheln sind »Rezeptoren«. Sie senden und empfangen Signale. Diese Zellen sind Informationsdrehscheiben und zugleich brutale Mörder.

T- und B-Zellen finden ihre Beute auf ganz unterschiedlichen Wegen, und diese Unterschiede an sich sind schon aufschlussreich, wenn man die komplexe Evolution des Immunsystems verstehen will.

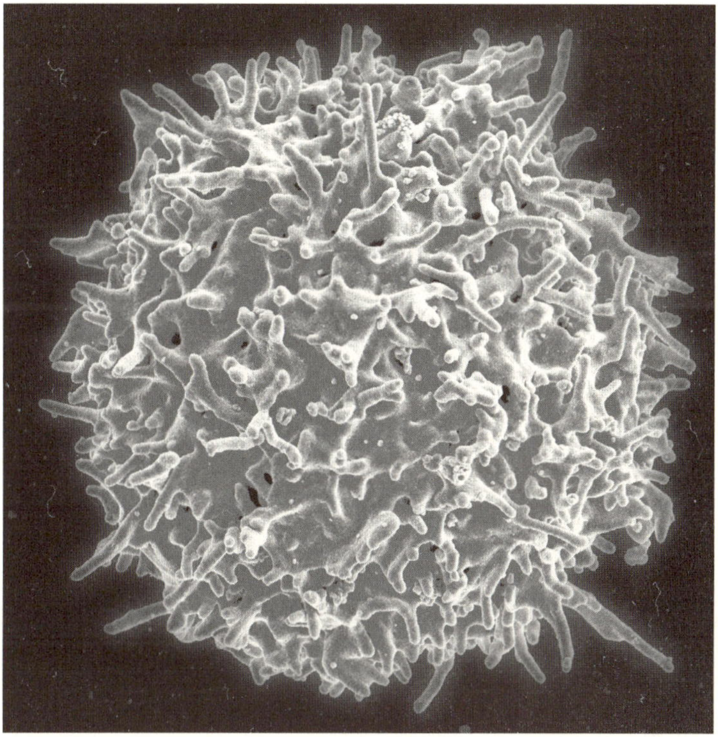

Eine T-Zelle, von entscheidender Bedeutung für unsere starke Abwehr.

Die Stacheln an der Außenseite der T-Zellen erkennen die Signatur, sozusagen den Fingerabdruck von Krankheitserregern. Allerdings identifizieren sie die Bösewichte meist nicht direkt. Dafür brauchen sie einen Vermittler, den ich bald ausführlicher vorstellen werde. Im Moment genügt es zu sagen, dass die T-Zellen eine Botschaft bekommen, die ihnen die Anwesenheit eines gefährlichen Eindringlings meldet. Wenn das geschieht, können T-Zellen verschiedene Aufgaben übernehmen. Manche sind Fußsoldaten, andere Generäle. Die Generäle können andere T-Zellen in die Schlacht schicken. Oder sie schicken B-Zellen an die Front.

B-Zellen können Krankheitserreger mithilfe eines speziellen Rezeptors auch direkt erkennen. Diesen bezeichnet man als Antikörper. Antikörper sind Proteinmoleküle mit außerordentlichen Fähigkeiten. Für das Immunsystem spielen sie eine tragende Rolle.

Antikörper sitzen außen an den B-Zellen. Und sie verhalten sich wie eine Kombination aus Antenne und Hausschlüssel.

Wie eine Antenne empfangen Antikörper Signale. Aber jeder Antikörper hat sich spezialisiert. Er greift nur einen Signaltyp auf. Die einzelnen Antikörper sind so speziell, dass die meisten der Milliarden weißen Blutkörperchen, die durch unseren Körper wandern, an ihrer Oberfläche ganz einzigartige Antikörper aufweisen. Anders als eine gewöhnliche Funkantenne empfängt der Antikörperrezeptor also nicht alle möglichen Signale (mehrere Frequenzen), sondern nur ein einziges. Er ist darauf eingestellt, mit einem ganz bestimmten Organismus in Kontakt zu treten.

Und anders als eine Antenne können die Antikörper der B-Zellen nicht »hören«. Sie entdecken den Organismus, der ihr Partner ist, weil sie ihm zufällig über den Weg laufen. Sie streifen ihn oder stoßen buchstäblich mit ihm zusammen. Diese weißen Zellen wandern durch den Körper, durch das Fest unseres Lebens, sie lassen sich treiben und streunen rastlos umher, bis sie nach Jahren der Bedeutungslosigkeit – WUMM – auf eine chemische Struktur stoßen, an die sie – und nur sie – andocken können.

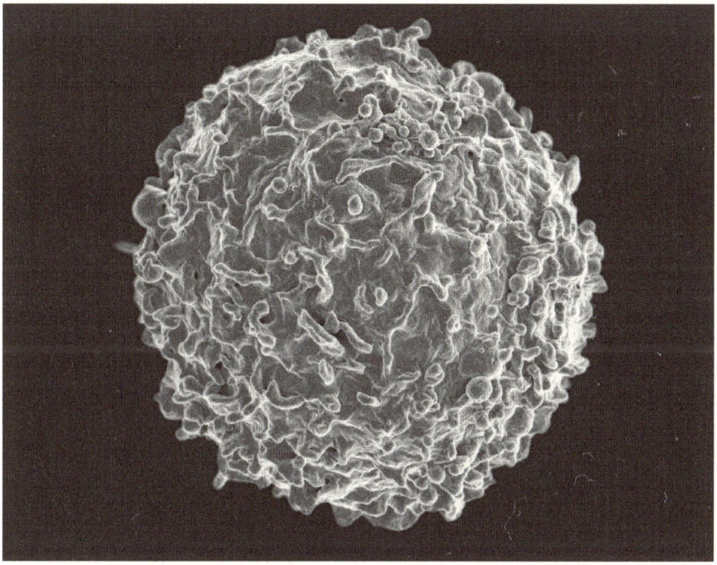

Eine B-Zelle, die im Knochenmark gebildet wird.

Der Antikörper bindet sich an den ihm entsprechenden Rezeptor – eine kleine Noppe, die man Antigen nennt. Das Antigen ist der Partner eines Antikörpers. Dieser Teil des Antikörpers entspricht dem Schlüssel. Antikörper und Antigen passen zueinander wie Schloss und Schlüssel.

Wenn Sie sich eine bakterielle Infektion zuziehen, weist der Krankheitserreger, der sich in Ihrem Körper ausbreiten möchte, ein spezielles Antigen auf. Eine Ihrer B-Zellen entdeckt das Antigen, bindet sich daran und zerstört es. Oder sie setzt eine Kaskade anderer Abwehrmechanismen in Gang, auf die ich noch näher eingehen werde. Aber zunächst möchte ich mich kurz mit der oft miserablen Sprache der Immunologie beschäftigen.

Der Begriff Antikörper wurde in einer Abhandlung aus dem Jahr 1891 geprägt.

Andererseits sind die Entdeckungen dieser brillanten Forscher einfach verblüffend. Die Methoden, mit denen man den T- und B-Zellen auf die Spur kam, verraten uns mehr über ihre vielfältigen Aufgaben als ihre prosaischen Namen. Nach diesem Überblick wollen wir zu Jason und Bob Hoff, zu Linda und Merredith zurückkommen und das menschliche Immunsystem ganz aus der Nähe betrachten.

Die Geschichte beginnt in einem Schuppen in England.

11

Impfstoffe

Impfstoffe sind ein Trainingslager für das Immunsystem. Sie prägen und lehren das Immunsystem, das heißt, sie trainieren die T- und B-Zellen und stecken ihnen Spickzettel zu. Der richtige Impfstoff kann dem Körper die Kraft verleihen, schneller auf Krankheiten zu reagieren, die sonst tödlich oder in anderer Weise verheerend wären, seien es Pocken oder Polio.

Nicht dass unsere starke Abwehr ohne Impfung keinen Angriff auf diese Krankheit starten würde, aber er könnte leicht einmal unzureichend sein, bedenkt man die Zeit, die das Immunsystem benötigt, um den Erreger zu identifizieren und genügend Soldaten zu produzieren, um zurückzuschlagen. Man könnte in dieser Zeit bereits sterben. Daher ist es nicht von geringer Bedeutung, den richtigen Impfstoff zu finden. Dieses Kapitel wird uns zeigen, dass das Immunsystem lernen kann, es aber nicht leicht ist, ihm etwas beizubringen.

Bei der Beschäftigung mit dem Thema Impfungen stößt man zwangsläufig auf Edward Jenner, den berühmten englischen Arzt, der den Pockenimpfstoff entwickelte. Weniger bekannt sind die zuvor durchgeführten Experimente anderer Forscher, die darauf abzielten, die Pocken und damit den Variolavirus einzudämmen, wodurch bereits die Vorarbeit für Dr. Jenner geleistet worden war. Den Pockenvirus gibt es nach Aussage der Centers for Disease Control offenbar bereits seit dem Alten Ägypten (wie die an Mumien gefundenen Pockennarben beweisen).

Pocken verbreiteten sich durch Tröpfcheninfektion beim Niesen, Husten oder bei körperlicher Nähe. Bei 30 Prozent der Infizierten führte die Ansteckung zum Tode, was auf die Art und Weise zurückzuführen ist, wie der Virus auf das Immunsystem einwirkt: Er ist in der Lage, die Übertragung des Notrufs zu blockieren, der die natürlichen Killerzellen mobilisieren würde. (Wie die Erreger das Immunsystem austricksen, werde ich in Einzelheiten später schildern, weil dies deutlich illustriert, wie die Immunologie Jason half).

Ehe Dr. Jenner den Impfstoff entdeckte, bekämpfte man die Pocken mit der sogenannten »Variolation« (abgeleitet vom Namen des Virus). Die heutigen Impfungen mögen unangenehm sein, viel schlimmer aber war ihr Vorläufer von damals. »Man verabreichte Menschen, die niemals Pocken gehabt hatten, Material aus Pockennarben. Dies geschah entweder durch Einritzen in die Haut am Arm oder mittels Einatmen durch die Nase«, erklärte die Behörde CDC in einem historischen Abriss. Auch wenn es schmerzte, so verringerte es doch die Wahrscheinlichkeit, am Virus zu erkranken. Die Ausbreitung der Seuche konnte man damit allerdings nicht eindämmen.

Was die Ärzte und Wissenschaftler jener Tage damit zeigten, war die offensichtliche Fähigkeit unseres Abwehrsystems zu einer Reaktion, die man sich später zunutze machen würde: Es bekommt einen Spickzettel, ein Memo, anhand dessen es ein Problem nicht nur rasch erkennt, sondern vor allem auch erfährt, wie es den Feind ohne Verzögerung vernichten kann. Mit der Variolation wurde das gewöhnlich nicht erreicht, denn die Informationen an das Immunsystem waren zu gering.

Dann kam der medizinische Durchbruch.

Der Schauplatz ist Gloucestershire in England. Wir schreiben das Jahr 1796. Wie in historischen Darstellungen bereits ausreichend geschildert, fiel Dr. Jenner auf, dass Melkerinnen zwar Pockennarben hatten, aber offenbar nicht unter der tödlichen Form der Krankheit litten. Er infizierte einen achtjährigen Jungen mit dem Kuhpockenstamm von einer der Melkerinnen, und der Junge überlebte. Anscheinend hatte der Kuhpockenstamm die richtigen Eigenschaften, um die Abwehr des Immunsystems zu aktivieren. Damit war der erste Impfstoff der Welt geboren.

Aber bereits damals wussten die Forscher, dass die Lernfähigkeit des Immunsystems beschränkt war: Es ist nicht leicht, ihm etwas beizubringen. Immer wieder schlugen die Bemühungen zur Entwicklung eines Impfstoffs fehl. Kleinste Veränderungen in seiner Zusammensetzung konnten ihn wirkungslos machen. Es zeigte sich, dass effektive Impfstoffe eine mächtige Reaktion des Immunsystems hervorriefen, jedoch zugleich auch so schwach waren – »attenuiert«, wie es in der Fachsprache heißt –, dass sie keine derart hässlichen Auswirkungen hatten wie die Infektion selbst. Bei einer falschen Zusammenstellung bestand die Gefahr, dass ein Impfstoff nicht schützte, sondern tötete.

Wie bei der ersten Polio-Reihenimpfung.

Die erste Polio-Epidemie, von der wir wissen, breitete sich 1894 in Vermont aus. Von den 132 Erkrankten blieben ein bis zwei Prozent gelähmt zurück.

Der Poliovirus dringt rasch in den Blutkreislauf ein, nachdem er durch den Mund aufgenommen wurde und sich im Rachen und im Magen- und Darmtrakt vermehren konnte. Er bewegt sich zum Nervensystem, wo er sich an Nervenzellen heftet und in sie eindringt. Anschließend übernimmt er die Kontrolle über den Reproduktionsprozess der Zelle, um sich selbst zu reproduzieren – zu Tausenden in einer Stunde. Zum Schluss tötet er die Zelle und zieht weiter, um die nächste zu infizieren. Wie wenn ein Schatten auf unser Fest fällt, weil ein Scheinwerfer nach dem anderen erlischt.

Mit der komplizierten Arbeit an einem Impfstoff gegen Polio waren anfangs zwei miteinander konkurrierende Wissenschaftler befasst: Maurice Brodie, ein an der New York University arbeitender Kanadier, und ein Pathologe aus Philadelphia namens John Kolmer. Von ihren Misserfolgen und sogar dem Unheil, das sie anrichteten, wurde bereits vielfach berichtet.

Die beiden konkurrierenden Forscher gingen vom selben Gedanken aus. Sie infizierten Affen mit Polio und versuchten, aus deren Nervengewebe einen Impfstoff für Menschen zu entwickeln. Brodie mischte das in Flüssigkeit gelöste Gewebe der Affen mit Formaldehyd, um den Virus dadurch, wie er hoffte, zu »deaktivieren«. Seiner Theorie nach würde dieses Formalin ausreichen, um das Immunsystem zu stimulieren, ohne eine reale Infektion auszulösen. Doch dem war nicht so. Laut dem Arzt und Historiker John Paul von der Yale University führte man mit Brodies Impfstoff Tests an 3000 Kindern durch, doch »dabei lief etwas schief, und so wurde Brodies Impfstoff nicht mehr eingesetzt«. Ein in der *New York Times* veröffentlichter Artikel ist da schon deutlicher: Kinder blieben mit Lähmungen zurück.

Dr. Kolmer hatte die gleichen Ergebnisse, obwohl er ein wenig anders vorging. Er versetzte das Nervengewebe der Affen mit chemischen Stoffen und gefror die Mixtur, um sie abzuschwächen. John Paul bezeichnet sie in seinem historischen Abriss als »veritables Hexengebräu«. Was wohl stimmte, denn wieder erkrankten Kinder. Auf einer Tagung zum Thema Gesundheitspolitik 1953 soll Dr. Kolmer, wie John Paul schreibt, gesagt haben: »Dies ist ein Augenblick, in dem ich wünschte, die Erde würde sich auftun und mich verschlingen.«

1952 vermeldete das *Time*-Magazine den schlimmsten Ausbruch von Poliomyelitis seit Menschengedenken. 58 000 Amerikaner erkrankten daran, 3000 starben und 21 000 erlitten Lähmungen.

»Eltern lasen mit Schrecken Berichte über Kinder, die urplötzlich von den typischen Krämpfen und dem Fieber geschüttelt wurden«, schrieb *Time* damals. »Wegen der Ansteckungsgefahr waren die öffentlichen Schwimmbäder verwaist. Jahr für Jahr zwang Polio Tausende von Menschen in die Krankenhäuser, in einen Rollstuhl oder in diesen schreckenerregenden Stahlsarg, den man ›Eiserne Lunge‹ nennt.«

Wie allgemein bekannt, stammt unsere Antwort auf Poliomyelitis von Jonas Sulk, einem russischstämmigen, über die

New York University und Michigan schließlich an die Pittsburgh School of Medicine gelangten Forscher. In seinem Impfstoff war der Poliovirus so weit durch Formaldehyd und Mineralwasser abgeschwächt, dass er letztlich »ausgelöscht« war. Doch er konnte noch vom Immunsystem erkannt werden und dessen Reaktion hervorrufen (wie das geschieht, werde ich später beschreiben). Und siehe da: Das Risiko der Ansteckung konnte um die Hälfte verringert werden.

Das Land beeilte sich, den Impfstoff herzustellen und zu verbreiten. Leider wurde die glückliche Entwicklung von einem Wermutstropfen getrübt. In der Produktion der ersten großen Charge unterlief dem Hersteller ein Fehler. Nachdem 1955 über 200 000 Kinder mit dem Vakzin der Cutter Laboratories aus Kalifornien geimpft worden waren, gab es nach wenigen Tagen die ersten Meldungen von Lähmungen. Noch innerhalb des Anfangsmonats wurde das Projekt abgebrochen. Der Cutter-Impfstoff hatte 40 000 Kinder mit Polio infiziert, 200 von ihnen erlitten Lähmungen der verschiedensten Grade, und zehn starben.

Derartige Probleme konnten behoben werden, und inzwischen ist Poliomyelitis in den Vereinigten Staaten und schließlich weltweit so gut wie ausgerottet. Der Vorfall hatte jedoch gezeigt, dass Manipulationen des Immunsystems angesichts ihres prekären Gleichgewichts stets mit einem Risiko verbunden sind. Die Impfungen waren sicherlich ein Schritt in die richtige Richtung, auch wenn damals ihre Dynamik noch nicht völlig bekannt war. Trotzdem war die Welt nun im Besitz eines wirkungsvollen Mittels.

Gleiches gilt für die Entdeckung des zweiten wunderbaren Bündnispartners unseres Immunsystems: der Antibiotika.

Antibiotika sind zweifellos wichtiger als Impfstoffe – und »die wahrscheinlich erfolgreichste Variante der Chemotherapie in der Geschichte der Medizin. Wir brauchen hier nicht zu wiederholen, wie viele Leben sie gerettet und in welchem Ausmaß sie zur Eindämmung von Infektionskrankheiten beigetragen haben, der maßgeblichen Ursache von Morbidität und Mortalität fast in der gesamten Menschheitsgeschichte«, stellte ein in der Zeitschrift des National Institute of Health veröffentlichter Artikel fest. Allgemein ausgedrückt beruht die Wirkung von Antibiotika darauf, dass sie sich den Unterschied zwischen menschlichen und Bakterienzellen zunutze machen. So haben Bakterienzellen Wände, menschliche Zellen hingegen nicht. Antibiotika können Bakterienzellen daran hindern, Wände aufzubauen.

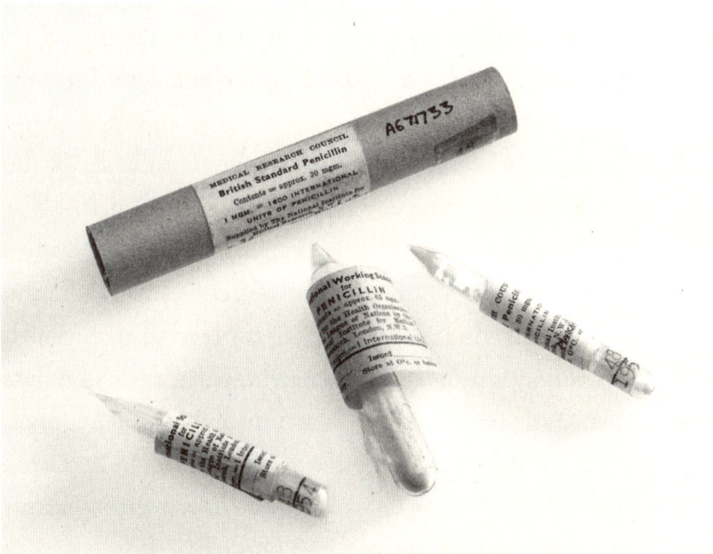

Erste Ampullen mit Penicillin, einem Medikament, das die Welt veränderte.

Dies war jedenfalls die große Sensation, die 1928 im St. Mary's Medical Hospital der University of London präsentiert wurde und sich überall verbreitete. Die Welt erlebte eine kurze Friedensphase – was der Schotte Dr. Alexander Fleming als großes Glück empfand, denn er hatte in seiner Zeit als Militärarzt im Ersten Weltkrieg genügend schreckliche Erfahrungen machen müssen.

Wie es der Zufall wollte, bemerkte Dr. Fleming in einer Petrischale mit einer Kolonie von Staphylokokken, die er beobachtete, etwas Seltsames: Ein Gebiet der Schale mit den gefährlichen Krankheitserregern war plötzlich frei von Bakterien. Bei näherem Hinsehen stellte er fest, dass ein Schimmelpilz für ihr Ableben verantwortlich war – »der Schimmel hatte einen bakterienfreien Kreis um sich geschaffen«, hieß es in Flemings Biografie zur Verleihung des Nobelpreises 1945. Warum der Nobelpreis?

Fleming nannte das aus dem Schimmelpilz hervorgegangene Medikament »Penicillin«.

Während ein Impfstoff unseren Körper zu einer Reaktion anregt, leiten Antibiotika die Reaktion von außen ein, was für unsere tägliche Gesundheit ein entscheidender Unterschied ist. Denn wenn eine Kraft von außen ins Spiel kommt, unterbrechen wir den natürlichen Lauf der Dinge. Selbst wenn es um die Rettung von Leben geht, heißt das nicht, dass eine solche Maßnahme keine Risiken mit sich bringen würde. Antibiotika sind gefährliche Killer und töten nicht nur böse Bakterien, sondern auch Gutes einschließlich jener Bakterien, die wir für unsere Gesundheit und unser Wohlergehen brauchen.

Wer schon einmal im Zuge einer Behandlung mit Antibiotika Durchfall bekommen hat, befindet sich in bester Gesellschaft, denn diese Medikamente töten für unsere Verdauung wichtige Darmbakterien. Sie vernichten zwar die Erreger, die die Lichter auf unserem Fest des Lebens löschen könnten, aber zugleich fügen sie unserem Darm wahrhaft Schaden zu. Später werde ich noch genauer auf die Bedeutung der täglichen und langfristigen Gesundheit des Darmtrakts, dem Mikrobiom, eingehen, doch nach der Entwicklung der Antibiotika, als sie den Ruf eines Wundermittels genossen, ging es erst einmal um etwas ganz Essenzielles: im Kampf gegen eine Infektion jeden nur möglichen Tag gewinnen.

Durch Dr. Flemings Arbeit konnte erreicht werden, dass wir nicht mehr an einer Schnittwunde, einer kleineren Verletzung auf dem Schlachtfeld, einer Mittelohrentzündung und Ähnlichem sterben müssen. Antibiotika verlängern nicht nur unsere Lebenszeit, indem sie unzählige chirurgische Eingriffe wie den Einsatz künstlicher Knie- und Hüftgelenke ermöglichen, bei denen ohne diese Wundermittel eine hohe Infektionsgefahr bestünde, sondern werden auch in der Viehzucht eingesetzt, um die Nahrungsproduktion zu steigern.

Impfstoffe und Antibiotika waren jedoch nicht ohne Weiteres verfügbar, zumindest nicht die, die auch tatsächlich wirkten. Den Großteil der Arbeit musste nach wie vor der Körper erledigen – so wie er es bereits über Zeitalter hinweg getan hatte.

Darüber hinaus waren die an diesen Forschungen beteiligten Immunologen in ihrem Wissensdurst, aber auch aus praktischen Gründen entschlossen, tiefer in die Materie einzudringen – konnten sie entdecken, wie sich das Leben weiter, immer weiter ausdehnen ließ? Dies wäre eine Antwort auf die vielleicht größte Frage der Immunologie: Wie kommt es, dass unser Körper für den Kampf gegen eine derartige Zahl verschiedener Bedrohungen ausgestattet ist?

12

Die Unendlichkeitsmaschine

Stellen Sie sich vor, es sind Ferien. Sie reisen mit Ihrer Familie in ein Land, in dem weder Sie noch Ihre Eltern oder Großeltern je gewesen sind. Sie wandern am Ufer eines traumhaften Sees entlang, der Tag ist warm und sonnig, und schließlich springen Sie ins Wasser. Im Wasser sind Sie nicht allein; es ist bevölkert von Parasiten, unter anderem vielleicht einem Parasiten der Gattung Giardia, der durch Ihren Mund in Ihren Harntrakt schlüpft. Dieser Eindringling ist etwas völlig Neues für Sie, und er kommt nicht allein. Wahrscheinlich ist er auch fremd für alle Menschen aus Ihrem Lebenszusammenhang. Der Parasit konnte sich in seinem Umfeld über Tausende von Jahren hinweg entwickeln und ist somit anders als jene Exemplare der Gattung Giardia, mit denen Sie zuvor in Kontakt gekommen sind oder die sich in Ihrer Heimatregion finden lassen.

Wie können Ihre B- und T-Zellen auf einen Erreger reagieren, dem Sie nie begegnet sind, auf dessen Existenz Sie nicht vorbreitet waren, gegen den Sie nicht geimpft wurden und den Sie und Ihre Ärzte trotz all des angehäuften Wissens nicht voraussehen konnten?

Hier stehen wir vor der Unendlichkeitsfrage.

Über viele Jahre hinweg war dies das größte Rätsel in der Immunologie.

Natürlich muss das Immunsystem in der Lage sein, Bedrohungen zu neutralisieren, ohne auch den restlichen Körper umzubringen. Bräuchte es auf den restlichen Körper keine Rücksicht zu nehmen, ließe sich das Problem leicht lösen: Man löscht einfach sämtliche Partygäste aus. Doch wenn wir am Leben bleiben wollen, hat das keinen Sinn. Das Immunsystem muss also ganz spezifisch auf die Bedrohung reagieren, ohne den gesamten Organismus groß in Mitleidenschaft zu ziehen.

Die wenigen durchdachten, wohlmeinenden Theorien konnten über die Jahre nicht erklären, warum ein Körper die Fähigkeit besitzt, auf quasi alles zu reagieren. Sie waren komplex und hatten alle eine seltsame Schattenseite, nämlich entsetzliche Namen wie »Seitenkettentheorie« und »Template Hypothesis«.

Dies war die Situation, in der Susumu Tonegawa auf den Plan trat.

Susumu Tonegawa, geboren 1939 in der japanischen Hafenstadt Nagoya, wuchs wie Jaques Miller während des Zweiten Weltkriegs auf. Sein Vater musste von Berufs wegen ständig umziehen und lebte vorwiegend in Kleinstädten. Das war womöglich sein Glück, denn am 14. Mai 1945 zerstörten an die 550 amerikanische Kampfflugzeuge vom Typ B-29 die wichtigsten Industrieanlagen und große Teile der Wohngebiete Nagoyas mit Napalm-Streubomben.

1959, als Tonegawa die Universität besuchte, riet ihm ein Professor, in die USA zu gehen, da es in Japan für Doktoranden im Bereich der Molekularbiologie keine ausreichenden Entwicklungsmöglichkeiten gebe. Damals zeichnete sich bereits ein wichtiger Wandel ab: Die Immunologie mit ihren großen Entdeckungen war zu einer internationalen Angelegenheit geworden, ihre Forschungsergebnisse das Resultat von Kooperationen der weltbesten Wissenschaftler, und Staatsgrenzen spielten keine Rolle mehr.

So kam Tonegawa an die University of California in San Diego und in ein Labor in La Jolla, »jener wunderhübschen Stadt in Südkalifornien nahe der mexikanischen Grenze«. In diesem multikulturellen Paradies legte er seine Promotion ab, setzte seine Forschungen unter Masaki Hayashi fort und wechselte anschließend an das Institut von Renato Dulbecco. Dr. Dulbecco stammte aus Italien, studierte dort Medizin und schloss sich im Zweiten Weltkrieg in seiner Heimat dem Widerstand gegen die italienischen und deutschen Faschisten an. Später emigrierte er in die Vereinigten Staaten. 1975 verlieh man ihm den Nobelpreis für den molekularbiologischen Nachweis, dass Viren unter bestimmten Umständen zur Tumorbildung beitragen können.

Im Jahr 1970 stand Susumu Tonegawa vor einem persönlichen Problem. Da sein Visum auslief, war er gezwungen, die USA für zwei Jahre zu verlassen. Er fand eine Anstellung im Basler Institut für Immunologie.

In dieser Zeit war es Wissenschaftlern durch die Weiterentwicklung der Technologie möglich geworden, einzelne Segmente der genetischen Substanz eines Organismus zu isolieren. Die Segmente konnten herausgeschnitten und dann miteinander verglichen werden. Dabei trat eine banale Wahrheit zutage. Wenn die Forscher immer wieder das gleiche Segment aus dem Genom eines Organismus herausschnitten, zeigten sich in dem sich daraus ergebenden genetischen Material keine Unterschiede.

Dies mag naheliegend klingen, und dennoch war es das entscheidende Element, das zur Beschreibung des Aufbaus der Genstruktur eines Organismus gefehlt hatte.

Dann aber stieß Tonewaga auf eine Anomalie.

Er schnitt Segmente des genetischen Materials aus dem Innern von B-Zellen. Zunächst verglich er Segmente nicht ausgereifter B-Zellen, also Zellen des Immunsystems, die noch in der Entwicklung begriffen waren. Als er die identischen Segmente dieser Zellen verglich, ergaben sich, wie vorhergesehen, identische Fragmente genetischen Materials. So weit entsprach es dem damaligen Wissen.

Als er diese Segmente jedoch mit den identischen Teilen *ausgereifter* B-Zellen verglich, erhielt er ein völlig anderes Ergebnis. Er stand vor etwas Neuem, das sich mit den bereits untersuchten Zellen oder Organismen nicht vergleichen ließ. Das genetische Ausgangsmaterial hatte sich verändert.

»Das war eine revolutionäre Erkenntnis«, kommentierte der Yale-Wissenschaftler Ruslan Medzhitov. »Was Tonegawa herausfand, bedeutet nach dem heutigen Wissensstand, dass sich die Gene, die Antikörper kodieren, von allen restlichen normalen Genen unterscheiden.«

Die Gene, die Antikörper kodieren, sind anders als alle normalen Gene.

Dies habe ich ganz bewusst hervorgehoben. Die unglaublichen Fähigkeiten unseres Immunsystems beruhen auf einer erstaunlichen genetischen Wendung. Wenn sich unser Abwehrsystem bildet, etablieren sich Millionen unterschiedlicher Kombinationen, zufälliger Kreuzungen und Verbindungen. Es ist eine Art genetischer Urknall, der in unserem Körper die verschiedenartigsten Abwehrkämpfer erzeugt, die alle körperfremden Lebensformen aufspüren.

Wenn Sie also im Ausland in einem See voller fremder Parasiten baden, verfügt Ihr Körper erstaunlicherweise und aller Wahrscheinlichkeit nach über Abwehrspieler, die diese Geschöpfe erkennen!

Darauf einen lauten Tusch!

Bei seinen weiteren Forschungen stieß Tonegawa auf ein Muster, mit dem sich der Unterschied zwischen unreifen und reifen B-Zellen beschreiben lässt. Sie alle haben dasselbe genetische Ausgangsmaterial, weichen aber in einem Punkt voneinander ab: In den unausgereiften B-Zellen wird das genetische Ausgangsmaterial mit einem ganzen Spektrum anderen genetischen Materials gemischt.

Wenn sich die B-Zelle zu einer funktionsfähigen Immunzelle entwickelt, wird ein großer Teil des genetischen Materials wieder abgestoßen. Und nicht nur das: In jeder heranreifenden B-Zelle wird unterschiedliches Material abgestoßen. Aus dem, was mit einem breit angelegten Spektrum genetischer Kodierung beginnt, kristallisiert sich ein einzigartiger Strang genetischen Materials heraus.

Dies alles ist reichlich kompliziert. Zur Aufmunterung sei jedoch gesagt, dass dieser Abschnitt so tief greifend und bedeutend ist, wie es dem Wunder des menschlichen Körpers entspricht.

Im Lauf der Zeit fanden die Wissenschaftler eine relativ praktische Methode, um die Art der genetischen Rekombination zu definieren. Dabei wird das genetische Ausgangsmaterial in einem Antikörper in drei Gruppen mit den Buchstaben V, D und J unterteilt.

Der Buchstabe V steht für »Variable«. Der variable Anteil des genetischen Materials stammt aus Hunderten von Genen.

Der zweite Buchstabe, D, ist abgeleitet vom englischen Begriff »*diversity*« – »Vielfalt« – und bezeichnet Material, das aus einem Pool von Dutzenden verschiedener Gene bezogen wird.

Das Material mit der Bezeichnung J stammt aus einem anderen halben Dutzend von Genen.

In einer unausgereiften B-Zelle sammeln sich die Stränge mit V-, D- und J-Material in separaten, relativ weit voneinander abgetrennten Gruppen.

Wenn die Zelle heranreift, bleibt der V-Gruppe jedoch nur ein einziger zufälliger Klon zurück. Gleiches gilt für die Gruppen D und J; alle übrigen Klone werden abgestoßen. Um dies zu begreifen, hilft es, sich vorzustellen, dass sich eine Reihe genetischen Materials kilometerweit ausdehnt. Plötzlich treten drei einzelne Teile willkürlich aus der Reihe heraus, und der Rest fällt weg.

Kombiniert in einer einzigen Zelle, ergeben sich aus der Verbindung der genetischen Bestandteile mathematisch Milliarden verschiedener und geradezu einzigartiger genetischer Kodierungen.

Anders gesagt hat der Körper Hunderte Millionen verschiedener Schlüssel angefertigt. Jeder passt in ein Schloss an einem Erreger. Viele dieser Antikörper haben eine Zusammensetzung, die sie – zumindest für uns – als genetisch fremdes Material erscheinen lässt, dessen Schlösser niemals in einem menschlichen Körper auftreten. Einige dieser Schlösser sind vielleicht nicht einmal irgendwo im Universum zu finden. Unser Körper verfügt über Schlüssel zu den seltensten und unvorstellbarsten Schlössern, Manifestationen des Übels, die die Welt noch nicht kennt, aber unter Umständen eines Tages kennenlernen wird. Um gegen die Bedrohung des Unfassbaren gerüstet zu sein, hat sich unser Abwehrsystem zu einer Unendlichkeitsmaschine entwickelt. »Tonegawas Entdeckungen beschreiben den genetischen Hintergrund des ungeheuren Variationsreichtums der Antikörper«, schrieb das Nobelpreiskomitee in seiner Würdigung, als es dem japanischen Forscher Jahre später, 1987, den Preis verlieh. »Über eine grundlegende Kenntnis der elementaren Strukturen des Immunsystems hinaus werden diese Entdeckungen bedeutend dazu beitragen, Immuntherapien verschiedenster Art zu verbessern, etwa bei Impfungen und bei der Unterdrückung von Abwehrreaktionen auf Transplantationen. Ein weiteres wichtiges Gebiet sind jene Leiden, bei denen die Immunabwehr eines Menschen plötzlich das körpereigene Gewebe angreift, die sogenannten Autoimmunerkrankungen.«

Letztere Kommentare – über Autoimmunität und Transplantationen – beziehen sich auf eine entscheidende Frage im Verständnis unserer Körperabwehr. Wie kommt es, dass etwas so Starkes wie unser Abwehrsystem nicht auch die gesunden Teile in uns angreift? Und wie können Menschen medizinisch, durch eine Transplantation oder Medikamente, behandelt werden, ohne Gefahr zu laufen, dass dieses Antikörpersystem alles abstößt, was uns eigentlich helfen könnte, selbst wenn es zunächst fremd erscheint?

Was ist körperfremd und was ist körpereigen?

13

Transplantation

Zu Beginn der 1970er-Jahre wurde ein Säuglingsjunge, der an einer rätselhaften Krankheit litt, von seiner Familie in die Mayo Clinic in Minneapolis gebracht. Das Baby litt unter wie Masern aussehenden Pusteln auf der Haut, schrecklichem Durchfall und Fieber. Die Eltern hatten allen Grund zur Sorge: Ein früher geborener Sohn hatte als Baby dieselben Symptome gezeigt und war innerhalb weniger Wochen gestorben. Nach seinem Tod fand man heraus, dass er weder B- noch T-Zellen besaß.

Die Eltern kamen mit ihrem zweiten Kleinkind in die Mayo Clinic, um es von Dr. Max Cooper behandeln zu lassen, jenem berühmten Immunologen, der am Nachweis der T- und B-Zellen beteiligt gewesen war. Sie hofften, dass er ihr Baby würde retten können. Zwar wollte Dr. Cooper dem kleinen Jungen unter allen Umständen helfen, doch es gab keine bislang wissenschaftlich abgesicherte Behandlungsmethode. Allerdings hatte er eine Idee, und die legte er schließlich den Betroffenen vor: Man könnte der Mutter des Jungen Knochenmark entnehmen und es in das Knochenmark des Jungen injizieren.

Das Knochenmark ist der Bereich, in dem heranreifende

Zellen wie Stammzellen und Immunsystem-Zellen angesiedelt sind. Die Frage war, ob das Immunsystem der Mutter in ihrem kleinen Sohn wirksam werden würde, der offenbar über keine eigene Körperabwehr verfügte.

Es gab praktisch keinerlei Erfahrungen mit einem derartigen Eingriff – »wir hatten nur eine grobe Idee von der Vorgehensweise«, erinnerte sich Dr. Cooper. Das Transplantat sollte die fremden Krankheitserreger vernichten, ohne das schwache Immunsystem des Jungen dazu anzuregen, die Immunzellen seiner Mutter zu bekämpfen. Dr. Cooper ging davon aus, dass der Körper des Jungen die Abwehrzellen der Mutter nicht abstoßen würde, weil die beiden über ein breites Spektrum des gleichen Genmaterials verfügten.

Am Telefon verfolgte Dr. Cooper von der nahe gelegenen University of Minnesota aus, wie der Mutter mit einer langen Nadel Zellen aus der Hüfte entnommen und anschließend dem kleinen Jungen injiziert wurden. Zwölf Tage später bekam er Fieber und Hautentzündungen, die wie Masern aussahen. Dann kehrte auch der Durchfall zurück. Der Junge starb.

Trotz all der genialen Arbeit, die Dr. Cooper im Lauf seiner Karriere geleistet hatte – wie etwa sein Beitrag zur Identifizierung zweier Zelllinien –, hatte er dem Jungen mit dem schwachen Immunsystem nicht helfen können. Dies schmerzte ihn zutiefst. Womöglich war der Zustand des kleinen Patienten durch die Injektion der von seiner Mutter stammenden körperfremden Zellen sogar noch verschlimmert worden.

»Auch ohne unser Eingreifen war der Junge zweifellos dem Tod geweiht. Trotzdem ist es ein schreckliches Gefühl, dass ich den letzten Anstoß dazu gegeben habe«, erklärte Dr. Cooper.

Warum war es nicht möglich, ein Immunsystem durch ein anderes zu ersetzen? Wie einfach und wie elegant wäre es, wenn wir einer gesunden kräftigen Person einfach T- und B-Zellen entnehmen könnten, um sie jemandem zu injizieren, dessen Körper mit einer Krankheit nicht fertigwird?

Oder wäre es nicht wunderbar, wenn wir gesunde Haut von einem Menschen auf das verletzte, entzündete Bein eines anderen, etwa eines Soldaten, verpflanzen könnten? Warum können wir unsere Körperteile nicht untereinander austauschen?

Dass ich mich hier mit der Transplantation befasse, hat zwei Gründe. Zum einen illustriert es die offenen Fragen, die mit dem Verpflanzen von Körperteilen einhergehen. Zum anderen verdeutlicht es die Zusammenhänge zwischen den tief greifenden Erkenntnissen durch die Immunologieforschung und deren Auswirkungen in der Praxis. Jede neue Entdeckung führte zu neuen lebensverbessernden und lebensrettenden Eingriffen und Medikamenten. Heute, im 20. Jahrhundert, befruchten sich Erkenntnisse und die praktische Umsetzung gegenseitig, wenn die Argonauten des Immunsystems immer weiter vordringen, auf Schätze und Hilfsmittel stoßen und sie uns nutzbar machen. Kein anderes Gebiet verdeutlicht dies so gut wie die Transplantation.

Die Transplantation war über lange Jahre hinweg ein gefährlich verlockendes, aber unter Umständen auch tödliches Unterfangen. Dass sie derart kompliziert ist, lässt sich letztlich auf einen grundlegenden Widerspruch zurückführen, der das Überleben unserer Spezies sichert: Die Menschen müssen sich zu großen Teilen gleichen, aber auch grundsätzlich unter-

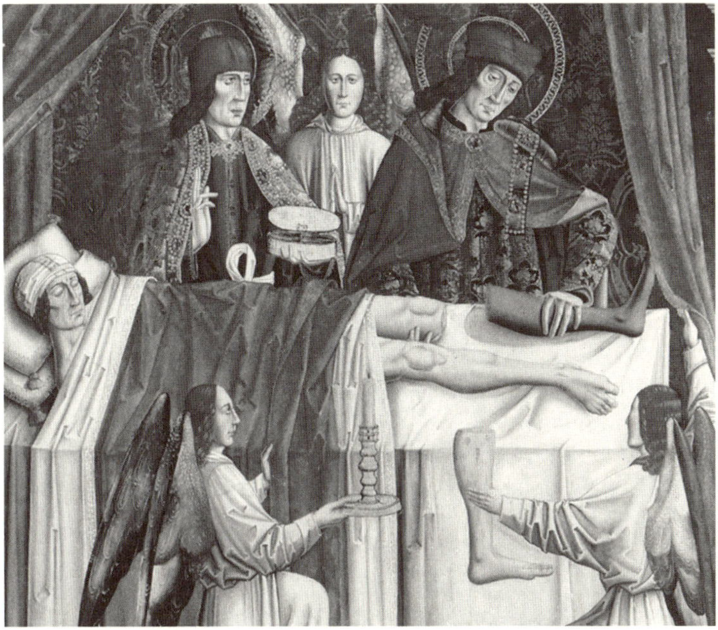

St. Kosmas und St. Damian, Schutzheilige der Transplantation. Wunder vollbrachten sie jedoch nicht.

scheiden. Die Ähnlichkeiten brauchen wir, um miteinander kooperieren und kommunizieren zu können – um Ressourcen, Gedanken, Lebensmittel zu teilen. Doch wir müssen auch so verschieden sein, dass eine Vielzahl von Anlagen gewährleistet sind, unter anderem die angeborene Fähigkeit, alle möglichen Bedrohungen zu bekämpfen. Wenn wir allesamt dieselbe Abwehr hätten, könnte uns eine einzige Krankheit als Spezies auslöschen.

Die Spannung zwischen Gleichheit und Individualität bringt gewisse Nachteile mit sich. Beispielsweise können wir nicht problemlos Teile austauschen – ein Bein oder Immunsystem gegen das eines anderen Menschen. Tatsächlich ist unser individuelles Immunsystem sogar ausgesprochen spezifisch – in dem Maße, dass ein Abwehrsystem, das beim Schutz der einen Person wahre Wunder vollbringt, im Körper einer anderen tatsächlich tödlich sein kann.

Über die Individualität unseres Abwehrsystems erfahren wir mehr, wenn wir die Geschichte der Transplantation betrachten.

Ein Bestandteil dieser Geschichte ist die Legende von zwei katholischen Heiligen, den Zwillingen St. Kosmas und St. Damian, die – der eigenen Darstellung nach – Wunder vollbrachten. Sie gaben an, ein komplettes Bein von einem Menschen auf einen anderen verpflanzt zu haben – eine »erfolgreiche« frühe Transplantation, wie die beiden weltweit führenden Transplantationsexperten Dr. Clyde Barker von der University of Pennsylvania und Dr. James Markmann von der University of Massachusetts in ihrer wunderbaren ausführlichen Geschichte der Transplantation schreiben.

Nicht umsonst setzen sie das Wort »erfolgreich« in Anführungszeichen, denn die vermeintlich mirakulöse Transplantation war in Wirklichkeit ein völliger Fehlschlag. (Den selbst ernannten Wundertätern gelang es nicht ein einziges Mal, das Bein eines Menschen an den Körper eines anderen zu nähen. Dies mag der Grund sein, weshalb Kosmas und Damian später zu Heiligen der Apotheker wurden und nicht der Transplantationsmediziner.)

Im Lauf der Jahrhunderte gab es eine Vielzahl von Berichten über gelungene Transplantationen wie etwa die vom Ersatz einer fehlenden Nase durch Hautlappen eines anderen Menschen. Die beiden Transplantationsexperten bezeichnen sie in ihrem geschichtlichen Abriss als »Legenden und vorgetäuschte Wunder« und sprechen von »Jahrhunderten der oberflächlichen Beobachtung und Selbsttäuschung«.

Dass all diese Versuche fehlschlugen, hängt ganz direkt mit unserer Körperabwehr zusammen.

»Die Transplantation hat die Immunologie geboren, ist aber zugleich auch ihre Schwester«, erklärte mir Dr. Markmann, als wir über die Forschungsgeschichte sprachen. Transplantation und Immunologie sind Geschwister, weil eine Transplantation – ganz gleich welcher Art – fehlschlägt, wenn ein Körper das Transplantat als »fremd« ablehnt. Aber die Transplantation hat die Immunologie auch geboren, weil die Abstoßungsreaktion eines Körpers auf menschliches oder tierisches Gewebe am frühesten und am deutlichsten darauf hindeutete, dass es etwas im Körper gab, das Gewebe, das doch so ähnlich schien, abwies und angriff. Es war ein Hinweis auf die Kraft und die Präzision unserer starken Abwehr.

Sämtliche wissenschaftlichen Transplantationsversuche blieben erfolglos. Die Verpflanzung menschlicher Nieren, der Nieren von Hunden – alles schlug fehl. Zudem wurde das Verfahren ethisch infrage gestellt.

Doch dann gab es einen Durchbruch, den wir einem Zoologen verdanken.

Er hieß Peter Brian Medawar, bevor er in den Adelsstand erhoben wurde und den Titel »Sir« bekam. Der in Oxford ausgebildete Zoologe behandelte während seines Einsatzes im Zweiten Weltkrieg gemeinsam mit plastischen Chirurgen Opfer mit Verbrennungen. Immer wieder versuchte er, die Haut von Spendern auf Verwundete mit Gas- oder Bombenverletzungen zu übertragen, nur um stets aufs Neue enttäuscht zu werden: Selbst wenn es für Tage oder sogar Wochen so aussah, als sei der Eingriff erfolgreich gewesen, wurde das Transplantat letztlich abgestoßen. Da die Haut weit weniger Blutgefäße als die Niere oder andere innere Organe besitzt und nicht so stark durchblutet ist, dauert es in der Regel eine Weile, bis die Immunzellen vom Blut zur transplantierten Haut gebracht werden, um sie als fremd zu bekämpfen.

»Wenn die Haut aufgelegt war, sah das Ganze ziemlich gut aus«, sagte Dr. Markmann. Der Soldat und Dr. Medawar schöpften ganz zu Recht Hoffnung. »Doch dann begann das Gewebe zu faulen. Auch wenn es anfangs noch schön und vielversprechend aussah, schlug es letztlich doch immer wieder fehl.«

Die Vielzahl solcher Geschichten vom Schlachtfeld und vom Totenbett verhalfen mir zu einer Einsicht über Wissenschaftler ganz allgemein und speziell über Immunologen: Viele der großen Entdeckungen wurden durch Experimente mit einem tödlich kranken Patienten gemacht. Gewöhnlich war dieser an der Entscheidung beteiligt, gab seine Zustimmung und ergriff die Chance auf eine wundersame Rettung. So hatten medizinische Erkenntnisse oft den Beigeschmack der Verzweiflung, aus der sie entstanden waren, und erschienen weniger als das Produkt einer Wissenschaft, die danach trachtete, Leben zu retten. Sie beruhten auf dem fürchterlichen inneren Kampf eines Individuums, der in dem Verlangen gipfelte: *Experimentiert mit mir, auf dass ich nicht sterben muss.* Dies wurde mir auf privater Ebene klar, als Jason an der Schwelle des Todes stand, als er alles in die Waagschale warf und sich in die Hände eines wohlmeinenden, sachkundigen, doch was die Grenzen seiner Wissenschaft betraf, halb geblendeten Onkologen begab.

Nach dem Zweiten Weltkrieg setzte Dr. Medawar seine Forschungsarbeit im Bereich der Transplantation fort. Er arbeitete mit Menschen, aber auch mit Kaninchen, an denen er Experimente mit Hautverpflanzungen zwischen Geschwistern durchführte. Er ging davon aus, dass es seltener zu einer Abstoßung kommen würde, wenn er das Gewebe von engen Verwandten wie Geschwistern verpflanzte. Erstaunlicherweise aber wurden die Reaktionen dadurch manchmal nur noch verstärkt. Wie im Fall einer Frau, die bei einem Unfall mit einem Gasofen Verbrennungen erlitten hatte und in einem Krankenhaus dann eine Hautspende von ihrer Schwester erhielt. Nach wenigen Wochen wurde das Gewebe abgestoßen. Gelegentlich versuchte man es mit einem Bruder oder einer weiteren Schwester, worauf sich dann jedoch etwas Überraschendes zeigte: Die Abstoßungsreaktion erfolgte rascher, in einem Zeitraum von etwa zwei Wochen oder sogar nur einer.

Das bedeutet, dass das Immunsystem anfangs eher bedachtsam reagierte, dann jedoch umso zügiger in Aktion trat, wenn es die transplantierte Haut erst einmal als »fremd« erkannt hatte – ein weiterer Hinweis auf seine Fähigkeit zu lernen: Beim ersten Mal dauerte es eine Weile, bis die starke Abwehr die transplantierte Haut als fremd identifizieren und ihre Maschinerie in Gang setzen konnte, während sie beim zweiten Mal ein schnelles und gnadenloses Urteil fällte, weil die Maschinerie bereits in Startposition war.

Schließlich ging Dr. Medawar dazu über, mit Kühen zu experimentieren. Dabei wusste er nicht, dass auf der anderen Seite des Atlantiks in den 1950ern ebenfalls an Kühen ein wichtiger wissenschaftlicher Durchbruch erreicht wurde – zu dem vor allen ein besonders zeugungsfreudiger Hereford-Bulle aus Wisconsin beitrug. Er brach aus seinem Gehege aus und paarte sich mit einer Kuh, die bereits von einem Guernsey-Bullen befruchtet worden war. Die Kuh gebar daraufhin zwei Kälber, die von zwei verschiedenen Vätern stammten.

In der Folge stellte man etwas Erstaunliches fest: Trotz der unterschiedlichen Erzeuger fand man im Blut der Kälber große Übereinstimmungen. Beide trugen jeweils Zellen vom Vater des anderen, als ob es zwischen ihnen im Uterus unerklärlicherweise zu einem Blutaustausch gekommen wäre.

All das kam Ray Owens zur Kenntnis, einem Pionier der Immunologie an der University of Wisconsin, der die entscheidende Frage aufwarf, wie es sein kann, dass ein Kalb *in utero* das fremde Blut eines anderen Erzeugers annimmt, anstatt es abzustoßen? Denn zwangsläufig hätte dieses Blut von dem Kalbembryo als fremd eingestuft werden müssen. Owen gelangte zu der Überzeugung, dass sich in dieser rätselhaften Paarung einige Antworten auf die Frage nach einer erfolgreichen Transplantation und der Toleranz des Immunsystems verbargen.

In Europa machten Dr. Medawar und andere Wissenschaftler ähnliche Entdeckungen mit Kälberzwillingen: Hauttransplantationen bei eineiigen wie zweieiigen Zwillingen hatten eine höhere Erfolgsrate. Was das Immunsystem als körpereigen oder körperfremd einstufte, wurde demnach durch den Blutaustausch in einem frühen Stadium entschieden – selbst wenn dabei die unterschiedlichen genetischen Teilmengen zweieiiger Zwillinge von verschiedenen Vätern im Spiel waren. »Damit war das neue Forschungsgebiet der

Immuntoleranz geboren«, schrieb ein Genetiker 1996 in einem von der Genetics Society of America veröffentlichten Artikel.

Dr. Medawar begann bald darauf, mit anderen Spezies zu arbeiten, und führte schließlich die erste erfolgreiche Nierentransplantation durch. (Angeblich soll er große Tiere sattgehabt und gesagt haben: »Gott sei Dank lassen wir die Kühe hinter uns!«)

Im Fest des Lebens ist ein Organversagen zwar nicht unbedingt der Normalfall, aber auch nichts Ungewöhnliches. Leber, Herz, Nieren und andere Organe unterliegen Krankheit, Überbeanspruchung, Verletzungen oder Verhaltensweisen wie Alkoholkonsum und Rauchen sowie letztlich der unvermeidlich mit dem Altern einhergehenden Ermüdung. Unsere Möglichkeiten, ein Leben durch Organtransplantation zu retten, wären also drastisch eingeschränkt, wenn das Transplantat nur von einem Zwillingsbruder oder einer Zwillingsschwester stammen dürfte. Zum Glück aber sind wir inzwischen viel weiter.

Dass Transplantationen heute gelingen, verdanken wir ebenso den frühen nach dem Prinzip von Versuch und Irrtum durchgeführten Versuchen wie auch den Entwicklungen auf einem verwandten Gebiet: der Entdeckung von Medikamenten und anderen Methoden, die das Immunsystem unterdrücken. Dahinter verbirgt sich das zugrunde und auf der Hand liegende Prinzip, die körpereigenen Abwehrkräfte zu dämpfen, damit sie das transplantierte Organ nicht als Fremdkörper angreifen. Bei der Unterdrückung des Immunsystems arbeitete man anfänglich mit Strahlung, und als das fehlschlug (sprich: die Patienten starben), griff man in einer zweiten Welle zu Steroiden. (Dazu eine kurze Anmerkung: Diese Stoffklasse ist in der Diskussion unserer starken Abwehr und in dem Bemühen, ihr Gleichgewicht zu wahren, von äußerst großer Bedeutung. Die Funktionsweise von Steroiden und ihr Stellenwert wird im Zusammenhang mit Merredith und Linda, die an einer Autoimmunerkrankung leiden, noch genauer erklärt werden.) Die Situation änderte sich vor allem mit einem Medikament, mit Ciclosporin, das in den Vereinigten Staaten 1983 zugelassen wurde und das die Fähigkeit der T-Zellen unterdrückt, das Angriffssignal zu empfangen.

Wie man sich vorstellen kann, ist der Einsatz von Medikamenten zur Unterdrückung des Immunsystems eine zweischneidige Angelegenheit. Bricht bei jemandem eine Infektion aus, besteht die Gefahr einer schwachen Abwehrreaktion und eines schlimmen Krankheitsverlaufs. Ist man hingegen auf eine Nierentransplantation angewiesen, kann ein solches Medikament – kombiniert mit anderen und mittlerweile fortschrittlicheren Behandlungsformen – die T-Zellen von einem groß angelegten Angriff abhalten. Unglaublich, wie viele Leben gerettet werden konnten! Laut des United Network of Organ Sharing wurden in den Vereinigten Staaten im Jahr 2017 nahezu 35 000 Transplantationen von Lungen, Herzen, Nieren, Darm und anderen Organen durchgeführt, und das keineswegs nur bei Geschwistern oder gar eineiigen Zwillingen. Die Erfolgsaussichten werden anhand einer Reihe von Daten, darunter Blutgruppe und Ähnlichkeiten der Antigene, festgestellt. Hinzu kommen dann die wunderbaren, wenn auch zweischneidigen Mittel und Wege, um die Immunreaktion des Empfängers zu unterdrücken, damit das transplantierte Organ nicht abgestoßen und der Flächenbrand einer Abwehrreaktion entfacht wird. Man stelle sich nur vor, wie heftig das Immunsystem reagieren würde, wenn es auf etwas von ihm als körperfremd eingestuftes Mächtiges wie eine Leber treffen würde. So kann es sein, dass ein Empfänger nach einer erfolgreichen Transplantation für den Rest seines Lebens auf Medikamente zur Unterdrückung der Immunabwehr angewiesen ist.

Eine weitere Transplantationsform und zugleich jene, die dazu beitrug, Jasons Leben zu retten, ist die des Knochenmarks, wobei ein Immunsystem auf ein anderes übertragen wird – genau das, was Dr. Cooper früher bereits versucht hatte. Dass dies seit den 1950er-Jahren verstärkt möglich wurde, ist einer Entdeckung zu verdanken, die die chemischen Vorgänge bei der Akzeptanz oder Abstoßung fremden Gewebes erklärt. Ein französischer Immunologe (und andere) konnte in Menschen das erste Antigen isolieren, das eine Reaktion auf andere Menschen zeigte. Diese Antigene nennt man Alloantigene. Die daraufhin gebildeten Antikörper heißen Isoantikörper – Antikörper, die sich gegen die eigene Spezies richten. Wenn das Knochenmark zweier Menschen nicht kompatibel ist, werden die Alloantigene der einen Person eine Immunantwort in der anderen hervorrufen – und damit die Abwehr mobilisieren. Für diese Entdeckung wurde Jean Dausset 1980 mit dem Nobelpreis ausgezeichnet. Sie ermöglicht es Ärzten, vor einer Transplantation eine eventuelle Organ- oder Gewebeunverträglichkeit festzustellen und somit jene Spender und Empfänger auszuschließen, die nicht zueinanderpassen würden. In der Immunologie werden die

Alloantigene mit dem schwierigen Namen Humane Leukozytenantigene (HLA) bezeichnet.

Jahrzehnte später wurde es mithilfe der modernen Variante dieser Untersuchungsmethode möglich, Jason Knochenmark von seiner älteren Schwester zu transplantieren, um ihn im Kampf gegen den Krebs, bei dem sich sein eigenes Immunsystem so schwertat, zu unterstützen.

Allerdings waren zwischen der Entdeckung der Alloantigene und Jasons Knochenmarkstransplantation noch einige Hürden zu überwinden. Die erste bewältigte ein Veterinär, der uns zu einem tieferen Verständnis jener Prozesse verhalf, durch die wir – und damit unsere Körperabwehr – das Eigene in uns erkennen. Er fand den Fingerabdruck des Immunsystems.

14

Der Fingerabdruck des Immunsystems

Für einen Nobelpreisträger ist der Immunologe Peter Doherty ein lustiger Typ. Doch zunächst studierte er Veterinärmedizin in Australien und machte 1962 seinen Abschluss. Anfangs interessierte er sich vor allem dafür, wie Wirbeltiere – etwa Schafe (und Menschen) – Infektionen bezwingen, und mehr als das: Die Frage wurde zu einer Leidenschaft. Als Teenager hatte er Aldous Huxley, Jean Paul Sartre und Ernest Hemingway gelesen, was ihn inspirierte, aber auch verwirrte. Er sei, sagte er, ein Mensch, »der entweder einen Riesenerfolg landen oder eine Bruchlandung bauen« würde.

In seinem Buch *The Beginner's Guide to Winning the Nobel Prize* von 2005 erinnert er sich mit einem Lächeln seiner jugendlichen Naivität: »Ich entschied, ein Mann der Tat und kein Philosoph zu werden, und beschloss, Veterinärmedizin zu studieren und in die Forschung zu gehen. Damals war ich gerade einmal siebzehn Jahre alt und hätte vielleicht eine ganz andere Entscheidung getroffen, wenn ich reifer gewesen wäre.«

Bei unserem Gespräch erklärte mir Doherty anschaulich, dass zu Beginn seiner Forscherkarriere schon viel über das Immunsystem herausgefunden worden sei, noch mehr jedoch ungeklärt war. Es habe damals sogar noch Verweigerer gegeben, die nicht glaubten, dass es im Immunsystem zwei wichtige Zelltypen gibt, die T-Zellen und die B-Zellen. »Diese Tatsache lag auf der Hand. Aber einigen Betonköpfen graute davor, sich dieser Komplexität stellen zu müssen«, meinte er. »Sie sagten, B und T seien der Anfangs- und Endbuchstabe von ›bullshit‹.«

Doherty promovierte 1970 an der University of Edinburgh in Schottland, wo er sich mit der Hirnhautentzündung (Meningoenzephalitis) beim Schaf beschäftigte. Anschließend kehrte er nach Australien zurück und setzte seine Arbeit mit Mäusen fort. Dort war der Schweizer Arzt und Wissenschaftler Rolf Zinkernagel zu Gast, der mittels Versuchen an Mäusen eine Technik zur Feststellung der Konzentration von T-Zellen entwickelt hatte, wenn sie durch einen Virus aktiviert wurden. Eine historisch bedeutsame Zusammenarbeit nahm ihren Anfang. Die beiden Wissenschaftler infizierten Mäuse mit einem Virus, der Meningitis auslöst – eine Entzündung der Rückenmarkshäute. Dann beobachteten sie, wie sich die T-Zellen kampfeslustig um die infizierten Zellen kümmerten. Ein Großteil dieses Vorgangs vollzog sich in Wirklichkeit im Reagenzglas; die Maus wurde infiziert, dann wurden ihre infizierten Zellen mit T-Zellen aus dem Spinalkanal vermischt.

Doherty erklärte mir, dass »gleich von Anfang an die aus dem Gehirn stammenden T-Zellen hochdramatische Todesfälle verursachten, wie man sie noch nicht gesehen hat«.

»Als Experten für Krankheit und Tod«, ergänzte er, »waren wir entzückt!«

Nach weiteren Experimenten stellten die beiden etwas Wesentliches über diesen Massenmord fest: Die T-Zellen machten nicht einfach eine frei schwebende Infektion nieder. Sie hatten es gezielt auf Mäusezellen abgesehen, die infiziert waren, das heißt, die ausgelöschten Zellen waren teils fremd und teils körpereigen. Das war hochinteressant, lag aber vielleicht auch auf der Hand. Es bedeutete, die T-Zellen diagnostizierten die Krankheit im Inneren der Zelle und identifizierten nicht nur freie Viren.

Und dann kam die Pointe – »eine unerwartete Entdeckung«, schrieb das Nobelpreiskomitee zur Preisverleihung. »Die T-Lymphozyten reagierten zwar auf jenen Virus, konnten virusinfizierte Zellen eines anderen Mäusestamms aber nicht töten.«

Mit anderen Worten, das Immunsystem war in der Lage, eine körpereigene Zelle, die infiziert war, von einer nicht körpereigenen infizierten Zelle zu unterscheiden. Das Immunsystem tötete nur infizierte körpereigene Zellen. Die starke Abwehr eines Individuums kümmerte sich nicht nur um die Infektion, sie kümmerte sich um die Infektion, sobald sie den eigenen persönlichen Lebensraum angriff. Wenn Sie nun die Zoomeinstellung des Objektivs zurückfahren und das Alltagskino in unserem Körper ansehen, so hatten die beiden Wissenschaftler entdeckt, dass unsere »Killer«-T-Zellen allerorten herumvagabundieren, um zu sehen, ob andere Zellen, aus denen das Gewebe und die Organe unseres Körpers bestehen, gesund und normal sind oder ob sie auf gefährliche Weise beschädigt wurden – durch eine Infektion, eine Mutation, die Krebs verursacht, und so weiter. Diese T-Zellen werden oft als Auftragsmörder angesehen. Aber nun war klar, dass sie bestimmte »Rezeptoren« trugen, die sie veranlassten, Fragen zu stellen, bevor sie zuschlugen.

Die T-Zellen klären erst einmal, ob »Sie« es sind, der oder die angegriffen wurde. Man spricht hier von Haupthistokompatibilitätskomplex (MHC von engl. Major Histocompatibility Complex) oder Hauptgewebeverträglichkeitskomplex. (Wieder einmal ein immunologischer Begriff, der uns über die Zunge geht wie eisgekühlte Limonade bei Minusgraden.)

Unterm Strich können wir sagen, der MHC sorgt dafür, dass die T-Zellen, die sich auf dem Fest des Lebens herumtreiben, es vermeiden, die »normalen Kerle« zu treffen, die zufällig in der Nähe sind, wie Doherty sagt. »Die Attentate sind präzise, lokal und sehr zielgenau! Der MHC ist eine zentrale Komponente unseres Immunüberwachungssystems. Er ist der Schlüssel zur Selbsterkenntnis.«

Der MHC ist wie kein anderes menschliches Gen äußerst vielgestaltig oder »polymorph«. Die MHC-Gene, obwohl prinzipiell bei jedem Menschen gleich, unterscheiden sich alle ein wenig. Sie sind der Fingerabdruck des Immunsystems, eines der wesentlichen Kennzeichen, durch die sich ein Mensch von jedem anderen auf der Welt unterscheidet.

Studien haben gezeigt, dass die MHC-Gene bewirken, dass ein bestimmter Geruch abgesondert wird. Dieser Geruch ist ein Faktor, der in die Partnerwahl einfließt. Wenn sich die MHC-Gene von Personen zu ähnlich sind, wirkt dies abstoßend. Ein MHC-Geruch, der hinreichend anders ist, sorgt hingegen für magnetische Anziehungskraft.

Dies ist aus unterschiedlichen Perspektiven bedeutsam. Zum einen zeigt es den unbewussten Drang zu einer gewissen Vielfalt, insofern als ungleiche Paare ihrem Nachwuchs ein breites Spektrum an Fähigkeiten mitgeben. Im Zusammenhang damit steht auch die Möglichkeit im Raum, dass das Immunsystem nicht nur deshalb entstanden ist, um uns vor Krankheitserregern abzuschirmen, sondern auch, um uns bei der Wahl von Partnern zu helfen, die uns selbst hinreichend, aber nicht »zu sehr« ähneln. Tatsächlich könnte der MHC mit dafür verantwortlich sein, dass uns Inzest (abgesehen von kulturellen Faktoren) so abscheulich erscheint.

Schließlich wirft die Rolle des MHC auch die Frage auf, ob das Immunsystem vielleicht so urtümlich und fundamental ist, dass es sich gemeinsam mit einer scheinbar ganz anderen Überlebensfunktion entwickelt hat: der Notwendigkeit, sich fortzupflanzen. Diese Frage ist noch unbeantwortet. Jedenfalls sei das eine tragfähige Theorie, wie mir Dr. Thomas Boehm, Kinderarzt und Forscher am Max-Planck-Institut für Immunbiologie und Epigenetik in Freiburg, erklärte.

Als sich die Menschheit entwickelte, sagte er, »musste gewährleistet sein, dass wir uns nicht durch zu starke Angleichung umbrachten. Das System, das sich dafür in idealer Weise eignet, ist der MHC.«

In einer Arbeit aus dem Jahr 2006 schrieb Dr. Boehm:

»Ich habe die These vertreten, dass dieser Mechanismus zur Beurteilung genetischer Individualität anfangs zur sexuellen Selektion diente und erst später in die Immunabwehrsysteme integriert wurde. Ob dieses ursprüngliche System nur vorübergehend Schutz gegen die sich abzeichnende Möglichkeit der Selbstreaktivität bot und später durch den MHC ersetzt wurde oder ob sich daraus direkt der MHC entwickelte, ist unklar.«

Das ist zum Teil Spekulation. Doch aller Wahrscheinlichkeit nach gehört das Immunsystem mit seiner grundlegenden

Funktion für die menschliche Existenz zum Wesenskern unserer Spezies.

Methoden, fremde Organismen aufzuspüren und anzugreifen, hatte die Evolution bereits herausgearbeitet, bevor der Mensch in seiner heutigen Form entstand. Die zentrale Rolle von Antikörpern durch die Ankoppelung an Antigene, die Entwicklung übergreifender Abwehrmechanismen wie die T-Zellen und B-Zellen und andere wesentliche Aspekte des Systems sind schon seit rund 500 Millionen Jahren vorhanden. Die Grundlagen unserer starken Abwehr reichen in unserer Evolutionsgeschichte so weit zurück, dass wir sie mit allen anderen Kiefermäulern teilen – also mit den allermeisten Wirbeltieren, darunter Haie und Rochen. »Sie haben ein Immunsystem wie wir, einen T-Zellen erzeugenden Thymus wie den unsrigen«, so Dr. Cooper, ein führender Experte für die Evolution des Immunsystems.

Auch hier kann man die Folgerungen gar nicht genug hervorheben: Während die Evolution Lebewesen veranlasste, an Land zu gehen, Zweibeiner aus ihnen (uns) machte, unsere Kommunikation umformte und die Entwicklung moderner Werkzeuge ermöglichte, blieb das Immunsystem weitgehend unverändert. Auf ein anderes Immunsystem stößt man (wenigstens auf diesem Planeten) erst dort, wo sich die Kiefermäuler von den Rundmäulern abspalteten. Zu dieser Gruppe gehören reizende Wesen wie das Neunauge und der Schleimaal, deren Gesicht einem Schließmuskel gleicht. Diese Kreaturen, so entdeckte Dr. Cooper, haben ein analoges Immunsystem, das funktionale Äquivalent zu Antikörpern und Antigenen, Schlüsseln und Schlössern. Jedoch werden diese Aspekte des Immunsystems in völlig verschiedenen genetischen Kodierungen ausgedrückt, als wären sie in einer Fremdsprache geschrieben. Das sagt uns, dass Immunsysteme zwar unterschiedlich, bestimmte Abwehrfunktionen aber fürs Überleben wesentlich zu sein scheinen. Eine solche Funktion ist die Redundanz. Es gibt verschiedene Moleküle und Zellen in beiden Systemen, einschließlich einiger Proteine, die offenbar genau dieselben Aufgaben erfüllen – sei es anzugreifen, einen Angriff einzuleiten oder ihn zu verlangsamen.

Warum so viel Redundanz? Dr. Cooper fragte sich: Wozu brauchen wir sowohl T-Zellen als auch B-Zellen? Würde nicht eine Sorte dieser spezialisierten Zellen genügen? Konnte sich nicht eines der Systeme so weit entwickeln, dass es allein die Aufgabe übernahm?

Die Antwort ist schwer fassbar, abgesehen von einem grundlegenden Punkt, den Dr. Cooper betont: Wenn sie nicht beide notwendig wären, würden nicht beide existieren – »wir behalten nichts bei, was nicht nützlich wäre«. Als es darum ging, in der Realität Leben zu retten wie das des Jungen, den Dr. Cooper verlor, oder Jason, Linda und Merredith, musste die Wissenschaft versuchen, die tief verwurzelten Mechanismen im Körper zu würdigen. Unsere starke Abwehr reagiert aus gutem Grund so, wie sie es tut.

Also besteht für die Wissenschaft ein wichtiger Schritt darin, die zentralen Mechanismen zu verstehen, sodass wir damit arbeiten können. Das ist keine leichte Aufgabe. Nur wenige Beispiele sind zu diesem Thema so lehrreich wie die Entdeckung des Innenlebens einer Immunreaktion, mit der wir ständig zu tun haben: Fieber.

Was in aller Welt ist Fieber?

Sie glauben, das wüssten Sie schon? Das habe ich auch gemeint. Der Körper erhitzt sich. Aber die Frage greift viel tiefer, als ich gedacht hätte. Es ist eine Frage, die bezüglich des Immunsystems auf eine neue Erkenntnisebene führt und die beleuchtet, dass es über ein riesiges, unvergleichliches Telekommunikationssystem verfügt. Dies erklärt, warum, sobald Erreger in Ihren Körper einfallen, die Verteidigungssignale so schnell und erfolgreich gesendet und, wenn nötig, alle Mann an Deck gerufen werden können.

Fieber erklärt auch, wie es zu Entzündungen kommt, ein Phänomen, das ich ebenfalls für selbstverständlich hielt.

Was es nicht ist.

Was ist eine Entzündung?

Was ist Fieber?

Ein hartnäckiger Wissenschaftler, der Fieber bei Kaninchen eifrig erforschte, entdeckte Sachverhalte, von denen man sich zuvor nichts hatte träumen lassen.

15

Entzündung

In den späten 1960er-Jahren erschien im Universitätsklinikum von Yale eine Frau mit extrem hohem Fieber, das mehrmals bis 40 Grad anstieg. Die Frau, Mitte zwanzig und ursprünglich aus der Karibik stammend, wurde von schlimmem Schüttelfrost geplagt. Niemand verstand es. Denn die Frau hatte keine Infektion.

Allerdings litt sie an Hauttuberkulose (Lupus), einer Autoimmunstörung. Aber dieses Leiden löst normalerweise kein so hohes Fieber aus, und sonst waren bei ihr keine Fremdinfektion, keine Viren oder Bakterien nachweisbar. Die Ursache ihres Fiebers war also völlig unklar.

Dieser Fall war für die Ärzte allgemein interessant. Aber es gab einen Medizinstudenten, den die Sache nicht losließ. Er war geradezu besessen von dem Fall. Er hieß Charles Dinarello, war im dritten Studienjahr, wollte Kinderarzt werden und interessierte sich generell für das Thema Fieber. Und dann sah er diese junge Frau im Bett. Die Patientin steigerte Dinarellos Neugier, und überdies schlugen sich auch die Forscher schon lange mit dem Phänomen Fieber herum. Es war weder klar, woher es kam, noch, welchen Zweck es erfüllte: Bekämpfte es die Infektion, oder ging da etwas anderes vor sich?

Die Frage ist nicht einfach zu beantworten. Der Körper hat zum Beispiel keine zentrale Feuerungsanlage. Er hat weder ein Thermostat noch ein Organ, das Wärme erzeugt. Aber wenn er provoziert wird, jagt der Körper – also das Immunsystem – die Innentemperatur in die Höhe. Denken Sie nur an die Gewalt und das Befremdliche dieser Reaktion; die Temperatur steigt massiv im gesamten Organismus. Warum und wie?

Als Dinarellos Suche begann – die Mitte der 1970er-Jahre von Erfolg gekrönt wurde –, waren einige Dinge über die Körpertemperatur bekannt, die ziemlich offenkundig scheinen. Bei den meisten Erwachsenen schwankt die Körpertemperatur mäßig zwischen 36,1 und 37,2 Grad, bei Kindern liegen die Werte etwas höher zwischen 36,7 und 38 Grad. In späteren Schriften stellte Dr. Dinarello fest, dass die Körpertemperatur im Lauf des Tages »bei manchen jungen Frauen im Vergleich zu Männern« stärker schwankt. Interessanterweise liegt die Körpertemperatur gegen sechs Uhr morgens am höchsten. Diese Temperaturen bezeichnete Dinarello als »niedriggradiges Fieber«, das kaum auf eine Krankheit hindeuten dürfte.

Wenn wir Fieber haben, werden wir müde und frieren; wir werden ganz davon ergriffen, eine sehr starke neurologische Reaktion. Der Zusammenhang zwischen Krankheit und Fieber wurde schon früh von Heilkundigen beobachtet, die ersten Wissenschaftler stellten die Verbindung bereits im Jahr 450 v. Chr. her. Im Jahr 25 n. Chr. beschrieb ein wenig beachteter Urvater der Medizin, Aulus Cornelius Celsus, das Fieber neben Schmerzen, Rötung und Schwellung als eines der Anzeichen einer Entzündung.

Celsus war zwar seiner Zeit voraus, entwickelte aber einige merkwürdige Theorien über die Ursachen diverser fiebriger Leiden. In einer Übersetzung seiner Werke aus den 1930er-Jahren heißt es:

> Von den verschiedenen Wetterarten erregt der Nordwind Husten, reizt den Hals, verstopft die Gedärme, unterdrückt den Urin, ruft Schüttelfrost sowie Schmerzen der Lunge und Brust hervor. Dennoch ist er stärkend für einen gesunden Körper, denn er macht ihn beweglicher und flinker. Der Südwind dämpft das Gehör, stumpft die Sinne ab, verursacht Kopfschmerzen, lockert die Gedärme; der Körper insgesamt wird träge, feucht, matt. Die anderen Winde lösen, je nach ihrer Annäherung an den Nord- oder Südwind, bei dem einen oder anderen entsprechende Beschwerden aus. Überdies bläht jegliches heiße Wetter die Leber und die Milz auf und trübt den Geist; das Ergebnis ist, dass es zur Ohnmacht und zur Aufwallung des Blutes kommt. Kälte hingegen verursacht gelegentliche Verspannung der Sehnen, was die Griechen *spasmos* nennen, gelegentlich die Starre, die sie *tetanos* nennen, die Schwärzung von Geschwüren, Schüttelfrost bei Fieber.

Schmerzen, Kopfschmerzen, Müdigkeit, Schüttelfrost, Fieber.

Entzündung – das E-Wort.

Eine Definition von Entzündung – sie stammt vom bundesdeutschen Institut für Qualität und Wirtschaftlichkeit im Gesundheitswesen – zeigt die ganze Bandbreite des Begriffs auf: »Eine Entzündung ist – ganz allgemein gesprochen – die Reaktion des Immunsystems auf Reize.«

Im Zusammenhang mit der Gesundheit – und dem Leben von Jason, Linda und Merredith, mit Ihrem und meinem Leben – ist Entzündung eine Reaktion des Körpers auf ein Ereignis, das unser Wohlbefinden stört. Das kann ein eingeatmeter Virus sein, ein Splitter in der Haut, schädliche Bakterien, die wir mit dem Essen aufnehmen, der Hieb eines Bären oder einer Katze oder sogar ein lautes Geräusch, das unser Gehör schädigt. Sobald ein »Reiz« auftaucht, ein Krankheitszustand plötzlich eintritt, reagiert die Abwehr.

Äußerliche Hinweise auf eine Entzündung sind Schmerzen, Rötungen, Schwellungen, Funktionsverlust und erhöhte Temperatur einschließlich Fieber. Sie alle gehen auf Aktivitäten im Körper zurück, die den durch den Reiz ausgelösten Schaden begrenzen und zugleich die beschädigte Region reparieren sollen. Bevor ich mich mit dem Fieber und seiner Entdeckung beschäftige, möchte ich die Entzündung ganz allgemein beschreiben.

Angenommen, Sie ziehen sich im Fuß einen Splitter ein. Praktisch sofort erkennt Ihr Körper, dass er reagieren muss. Ein vorbereitender Schritt ist die Erweiterung der Blutgefäße in dem betroffenen Bereich. Damit wird es möglich, dass mehr Abwehrspieler in Aktion treten können, und es führt zu Rötung und einem Temperaturanstieg. Mehr Blut, mehr Zellen, mehr Sauerstoff. Die Blutgefäße machen noch eine weitere Wandlung durch, sie werden nämlich durchlässiger. Dadurch gelangen weitere Verteidiger sowie Gerinnungsfaktoren in das Gewebe. Das sind unterschiedliche Proteine, und während ihre Zahl wächst, schwillt die betroffene Region an. Was sich da tut, löst unter Umständen Schmerzen aus. Auf diese Weise kann die Entzündung auch Ihr Verhalten beeinflussen und etwa dafür sorgen, dass Sie Ihren Fuß nicht belasten, damit Ihre starke Abwehr Zeit hat, die Haut zu unterstützen.

Die Entzündungsreaktion, die dafür sorgen soll, dass das Invasionsgebiet rundum abgesichert ist, kann durchaus heftiger ausfallen als der nadelstichartige Reiz. Tatsächlich ist oft vierundzwanzig Stunden später der Gewebeschaden größer als unmittelbar nach dem Angriff. Während dieser Zeit untersuchen, reinigen und erneuern die starken Abwehrspieler den betroffenen Bereich so weit, dass keine Gefahr mehr droht und sie nun nahtlos gesundes neues Gewebe in der umliegenden Region aufbauen können.

Ein weiteres Beispiel für eine alltägliche Entzündungsreaktion ist die Erkältung. Ausgelöst wird sie häufig durch einen Rhino- oder Schnupfenvirus, der die Nase in ein Schlachtfeld verwandelt. Dort vermehrt sich der Virus. Die Blutkörperchen öffnen ihre Türen für Immunzellen. Die strömen in Scharen herbei. Schwellung! Die Gefäße werden durchlässig, sodass mehr Flüssigkeit austreten kann. Lecks! Das erklärt Ihre verstopfte Nase.

Und wie sieht diese Entzündungsreaktion von Nahem betrachtet, also auf der Molekularebene aus?

Sie erinnert an die Folgen einer Katastrophe, eines bewaffneten Überfalls, einer Massenkarambolage, eines Hurrikans, im Unterschied zu einem Blechschaden, bei dem vielleicht ein Ordnungshüter auftaucht und alle nach Hause schickt. Ein Angriff wie der durch einen Splitter mag von außen aussehen wie ein Blechschaden, aber unsere starken Abwehrspieler brauchen eine Menge Informationen, um das zu entscheiden und das Gebiet, und sei es noch so klein, zu reparieren, und dazu stürzen sich verschiedene Zellen ins Getümmel. Lernen wir sie kennen.

Eine der wichtigen Zellen habe ich Ihnen bereits vorgestellt. Sie heißt Makrophage. Dieser Zelltyp wurde vor hundert Jahren von dem russischen Wissenschaftler Ilja Metschnikow entdeckt, der, wie ich bereits geschildert habe, Seesternlarven mit Tannennadeln stach und durch das Mikroskop beobachtete, wie sich wandernde Zellen um den Einstich sammelten. Metschnikow beobachtete Makrophagen, die im Gebiet der Nadel andere Zellen verschlangen. Der Fachausdruck für diesen Vorgang ist »Phagozytose«.

Dieser Begriff leitet sich aus dem Griechischen ab. *Phageîn* heißt essen. Die Makrophagen sind also große (makro) Esser oder Riesenfresszellen. Sie sind sozusagen Kinder der Liebe zwischen einem Gefängniswärter und einer Polizistin, die erst isst und dann Fragen stellt. Sie greifen in dem Gebiet Zellen an, die beschädigt oder infiziert sein könnten, verspeisen sie und zerkleinern die gefressenen Teilchen anschließend auf chemischem Weg.

Die Makrophagen gehören zu einer größeren Gruppe von Immunzellen, den sogenannten Monozyten. Aus manchen Monozyten werden Makrophagen. Andere Monozyten übernehmen hingegen ganz andere Aufgaben.

Immunologen stellten im Lauf der letzten hundert Jahre bei der Erforschung von Entzündungen fest, dass unsere Abwehr von vielen verschiedenen Zellen und Rezeptoren mit zahlreichen Aufgaben getragen wird. Diese Erkenntnis zwang sie letztlich, die Natur unseres Immunsystems neu zu definieren, aber so weit kam es erst Ende der 1980er-Jahre.

Bis dahin wurden unsystematische Entdeckungen gemacht, die aber dennoch Wesentliches über die verschiedenen Zelltypen und ihre wichtige Funktion bei der Körperabwehr aussagten.

Zum Beispiel, dass, wie erwähnt, aus Monozyten Makrophagen werden können. Mitte der 1970er-Jahre fuhr jedoch Ralph Steinman der Wissenschaft in die Parade, denn er entdeckte einen Abkömmling der Monozyten, die dendritische Zelle.

»In der Wissenschaft kommt es selten vor, dass ein Einzelner eine Entdeckung macht, die ein neues wissenschaftliches Feld öffnet, vierzig Jahre an der vordersten Front der Forschung arbeitet und miterlebt, dass aus seinen Bemühungen neue medizinische Interventionen hervorgehen. Seine Entdeckung der dendritischen Zellen veränderte die Immunologie«, heißt es in der Würdigung des Nobelpreiskomitees für Ralph Steinman. Steinman hatte in den 1960er-Jahren in Harvard Medizin studiert, 1973 Details eines zunehmend komplex wirkenden Immunsystems erforscht und war mithilfe eines Elektronenmikroskops auf eine merkwürdig aussehende Zelle gestoßen. Die Zelle besaß lange Tentakel, die an Zweige erinnerten, daher ihr Name, der sich von *dendron*, dem altgriechischen Wort für Baum, herleitet.

Steinman und einer seiner Mitarbeiter vermuteten, dass diese Zellen im Immunsystem eine maßgebliche Rolle spielten, was sie dann auch nachweisen konnten. In einer Reihe von Experimenten zeigten sie, dass diese Zellen, wenn sie auf fremde Zellen oder Organismen stießen, eine heftige Reaktion von T- und B-Zellen stimulieren oder auslösen konnten.

Steinman untersuchte zunächst, wie diese dendritischen Zellen funktionierten. Er zeigte, dass die baumartigen Zellen maßgeblich daran beteiligt sind, den Zellen des Immunsystems Antigene zu präsentieren. Dies ermöglicht zum Beispiel den T-Zellen zu sehen, ob ihr Antikörper zu dem präsentierten Antigen passt.

Konkret heißt das, wenn ein fremder Organismus in Ihren Körper eindringt, nehmen die dendritischen Zellen ein Stück des Organismus und zeigen ihn den Soldaten und Generälen, die dann entscheiden, ob ein Angriff ratsam scheint. Die dendritischen Zellen treiben sich auf dem Fest des Lebens herum, stoßen im Gedränge mit Gästen zusammen und präsentieren deren Charaktereigenschaften den T-Zellen. Wenn ein Antigen als fremd erkannt wird, löst es eine heftige Reaktion aus, die sogenannte gemischte Leukozytenreaktion oder MLR (nach engl. mixed leukocyte reaction), eine größere Entzündung von T-, B- und anderen Immunzellen.

Diese Entdeckung wurde von einigen Wissenschaftlern zunächst zurückgewiesen. Sie wich zu sehr von dem verbreiteten Glauben ab, Makrophagen seien eine Art Frontkämpfer des Immunsystems, die sich weitgehend von den allmächtigen T- und B-Zellen unterschieden. Nach und nach häuften sich jedoch die Nachweise dafür, dass T- und B-Zellen von anderen Zellen massive Unterstützung erhielten und von ihnen abhängig waren. Tatsächlich bilden T- und B-Zellen, die sogenannten Lymphozyten, nur 40 Prozent der weißen Blutkörperchen.

Die Monozyten stellen rund 5 Prozent.

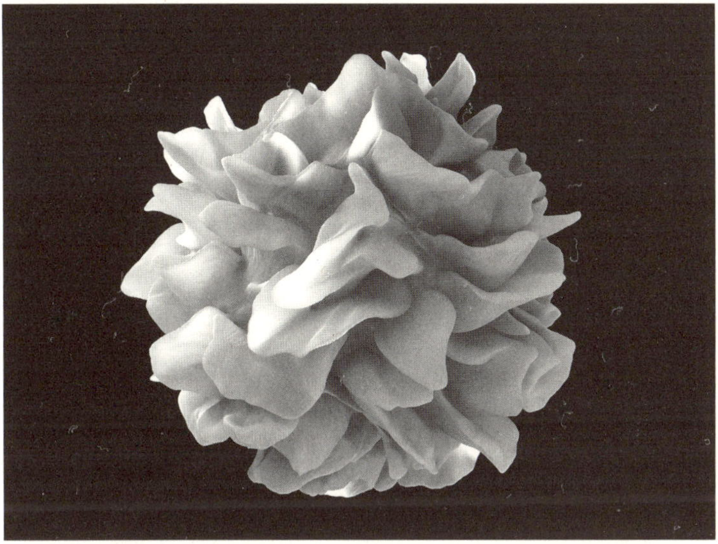

Künstlerisches Modell einer dendritischen Zelle.

Der weitaus größte Anteil entfällt auf die Neutrophilen. Sie sind sowohl Spione als auch Attentäter.

Neutrophile hatte bereits Metschnikow beobachtet und ihre Aufgabe schließlich besser verstanden. Die Neutrophilen machen mit 50 bis 60 Prozent mehr als die Hälfte der weißen Blutkörperchen aus. Ihre Arbeit im Körper gleicht, wie wir heute wissen, der Tätigkeit des Spions im Kalten Krieg – er ist treffsicher, aber auch ein stiller, aufmerksamer Beobachter und Lauscher und gerät gelegentlich ins Handgemenge. Die Reise der Neutrophilen beginnt im Rückenmark, wo die Abwehrspieler zur Welt kommen und sich dann in die Blutbahn begeben. Neutrophilen sehen sich zuweilen auch ein wenig im Gewebe oder in einem Organ um, suchen nach Krankheitserregern und kehren, wenn sie keine finden, in die Blutbahn zurück, wo sie weiter herumschnüffeln. Sie nehmen den Geruch oder die Ausschüttung chemischer Stoffe von Krankheitserregern wahr.

Wenn sie Witterung aufnehmen, quetschen sich die Neutrophilen aus dem Blutgefäß in das Gewebe, in dem die Infektion keimt. Magnetisch angezogen von der Infektion, beginnen die Neutrophilen, die Eindringlinge zu verschlingen. Dann setzen die Neutrophilen eine Chemikalie, in diesem Fall ein Enzym, frei, das den Krankheitserreger zerstört. Bei diesem gewaltsamen Konflikt werden die Neutrophilen verbraucht, fast wie eine Biene, die nur ein einziges Mal stechen kann. Die Neutrophilen lösen sich nun auf, und ihre verdaulichen Überreste können von den Zellen weggeputzt werden, die für Aufräumarbeiten zuständig sind.

Auf dem Fest des Lebens sind die Neutrophilen die Ersthelfer.

»Wenn Sie sich die Hand aufschürfen und sich eine Infektion zuziehen, sind die Neutrophilen als Erste zur Stelle. Die Makrophagen folgen kurz darauf«, erklärte Dr. Anthony Fauci, Leiter des National Institute of Allergy and Infectious Diseases an den National Institutes of Health und einer der einflussreichsten Wissenschaftler der Gegenwart. Seine Geschichte sollte sich mit der von Bob Hoff verflechten, dem Mann, der im Kampf gegen HIV ein Unentschieden errang.

In weit kleineren Konzentrationen treten im Körper noch zwei weitere Abwehrspieler auf, die Eosinophilen (weniger als 5 Prozent der weißen Blutkörperchen) und die Basophilen (weniger als 2 Prozent). Ebenso wie die Neutrophilen gehören sie zur Gruppe der Granulozyten. Dieser Name spiegelt ihre Funktion wider: Die Zellen enthalten winzige enzymhaltige Granula, die Krankheitserreger verdauen und zerstören. Gegenstand eines Experiments aus den 1970er-Jahren war eine weitere Immunzelle – die natürliche Killerzelle. Dabei stellte sich heraus, dass den T- und B-Zellen in der Wissenschaft bislang zu viel Gewicht beigemessen worden war.

Im Jahr 1975 erschien im *European Journal of Immunology* eine Abhandlung mit dem Titel »Natural Killer Cells in the Mouse«. Darin wurde ein Experiment geschildert, bei dem es um Mäuse ging, die in einer antiseptischen Umgebung aufgewachsen waren und sich daher nie einer Herausforderung für ihr Immunsystem gegenübergesehen hatten. Folglich hatte das Immunsystem dieser Mäuse nie eine Chance bekommen, etwas zu lernen und auf eine spezielle Bedrohung zu reagieren.

Aus der Milz dieser Mäuse wurden Zellen entnommen. Im Reagenzglas kamen sie mit Krebs- und insbesondere mit Leukämiezellen in Kontakt.

Dann geschah etwas höchst Merkwürdiges. Es kam zu einer Immunreaktion. Die Immunzellen aus der Milz gingen zum Angriff über. An und für sich widersprach das nicht der bisherigen Lehrmeinung; schließlich besaßen die Immunzellen womöglich Antikörper, die etwas Fremdes erkannten. Aber seltsamerweise waren bei dem Angriff weder B- noch T-Zellen beteiligt. Allerdings war die Reaktion weniger spezifisch als der gezielte Angriff durch T- und B-Zellen. Diese Zellen schwärmten sofort sozusagen auf ungeschlachte Art aus, in einer Art Spontanangriff, und nicht spezifisch und gezielt wie in der Klonselektionstheorie angenommen.

Dieser neue Fund war möglicherweise von größter Bedeutung. Aber um was für Zellen handelte es sich hier?

Die Wissenschaftler bezeichneten sie als natürliche Killerzellen. Sie schienen zur Familie der T- und B-Zellen zu gehören, verhielten sich jedoch anders.

»Den natürlichen Killerzellen wurde bei ihrer Entdeckung nicht viel Beachtung geschenkt«, sinniert Dr. David Raulet von der University of California in Berkeley, ein Experte auf dem Gebiet. »Viele Leute, die zu T-Zellen arbeiteten, hielten sie nicht für relevant.«

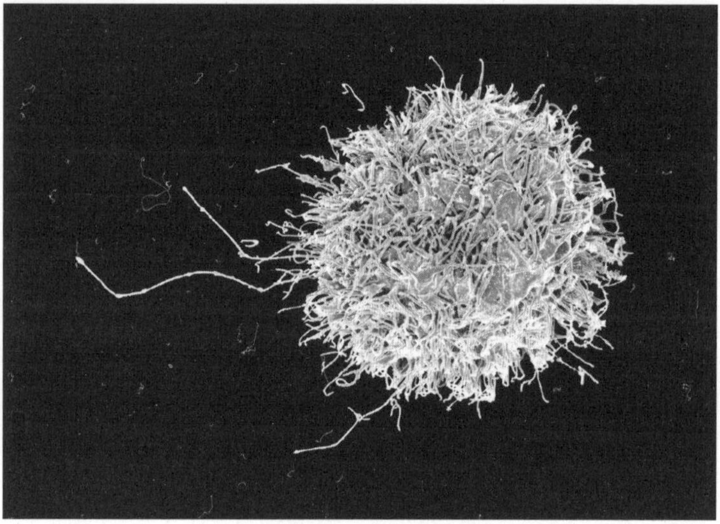

Natürliche Killerzelle.

Die Urheber des Artikels räumten selbst ein, dass hier etwas Mysteriöses geschah. Zusammenfassend schrieben sie, dass »der spontane« Angriff der Mäusemilzzellen »von kleinen Lymphozyten noch undefinierter Natur ausgeführt wird«.

Wie passte dieses Sammelsurium an neuen Zellen zusammen? Wie sah das Zusammenspiel der Kräfte aus?

Ein Teil der Antwort kam Mitte der 1970er-Jahre mit neuen Erkenntnissen über das Fieber ans Licht – dank der hohen Temperaturen im Körper der Frau aus der Karibik, die in Yale auftauchte und deren Leiden Charles Dinarello nicht losließ.

16

Fieber

»Jahrhunderte bevor es Thermometer gab, war Fieber als Anzeichen einer Krankheit allgemein bekannt«, schrieb Charles Dinarello 1978, in dem Jahr, in dem er einen Umbruch in der Welt der Immunologie herbeiführte. »Erst in den letzten drei Jahrzehnten ist allmählich klar geworden, welcher Mechanismus dafür verantwortlich ist, dass Krankheiten zu einem Anstieg der Körpertemperatur führen.« Dinarello datiert den Beginn der relevanten Forschung auf das Jahr 1943, als ein russischer Wissenschaftler in den Vereinigten Staaten feststellte, dass er bei Kaninchen Fieber auslösen konnte, wenn er ihnen Eiter injizierte. Eiter, so stellte sich heraus, ist ein Überbleibsel, das Neutrophile hinterlassen. Das sind, Sie erinnern sich, die Zellen, die beim ersten Anzeichen eines Angriffs herbeieilen. Sie töten alles in ihrem Umkreis und sterben schließlich selbst. Wenn Sie beobachten, dass Eiter aus Ihrem Körper austritt, dann sehen Sie diese toten Zellen. Der Artikel des russischen Wissenschaftlers von 1943 ging davon aus, dass das Feuer durch Neutrophile angefacht wird. Das war zwar falsch, aber ein erster Schritt.

Warum Kaninchen? Kaninchen eignen sich gut als Versuchstiere, weil man ihnen etwas beibringen kann und Verhaltensänderungen relativ leicht zu beobachten sind.

Schon früh wurde entdeckt, dass eine Injektion mit Eiter bei Kaninchen Fieber auslöst. Es war eine erste Beschäftigung mit der Frage, wie der »pyrogenetische« Prozess genau abläuft. Zum Beispiel konservierten die Kaninchen während des Fiebers Wärme durch Verengung der Blutgefäße, sodass ihre Ohren kalt wurden. (Haben Sie bei Fieber schon einmal gefröstelt?) »Das Kaninchen wird still und rührt sich nicht«, hielt Dinarello in einem historischen Überblick fest. »Diese Beobachtung führte zu der Entdeckung«, dass das Pyrogen »ein Schlaffaktor war«.

Dann, im Jahr 1967, wurde die Forschung durch eine überraschende Entdeckung vorangebracht. In einem Artikel, der im *New England Journal of Medicine* erschien, wurde von einem Pyrogen – einem entzündlich wirkenden Stoff – in einer Blutzelle berichtet, bei dem es sich nicht um Neutrophilen handelte. Die Chemikalie, die Fieber auslösend wirken konnte, hatte nichts mit den Ersthelferzellen zu tun, sondern stammte von Monozyten, den Vorläufern der Makrophagen, ab. Verständlicherweise fiel es früheren Wissenschaftlern schwer, diesen Zellen auf die Schliche zu kommen. Was waren sie: Neutrophilen oder Monozyten, und war das überhaupt entscheidend?

Das war die Lage der Dinge, als Charles Dinarello im Universitätsklinikum von Yale mit der Frau konfrontiert war, die hohes Fieber, aber keine Infektion hatte.

Charles Dinarello wuchs in einem Vorort von Boston auf, wo es, wie er sich ausdrückte, vor Italienern, Juden und Iren nur so wimmelte. Seine Großeltern waren aus Sizilien und vom italienischen Festland eingewandert. Seine Mutter hatte keinen Highschool-Abschluss, und sein Vater war Arbeiter. Charles studierte in Yale Medizin und erhielt eine Auszeichnung für seine herausragende Doktorarbeit zum Thema Fieber.

Der Vietnamkrieg tobte, und Medizinstudenten standen vor der Wahl zwischen einer Stelle an einem staatlichen Forschungsinstitut und dem Risiko, im Kriegsgebiet Soldaten zu versorgen, die auf Landminen getreten waren; die Entscheidung war nicht ganz so eindeutig, aber viele junge Ärzte meinten, dass eine Tätigkeit für die Regierung in Washington eine sichere Sache sei.

Dinarello entschied sich für die Forschung und erhielt eine Anstellung bei den National Institutes of Health (NIH). Und nicht nur das, es verschlug ihn zu einer ganz besonderen Zeit an einen ganz besonderen Ort: Gebäude 10 der NIH, eine Ruhmeshalle der Wissenschaft. Ein klobiger Ziegelbau mit langen Fensterreihen, der zum größten medizinischen Forschungszentrum der Welt gehörte und in dem Patienten und Wissenschaftler gleichermaßen untergebracht waren. Hier findet Zusammenarbeit statt. Er steht für das außerordentliche wissenschaftliche Engagement der Vereinigten Staaten, gefördert insbesondere durch Präsident Dwight D. Eisenhower. In den 1950er-Jahren stieg das NIH-Budget von 53 Millionen auf 400 Millionen Dollar. Die Finanzierung wurde weitgehend von beiden großen Parteien getragen, nur einige Republikaner, die eine Ausweitung staatlicher Aufgaben ablehnten, stellten sich quer. Mit den politischen Konflikten der Gegenwart war das allerdings nicht zu vergleichen. Und wie die Geschichte zeigen sollte, konnten dank der Forschung an den NIH zahlreiche Menschenleben und höchstwahrscheinlich auch Jason gerettet werden. Die Grundlage für die Rettung von Menschen, die an Krebs, AIDS, Autoimmunerkrankungen, Grippe und anderen todbringenden Krankheiten litten, wurde in Gebäude 10 gelegt. Die hier geleistete Arbeit bezeugt die immense Bedeutung der sogenannten Grundlagenforschung, die darauf abzielt, Kernfragen zu klären, statt etwa ein spezielles Medikament gegen ein bestimmtes Leiden zu entwickeln. Grundlagenforschung ist diffuser, sie arbeitet nach dem Prinzip Versuch und Irrtum – viele Projekte bleiben ergebnislos –, aber die Summe der Anstrengungen war maßgeblich für die Heilung zahlreicher gefährlicher Krankheiten. Leider wurde die Finanzierung für Grundlagenforschung im Lauf der Jahre zusammengestrichen – zum Schaden der Menschheit, wie zu vermuten ist.

Zurück zu Dr. Dinarello. Er saß zu einer Zeit im elften Stock des beeindruckenden Gebäudes 10, als die Immunologie dort wachsende Bedeutung gewann. Der elfte Stock beeindruckte weniger durch die Räumlichkeiten – die waren eher unansehnlich – als durch die hier versammelten ehrgeizigen, klugen, kreativen Köpfe.

Dinarello war leicht zu erkennen. Er war derjenige mit Kaninchenkot unter den Fingernägeln. Der Grund: Er hantierte ständig mit dem Rektalthermometer.

»Ist nur ein Scherz«, erklärte er mir. Sozusagen. »Aber in Wirklichkeit hatte ich tatsächlich zwanzig Jahre lang Kaninchenfäkalien unter den Fingernägeln.«

Inzwischen schrieb man das Jahr 1971, und Dinarello stand erst einmal vor einer bürokratischen Aufgabe. Er musste seine Kollegen und seinen Chef (Sheldon Wolff, eine Koryphäe auf seinem Gebiet) davon überzeugen, dass er an diesem Projekt arbeiten durfte – der Suche nach dem körpereigenen Fiebermolekül. Manche hatten ihre Zweifel. Konnte Dinarello zum Beispiel sicher sein, dass er jedes andere Molekül ausgefiltert hatte? Und nicht nur das. Konnte er absolut sicher sein, dass das Fieber nicht doch durch eine Fremdsubstanz, eine Infektion, verursacht wurde?

Man bedenke, wie tief greifend diese Frage ist. Lange galt, dass Fieber mit einer Infektion zusammenhängt. Jetzt aber prüfte Charles Dinarello die Möglichkeit, dass keine Infektion vorliegen muss und der Körper mit einem eigenen Molekül das Fieber auslöst, ohne Einflüsse von außen, so wie bei der Frau mit Hauttuberkulose, die er als Student beobachtet hatte.

Als schließlich die Entscheidung zugunsten seines Projekts gefallen war, stand er vor einem praktischen Problem. Woher sollte er die weißen Blutkörperchen nehmen – »woher bekommt man tagtäglich Milliarden und Abermilliarden an Monozyten? An diesem Punkt wurde es ernst mit dem Projekt. Es war ein wichtiger Schritt«, berichtete er mir. Er ist ein guter Geschichtenerzähler, und er kam gerade in Fahrt. Nur zur Erinnerung: Monozyten sind Vorläufer der Makrophagen. Der Unterschied besteht darin, dass Monozyten unreife Makrophagen sind; wenn diese Zellen aus dem Rückenmark austreten, sind sie zunächst für einige Tage Monozyten, bis sie sich im Körpergewebe ausbreiten und zu Makrophagen werden. Der Einfachheit halber, jedoch ohne Einbußen an Genauigkeit, belasse ich es dabei: Dinarello vermutete, dass Makrophagen eine Rolle spielten, aber er brauchte Unmengen davon.

Da entdeckte er den Wohnwagen.

Er stand auf dem Parkplatz der NIH. Hier wurde mit einer neuen Methode experimentiert, die vorsah, Krebspatienten im Lauf der Chemotherapie Transfusionen mit Blutplättchen zu verabreichen. Zur Gewinnung all der Blutplättchen benötigte man eine Menge Blut. Die weißen Blutkörperchen interessierten die Leute in dem Wohnwagenlabor nicht weiter.

»Ich ging jeden Tag spätnachmittags hin und rettete die Zellen. Ich nahm sie einfach in einem Blutbeutel mit.«

Die Kaninchen waren kuschelig weiß. »Ich behandelte sie, als wären sie meine Kinder«, erinnerte sich Dinarello. Er trainierte mit jedem Kaninchen einige Zeit, damit es während des Experiments ruhig blieb. »Nach zwei Wochen waren sie so weit«, sagte er.

Bei der Herstellung der Umgebung und der Makrophagen für die Injektion ging er mit größter Sorgfalt vor. »Bakterielle Produkte, die Fieber auslösen konnten, mied ich wie die Pest. Ich durfte keine Kontamination riskieren.« Er wusste, sein Experiment würde bei seinen Fachkollegen wenig Anklang finden, wenn sie vermuteten, das Fieber könnte durch Antigene oder Bakterien ausgelöst worden sein.

Dinarello holte also die entbehrlichen weißen Blutkörperchen aus dem Wohnwagen. Dann mischte er diese Immunzellen mit toten Staphylokokken, um eine Reaktion der Makrophagen zu stimulieren. Die Mixtur injizierte er den Kaninchen, die erwartungsgemäß auf das Experiment reagieren würden.

Während Dinarello seine Geschichte erzählt, hält er inne, als würde ihm plötzlich bewusst, wie merkwürdig seine Obsession war.

»Es dauerte sechs Jahre, bis ich dieses Molekül in Reinform vorliegen hatte. Wenn Sie mich fragen, was mich angetrieben hat, warum ich nicht aufgegeben und ein unkompliziertes Projekt übernommen habe, dann sage ich Ihnen: Es lag daran, dass die physiologische Veränderung bei diesem Kaninchen zu beobachten war – zu beobachten, wie ein Kaninchen reglos dasitzt, wie seine Ohren eiskalt werden, innerhalb von zehn Minuten, das ist ein schreckliches, dramatisches Ereignis. Ich musste herausfinden: Was stellt dieses Molekül mit dem Gehirn an?«

Nach den ersten vier Jahren seiner sechsjährigen Suche wurde er aus der Arbeit herausgerissen. Er musste als Oberarzt für Kinderheilkunde ans Massachusetts General Hospital.

1975 kehrte er zurück. Inzwischen hatte die Immunologie dank einer neuen Technologie und neuer Verfahren rasante Fortschritte gemacht. Dazu zählte die radioaktive Markierung, die es erleichterte, einzelne Moleküle zu identifizieren, zu reinigen oder auszusortieren. In Gebäude 10 saß zwei Etagen tiefer im neunten Stock ein Experte, der sich mit diesem Verfahren auskannte. Er hieß Christian Anfinsen und hatte 1972 bereits den Nobelpreis erhalten. Dinarello fragte, ob er mithelfen wolle, das Projekt mit den Kaninchen und ihren Fieberattacken zum Abschluss zu bringen.

Die beiden kamen der Lösung immer näher, sie konzentrierten sich auf ein gereinigtes Molekül, isolierten es von anderen Molekülen und Verunreinigungen. Und eines Tages im Jahr 1977 geschah etwas Merkwürdiges: Das Molekül verschwand.

Das war die Offenbarung. Als das Molekül verschwand, wurde Dinarello klar: Das Fieber auslösende Molekül war so rein, dass es nur den Anschein hatte, es sei nicht mehr da. Ebenso wichtig war seine Erkenntnis, dass geringste, fast nicht mehr nachweisbare Mengen des Moleküls ausreichten, um den Körper aufzuheizen.

»Das ist vielleicht die wichtigste Beweisführung meiner Karriere«, erklärte er. Dinarello meint die Entdeckung, dass bereits zehn Nanogramm dieses Moleküls pro Kilogramm Körpergewicht ausreichen, um Fieber zu erzeugen. Übersetzt heißt das: »Es war tausendmal weniger, als irgendjemand vorhergesagt hatte. Es war verblüffend. Dieses Molekül ist hochwirksam.«

Und es ging aus den Monozyten hervor, jenen Immunzellen, die Makrophagen erzeugen und körperfremde Substanzen zerstören, die aber offenbar noch ein viel breiteres Spektrum an Aufgaben erfüllen. Dinarello nannte sie leukozytische Pyrogene – ein Fieberauslöser, der aus weißen Blutkörperchen, den Leukozyten, hervorgegangen war.

Im schweizerischen Ermatingen fand 1979 der International Lymphokine Workshop statt. Dort einigten sich die versammelten Wissenschaftler, die sich mit der neuen Erkenntnis abgefunden hatten, darauf, diesen sogenannten Mediatoren einen neuen Namen zu geben. Fortan sprach man nicht mehr von leukozytischen Pyrogenen, sondern von Interleukin. *Inter* kommt aus dem Lateinischen und steht für »Kommunikationsmittel«. *Leuk* ist griechisch und heißt »weiß«, wie in Leukozyten (weiße Blutkörperchen).

Allgemein kann man sagen, dass die leukozytischen Pyrogene eine Art Vermittler oder Kommunikatoren sind.

Fazit: Interleukin-1, das erste Interleukin, war geboren,

und Dr. Dinarello hatte dabei Geburtshilfe geleistet. Allein mit diesem Wissen ausgestattet, können Sie sich schon auf einen Bachelor in Immunologie vorbereiten. Aber die Geschichte ist hier noch nicht zu Ende. Der vielleicht wichtigste Teil sollte noch kommen, und er sollte Dinarello zu einer kontroversen Figur machen.

An einem Samstagmorgen Mitte der 1970er-Jahre unternahm Dinarello im elften Stock von Gebäude 10 mit einem Kollegen einen Versuch mit seinem hochreinen Molekül. Sie wollten sehen, ob sich Interleukin-1 auf das Immunsystem insgesamt auswirkte. Konnte es noch etwas anderes, außer Fieber zu erzeugen?

Bei dem Experiment wurde ein abgetötetes menschliches Virus einem Kaninchen verabreicht, das Interleukin produzierte; das Produkt wurde daraufhin einer Maus injiziert, um die T-Zellen-Reaktion zu beobachten. Die Reaktion maßen sie im »Zählraum«, wo eine Maschine die radioaktiven Markierungen bestimmter Moleküle oder Zellen erfasste und dabei klickte wie ein Geigerzähler.

»Wir sahen bei jeder zweiten Zählung nach, ob die T-Zellen aktiviert waren. Plötzlich drehte die Zählmaschine durch. Ba-bd-a-ba-bd-a. Es war wie in einem Science-Fiction-Film«, erzählte Dinarello. Einer der im Raum anwesenden Wissenschaftler hatte mit den Mäusen und der T-Zellen-Stimulation gearbeitet. »Lanny sagt zu mir: ›Was zum Teufel hast du mir da gegeben?‹« Während sie beobachteten, wie die Zählmaschine ratterte, was auf einen massiven Anstieg an T-Zellen hinwies, stellte Dinarello fest: »Die Aktivität ist Millionen Mal höher, als ich es je gesehen habe.«

Was hatte das zu bedeuten?

Ganz grundsätzlich hieß es, dass das Interleukin-1 nicht nur Fieber auslöste, sondern auch eine T-Zellen-Reaktion. Damals konzentrierte man sich in der Immunologie vor allem auf die T- und B-Zellen, insbesondere aber auf die T-Zellen als Oberbefehlshaber der Allianz. Jetzt sah es aber so aus, als würden die Makrophagen die T-Zellen anregen, und nicht umgekehrt.

»Von 1976 bis 1979 hatte ich schreckliche Angst, das zu veröffentlichen«, sagte Dinarello. »Wie kann ein Molekül, produziert von einem menschlichen Monozyten, das bei Kaninchen Fieber verursacht, gleichzeitig bei Mäusen eine lymphozytische Reaktion auslösen? Für Immunologen war das Häresie.« Die Idee, mit der Dinarello recht behielt, ist für unser heutiges Verständnis des Immunsystems ebenso zentral wie für die Methoden, mit denen wir versuchen, es zu lenken und sogar zu manipulieren – in Fällen wie dem von Jason, Merredith, Linda und Bob.

Diese Ära, die noch nicht vorüber ist, umfasst die Entdeckung von Dutzenden hochwirksamer Moleküle, die zeigen, wie außerordentlich komplex unsere starke Abwehr ist und wie sich die Aufgaben verschiedenster Akteure überlappen. Wir haben es hier mit Wunder der Wissenschaft zu tun, die aus einem Science-Fiction-Comic stammen könnten. Auftritt: Flash Gordon.

17

Flash Gordon

In einem Flash-Gordon-Comic aus den 1960er-Jahren verabreichen Ärzte in einem Raumschiff einem todkranken Patienten ein Wundermittel mit dem Namen »Interferon«. Flash Gordon war eine Fiktion, das Medikament nicht. Es war einige Jahre zuvor entwickelt worden, nachdem zwei Wissenschaftler, ein Schweizer und ein Brite, bei Experimenten mit Viren und Hühnerküken eine seltsame Beobachtung gemacht hatten.

Die Wissenschaftler entnahmen Hühnereiern einen Virus und töteten ihn in einem Säurebad. Dann führten sie erst diesen abgetöteten und im Anschluss einen lebenden Virus in ein anderes Hühnerei ein. Dieser lebende Virus aber vermehrte sich nicht. Der abgetötete Virus hatte in die Entwicklung des lebenden Virus eingegriffen.

Daher der Name: Interferon (von lat. *interfari* – unterbrechen).

Die Theorie der Wissenschaftler lautete, dass die gesunden Viruszellen ein Signal von dem inaktivierten Virus erhalten hatten, das ihr Wachstum verhinderte. Hieß das womöglich, dass die Botschaft ausgesandt worden war: *Das hier ist ein unwirtliches Milieu, keine Ressourcen verschwenden!*? Es war nicht klar, wie das Interferon wirkte, und auch nicht, was es eigentlich war.

Doch die Immunologie war in den Gedanken vernarrt, das Botensystem zu isolieren und herauszulösen. Bedeutsam war das vor allem deshalb, weil man sich erhoffte, Krankheiten mit einer natürlichen Substanz bekämpfen zu können. Anders ausgedrückt, man wollte eine Alternative zur Krankheitsbekämpfung mit Medikamenten schaffen, die fremde Substanzen enthielten, da diese qua Definition auch deshalb zu Nebenwirkungen führen, weil sie die Aufmerksamkeit des Immunsystems erregen und Entzündungen hervorrufen. Man braucht sich nur einmal die Chemotherapie mit ihrem schrecklichen Gift anzusehen, das zwar die Tumoren angreift, aber auch gesunde Zellen verschmort.

Man stelle sich vor, stattdessen würde ein toter, harmloser Virus – ein ganz und gar natürliches und unschädliches Präparat – nutzbar gemacht, um lebende, tödliche Viren zu stoppen. Diese Aussicht verbesserte sich mit den Fortschritten in der mikrobiologischen Technologie, weil die Wissenschaftler nun eine der Haupteigenschaften des Interferons erkannten: Es aktivierte Gene, die chemische Stoffe produzierten und damit Viren angriffen. Darüber hinaus wurde in den 1970er-Jahren deutlich, dass es mehrere Untertypen von Interferon gab, das inzwischen als Eiweiß identifiziert worden war. Möglicherweise existierte also ein ganzes Spektrum von Anwendungsmöglichkeiten.

Und so war es auch!

Es gab eine Phase (deren Höhepunkt allerdings rasch erreicht war), in der auf Grundlage von Interferon entwickelte Medikamente einen Marktwert von zig Milliarden Dollar hatten (allerdings wurden sie nicht mehr in der Erstlinienbehandlung angewendet). Krankheiten wie Hepatitis wurden mit der Injektion von Substanzen behandelt, die Interferon in Kombination mit Ribavirin enthielten. Das Interferon unterstützt die körpereigenen Abwehrkräfte, indem es die Botschaft an das Immunsystem sendet, den Virus anzugreifen.

Doch um an diesen Punkt zu gelangen (wir reisen gerade mit Riesenschritten in die Vergangenheit), mussten die Wissenschaftler zunächst das Interferon reinigen – ein wichtiger Schritt, nicht ganz unähnlich dem der Reinigung von Interleukin. An diesem Punkt betritt jemand die Bühne, der bis dahin in der Welt der Immunologie eine Art Fremdkörper war: eine Frau.

Es handelte sich um Kathryn Zoon, Angehörige einer Generation von Frauen, die Geschlechterbarrieren in der Wissenschaft durchbrach und die Definition des »Eigenen« auf einem Gebiet erweiterte, das lange von Männern beherrscht gewesen war. Im Jahr 1966 war Zoon am Rensselaer Polytechnic Institute die einzige Studentin mit dem Hauptfach Chemie. Überhaupt war sie eine der wenigen Frauen an der angesehenen technischen Hochschule – »ein seltener Vogel«, wie sie selbst sagte. Ihre Studienkollegen, darunter auch ihr zukünftiger Ehemann, nahmen es gelassen. Manche Dozenten hingegen waren perplex: »Einige sahen einem nicht mal in die Augen.«

Letztendlich aber wurden ihre Leistungen honoriert. Bei ihrem Studienabschluss wurde sie als beste Chemiestudentin ausgezeichnet.

Mitte der 1970er-Jahre tat sich endlich etwas in der Welt der Naturwissenschaft. Zoon promovierte 1976 an der Johns Hopkins University in Biochemie und gelangte anschließend in der neunten Etage von Gebäude 10 an den National Institutes of Health in das Labor von Christian Anfinsen. Dieser hatte den zwei Etagen weiter oben residierenden Dr. Dinarello bei den chemischen Verfahren zur Isolation von Interleukin beraten.

Dinarello arbeitete im elften Stock mit Kaninchen. Für Zoon auf dem neunten waren Schafe die Probanden. Schafe aber hält man nicht in einem Labor. Sie lebten auf einer Farm in Poolsville, Maryland, mit dem Auto etwa fünfundvierzig Minuten entfernt von Gebäude 10 in Bethesda. Dort befand sich ein veritabler Zoo mit Mäusen, Schafen, Affen und, ja, auch Kaninchen. Alle paar Tage fuhr ein Kurier mit einem abgetöteten menschlichen Virus von Gebäude 10 zur Farm.

Dort injizierten die Tierärzte den Schafen das teilweise gereinigte IFN. Dann entnahmen sie den Tieren Plasma (mit weißen Blutzellen). Die Vermutung war, dass das Schafsplasma Antikörper enthielt, die auf das Interferon reagiert hatten, und diese Antikörper wurden zur Reinigung des Interferons verwendet. Zoon und ihre Kollegen, darunter auch Mitarbeiter beim Caltech, sequenzierten anschließend das Interferon.

Es dauerte vier Jahre, aber dann, im Jahr 1980, veröffentlichten die beteiligten Wissenschaftler einen Artikel, in dem sie die reine Form des Interferons beschrieben, die verändert, getestet und medizinisch verwendet werden konnte. Schließlich identifizierten Forscher drei Interferontypen: Alpha (A), Beta (B) und Gamma (G); hinzu kam sehr viel später noch

Lambda (L).

Erst nach langer Zeit wurde die Rolle dieser Interferone umfassend geklärt. Doch es lohnt sich, einmal nach vorn zu schauen und die Funktion und Bedeutung des wirkkräftigen, winzigen Sekrets Interferon A zu beleuchten, einer Familie aus zwölf verwandten Proteinen, auf die sich Zoon konzentrierte.

»Nehmen wir zunächst einmal an, dass unser Organismus mit einem Fremdkörper fertigwerden muss, einem Virus oder einem Tumor. Das ist die erste Abwehrlinie«, erklärte mir Zoon. Da Sie in diesem Buch zuvor gelesen haben, dass eine andere Zelle oder Substanz die erste Abwehrlinie darstellt, muss man hier betonen, dass das Immunsystem über vielfältige, einander überlappende, manchmal redundante erste und ebenso zweite Verteidigungslinien verfügt. Dieses Fest – unsere Cocktailparty für alle – ist überaus chaotisch und facettenreich. Aber der Wahnsinn hat durchaus Methode. Unterschiedliche Akteure sehen sich auf der Party um und wenden unterschiedliche Taktiken an, die sich häufig überschneiden.

Aber das ist noch nicht alles. »Zahlreiche verschiedene Zellarten können Interferon bilden«, erklärte Zoon.

Nehmen wir einmal an, ein Virus findet den Weg in Ihre Nase oder wandert Ihre Kehle hinunter. Der Eindringling interagiert mit einer gesunden Zelle, und diese entdeckt Moleküle, die auf einen Fremdkörper hinweisen. In dieser kleinen Zelle setzt nun ein Prozess wie bei einem Supercomputer ein, der zu Veränderungen in den Proteinen und zur Absonderung von Alpha-, Beta- und Lambda-Interferonen führt. Vielleicht stirbt die Zelle aufgrund der Invasion, doch bevor sie stirbt, gelingt es ihr noch, mithilfe der Proteinveränderungen Interferon zu bilden. Andere umgebende Zellen registrieren diese Präsenz des Interferons, und das löst eine Kettenreaktion aus.

Dieser Prozess kann in einer abgegrenzten Region – etwa einem Organ – stattfinden, sich aber auch innerhalb weniger Stunden im ganzen Körper ausbreiten. Eine Zelle nach der anderen nimmt das Signal auf und bildet Interferon und andere Proteine, die die Zelle schützen. Sobald dies eintritt, setzt das Interferon die Herstellung von Proteinen in Gang, die dem Virus die Fähigkeit nehmen, sich zu vermehren.

Das ist die gute Nachricht.

»Wenn Interferon abgesondert wird, fühlt man sich krank. Es verursacht Schmerzen, und man gerät in einen schrecklichen Zustand«, sagte Zoon. Das Verhalten verändert sich – nicht unmittelbar durch den Virus, sondern durch die Reaktion darauf. Ganz praktisch gesehen, dringt ein Virus ein, das Frühwarnsystem löst daraufhin eine Lawine aus, die zur Entzündung führt, und der Betroffene fühlt sich mies. Er ist müde, empfindlich, fiebrig, wie ich bereits beschrieben habe. Man wird langsamer, was die ausgesprochen segensreiche Folge haben kann, die Ressourcen des Körpers für den Kampf gegen den Virus zu mobilisieren statt etwa für die Arbeit oder fürs Joggen. Das Abwehrsystem benötigt die gesamte noch vorhandene Energie.

Ihr Immunsystem sorgt unter anderem für Sie, indem es Sie dazu bewegt, sich um sich zu kümmern. Und es wäre verlockend, ohne Rückhalt zu sagen, dass das Gefühl der Schwäche ein Signal ist, sich zurückzuziehen und den Körper gesunden zu lassen. Doch wie sich herausstellt, ist es in der konkreten Realität viel komplizierter. Hier sind die Geschichten der unter Autoimmunkrankheiten leidenden Linda und Merredith aufschlussreich; denn manchmal zeigt das Immunsystem eine Überreaktion; manchmal ist es insoweit hilfreich, als es Gefühle des Krankseins hervorruft, um die Entzündung zu reduzieren. Dazu werden Sie gleich mehr erfahren.

Die Geschichte der beiden wird verständlicher und bekommt mehr Sinn, wenn man die Kernwissenschaften hinzuzieht. Interferon gehört zu einer ganzen Reihe von chemischen Stoffen, die das Immunsystem aktivieren. Diese Stoffe beeinflussen praktisch alle Krankheiten sowie die Art und Weise, wie wir darauf reagieren. Die Rede ist von den Zytokinen.

Ein Zytokin ist die Absonderung einer Zelle, die andere Immunzellen aktiviert. Es ist sozusagen ein Botschafter, der von einem Interferon oder zahllosen anderen Akteuren des Immunsystems ausgesendet werden kann. Wenn sich beim Fest des Lebens ein Fremdkörper unter die Menge mischt, können die Immunzellen einander Zytokine in großer Menge senden – es entstehen pulsierende Kommunikationsströme.

Hiermit kommt ein wichtiger Aspekt zum Verständnis des Immunsystems ins Spiel: Es verfügt über ein Fernmeldenetzwerk. Unser Abwehrnetz schickt Signale in den gesamten Körper. Bei Fieber erhält das Gehirn, genauer gesagt, der Hypothalamus, eine neurologische Region, die eine entscheidende Rolle bei der Temperaturregulierung spielt, entsprechende Signale, die dann weiter durch den Körper wandern und andere Zellen dazu anregen, Fieber zu stimulieren. In ähnlicher Weise arbeitet auch das Interferon.

Das Kommunikationsnetz des Immunsystems kann es in

seiner Wirkkraft und Reichweite mit jedem Kommunikationsnetz aufnehmen, das jemals auf der Welt erfunden wurde. Auch mit dem Internet! Die Monozyten nehmen Verbindung zur gesamten Körpergalaxie auf. Und das drahtlos und über große Distanzen, die millionenfach größer sind als die Zelle selbst.

»Diese Telekommunikation funktioniert im Wesentlichen drahtlos. Es muss nicht sein, dass eine Zelle eine andere berührt«, erklärt Dr. Fauci. Das System »ist plastisch, flexibel und höchst kompliziert. Es ist mit einem Supercomputer vergleichbar.«

Halten wir einmal inne und überlegen, wie weit die Immunologie gekommen ist, seit Dr. Miller entdeckte, dass der Thymus weder Platzverschwendung ist noch ein Zufallsprodukt der Schöpfung. Der Thymus produziert T-Zellen, das Knochenmark B-Zellen. Sie schwimmen durch die Tunnel und Gefäße, die das lymphatische System bilden und in Lymphknoten und Lymphgewebe münden. Diese stellen gewissermaßen Kommandozentralen dar, Überwachungsstationen, wo die Feuerwehr auf Notrufe wartet. Wenn die T-Zellen durch dendritische Zellen in Alarmbereitschaft versetzt werden, verhalten sie sich wie Soldaten und Generäle: Die B-Zellen verbinden sich mittels Antikörper mit Antigenen wie Schlüssel auf der Suche nach einem Schloss. Makrophagen, Neutrophile und natürliche Killerzellen durchwandern den Körper, probieren, erforschen und töten. Diese Netze werden durch Signale, chemische Übertragungen oder andere chemische Prozesse verbunden – ein Vorgang, der durch Interferon und Interleukin befeuert wird und oft starke Nebenwirkungen wie beispielsweise Fieber hervorruft.

Man kann sagen, dass diese Lawine uns gesund hält. Das System stellt Parasiten und Viren, Bakterien und bösartigen Tumoren nach. Es arbeitet ununterbrochen, sucht ständig nach geringfügigen Bedrohungen, die wir gar nicht bewusst wahrnehmen, und mittelstarken Bedrohungen, die bewirken, dass wir uns ins Bett legen, und Myriaden großer Bedrohungen, die uns, gäbe es dieses System nicht, ohne Weiteres umbringen könnten. Im historischen Sinne habe ich ein komplexes System beschrieben, komplex im Vergleich zu dem, das die Wissenschaft in Millers Zeiten kannte.

Wissenschaft und die sie unterstützende Technologie bereiteten die Bühne für die Entdeckung von Unmengen verschiedener Moleküle und Zytokine. Einst kannte man nur T- und B-Zellen, und plötzlich sehen wir eine ganze Liste von Molekülen vor uns, die das Fest des Lebens überwachen und kontrollieren. Ihre jeweilige Entdeckung ging mit der Offenbarung ihres gemeinsamen Zwecks einher: Natürlich beteiligen sich einige von ihnen an der Identifizierung und an Angriffen auf Fremdkörper, aber viele andere überwachen auch unser Immunsystem, um zu gewährleisten, dass es nicht überreagiert. Insgesamt handelt es sich hier um die Interleukine, kurz IL genannt. Sie streifen beim Fest des Lebens umher, machen fremde Gäste ausfindig und kontrollieren sich gegenseitig.

Ein Beispiel:

IL-1 löst Fieber aus.

IL-2 bewirkt, dass sich T-Zellen vermehren.

Und dann ist da noch IL-6, das das Wachstum von B-Zellen anregt.

IL-2 und IL-6 sind groß, haben aber einen Haken. Sie können nämlich zu zahlreich werden und allzu aggressive Signale aussenden. Das führt dazu, dass der Körper mit zu großer Grausamkeit angreift. Man spricht dann von Autoimmunität. Auch wenn Sie nicht vor solch dramatischen, chronischen Herausforderungen stehen wie Merredith und Linda, haben Sie sicher in Ihrem Leben schon einmal zu spüren bekommen, wie es ist, wenn Ihr Immunsystem zu aggressiv reagiert und damit bewirkt, dass Sie sich beispielsweise erschöpft fühlen, obwohl es besser für Sie wäre, aufzustehen und spazieren zu gehen, dass Sie Schmerzen haben, für die es keine sichtbaren äußeren Ursachen gab, oder leichtes Fieber.

Wenn sie nicht kontrolliert wird, stellt Autoimmunität nichts weniger als eine tödliche Gefahr dar. Deshalb hat unser Immunsystem ein eigenes System gegenseitiger Kontrolle entwickelt. Viele Interleukine sind so gebaut, dass sie »entzündungshemmend« wirken. Sie sind Bremsen des Immunsystems, nicht Beschleuniger.

In einigen Monozytengruppen, die die Entzündungen mit anheizen, gibt es sogar Untergruppen, die Entzündungen dämpfen. So wissen wir beispielsweise, dass die IL-1-Familie – ja, inzwischen ist es eine ganze Familie – aus elf Mitgliedern besteht und vier davon entzündungshemmend sind. Über ein Drittel der Varianten dieses wichtigen, erstrangigen Proteins des Immunsystems ist so konstruiert, dass sie das Immunsystem an der Entfachung von Entzündungen hindern.

»Bevor es Antibiotika gab, halfen diese entzündlichen Zytokine, Infektionen abzutöten«, so Dr. Dinarello, und diese Rolle nehmen die Zytokine immer noch ein. Woher wissen die Zytokine, wann sie das Immunsystem abschalten müssen?

Was passiert, wenn sie es nicht tun? »Wenn man keine entzündungshemmenden Zytokine produziert, stirbt man schon an einer geringfügigen Entzündung.« Dinarello verwendet gern das Bild, dass das Immunsystem den Körper in einen Polizeistaat verwandelt hat. »Die Entzündung ist notwendig für den Schutz vor Eindringlingen. Es werden Polizisten benötigt. Doch wenn die Polizei zu hart vorgeht, richtet sie Schaden an und bringt unschuldige Menschen um.«

Die Entdeckung all dieser Proteine zeigt uns, was Dr. Fauci mir mit so beredten Worten zum Immunsystem erklärte: Es gleicht einem Supercomputer.

Fauci war bereit, dessen Zweck neu zu definieren.

18

Der harmonische Weg

Wir schreiben das Jahr 1980, Dr. Faucis Aufstieg hat begonnen, und er wird schließlich zum hellsten Stern am Himmel der Immunologie. Seit 1972 versucht er herauszufinden, wie man mit »abweichenden« Reaktionen des Immunsystems umgehen soll. Er meinte: wenn das Immunsystem den Körper angreift.

Fauci unternahm umfangreiche, bahnbrechende Studien mit Medikamenten zur Eindämmung des Immunsystems für den Fall, dass es den Körper angreift.

»Wir mussten das Immunsystem durch unterdrückende Wirkstoffe beruhigen, ohne es notwendigerweise so weit herunterzufahren, dass die Gefahr einer Infektion bestand.«

In dieser Zeit fasste es Fauci noch nicht so in Worte, aber er trug dazu bei, die Immunologie neu zu definieren. Viele Jahre lang war man davon ausgegangen, dass das Immunsystem die Aufgabe habe »anzugreifen, zu verfolgen und zu zerstören«.

Fauci erkannte jedoch, dass das Immunsystem mit dieser Definition bei Weitem nicht vollständig beschrieben war.

Denn im Grunde suchte und zerstörte das Immunsystem nicht, sondern sorgte für ein Gleichgewicht – zwischen dem

Angriff und der Neutralisierung echter Gefahren auf der einen Seite und ausreichender Hemmung, die eine Zerstörung des Körpers durch die Immunreaktion verhindert, auf der anderen Seite.

Halten Sie hier einen Augenblick inne: Die Geschichte des Immunsystems wird zur Geschichte der »Homöostase« – einem Zustand der Harmonie und Stabilität. Sie ist es, die unsere Abwehr so stark macht. Es ist ein System, das genau und fein darauf abgestimmt ist, in Balance zu bleiben, Frieden zu wahren und uns und unseren Mitmenschen so wenig Schaden wie möglich zuzufügen.

Dieses Gleichgewicht ist von zentraler Bedeutung für unsere Gesundheit, wie Sie gleich anhand des Lebens von vier Menschen sehen werden, die Sie bereits kennengelernt haben: Bob, Linda, Merredith und Jason.

Doch zunächst werde ich Sie mit drei weisen Männern und einer Entdeckung bekannt machen, die die Wissenschaft der Immunologie zu praktischen Heilverfahren geführt hat. Dies bedeutete die praktische Wende für die so lange undurchsichtige Welt der Immunologie – eine Wende, bei der Jahrzehnte wissenschaftlicher Arbeit in eine lebensrettende Behandlung mündeten.

19

Drei weise Männer und der monoklonale Antikörper

»Diese Geschichte hat Wissenschaft und Medizin revolutioniert«, schrieb Dr. Selkin Alkan, ein türkischstämmiger Immunologe und Historiker. Die Entdeckung ist inzwischen in Diagnose und Behandlung einer ganzen Reihe von Krankheiten von Bedeutung: »von rheumatischer Arthritis bis zu Krebs«.

Jetzt kommen wir der Sache näher. Die Mosaiksteinchen fügen sich zusammen, die Erforschung führt zur Anwendung, zu Lösungen in der Welt der Kranken. Und keine war wohl so bedeutend wie die Entdeckung des monoklonalen Antikörpers. Dieser weitere wissenschaftliche Schatz wird wahrscheinlich irgendwann für jeden Leser interessant, wenn nicht unmittelbar, dann wegen eines Angehörigen. Deshalb ist es sinnvoll, sich damit zu befassen, um zu verstehen, was vielleicht eines Tages in unseren Körper injiziert wird, um unser Leben zu verlängern oder es zu retten.

Und diese Geschichte beginnt so: Ein Däne, ein Argentinier und ein Deutscher gehen in ein Forschungslabor …

Der erste dieser drei weisen Männer war Niels Jerne, einer der bedeutendsten Denker auf dem Gebiet und Gründer des

Basel Institute for Immunology. »In seinem Büro«, schrieb Alkan, »stand ein langer Tisch mit Dutzenden wissenschaftlichen Zeitschriften; er hatte sie alle gelesen, egal in welcher Sprache sie verfasst waren (Englisch, Holländisch, Dänisch, Französisch, Deutsch).«

Jerne hatte eine Methode entwickelt, Antikörper zu isolieren und zu zählen.

Diese Methode wird als Jerne Plaque Assay bezeichnet. Anhand der Website der University of Windsor zeige ich Ihnen die ersten Schritte zu einer Art Rezept, wie ich es bezeichnen möchte – ein erstes vorsichtiges Eintauchen in die Komplexität der Immunologie –, und anschließend werde ich das verflixte Ding und seine Bedeutung zusammenfassen.

1. Geben Sie 2 Milliliter Hank's Balanced Salt Solution (HBSS) in einen kleinen Mörser und stellen ihn in ein Gefäß mit Eiswasser.

2. Töten Sie die Maus mit einer Überdosis Äther, indem Sie sie in ein kleines Glas mit einem in Äther getränkten Tupfer setzen und es verschließen.

3. Nehmen Sie die tote Maus heraus und legen sie auf ein Papiertuch, reiben Sie den Bauch mit 70-prozentigem Ethanol ein und schneiden ihn auf. Schneiden Sie die Milz heraus und entfernen überschüssiges Fett und Gewebe. Die Lage der Milz wurde in der Übung zur Anatomie des Immunsystems beschrieben.

4. Legen Sie die Milz in die 2 Milliliter kalte HBSS und schneiden sie in kleine Stücke. Zermahlen Sie diese kleinen Stücke mit dem Stößel, bis eine glatte Zellsuspension entstanden ist.

5. Gießen Sie die Suspension durch einen mit einem Mulltuch ausgelegten Trichter. Dabei werden größere Zellklumpen aufgefangen. Spülen Sie die wenigen verbliebenen eingefangenen Zellen mit 5 Milliliter kalter HBSS ab.

Schon mit diesen wenigen Schritten werden Sie eine Vorstellung davon bekommen, wie komplex das Verfahren ist (zu dem schließlich noch der Einsatz einer Zentrifuge, weitere Salzbäder, gewaschene, auf Objektträgern platzierte, mit Paraffin versiegelte und anschließend angezüchtete Mäusemilzzellen kommen; und am Ende folgt dann die Betrachtung der Resultate unter einem Mikroskop). Schließlich hatte man eine Plaque, die es möglich machte, unter dem Mikroskop Antikörper zu zählen.

Einfach gesagt: Es war ein Riesenschritt. Warum? Wenn man sich einen Virus zuzieht, erzeugt der Körper Antikörper, um ihn zu bekämpfen. Unter anderem dank Jerne wenden Ärzte Tests zur Isolierung unserer Antikörper an, um herauszufinden, welche Art von Bazillus wir gerade bekämpfen, wie erfolgreich dieser Kampf ist und mit welcher Intensität der Konflikt zwischen unserem Immunsystem und dem Krankheitserreger ausgetragen wird.

Der zweite weise Mann war César Milstein aus Argentinien. Er hatte eine geniale Methode gefunden, Unmengen von

Antikörpern zu erzeugen, um sie zu untersuchen. Zu diesem Zweck paarte er eine B-Zelle mit einer Krebszelle. Das Resultat glich einem Wunder, da Krebszellen trotz all ihrer Übel von hohem wissenschaftlichem Wert sind: Sie vermehren sich unendlich. Sie sind das Unkraut des Körpers. Durch die Fusion von B-Lymphozyten mit Blutkrebszellen, die sogenannten Myelomzellen, schuf er eine B-Zelllinie mit dem starken Reproduktionszyklus der Krebszellen. Damit hatte Milstein eine Petrischale voller Antikörper zur Verfügung, sodass wissenschaftliche Studien und Experimente mit diesen wertvollen Abwehrkräften in großer Zahl möglich wurden.

Im Jahr 1973 hielt Milstein in Basel einen Vortrag über diesen Prozess, und im Publikum saß damals der Dritte im Bunde, der deutsche Biologe Georges J. F. Köhler.

Um es kurz zu machen: Köhler kombinierte die Techniken von Jerne und Milstein. Er isolierte bei Mäusen und Schafen einzelne Antikörper und stellte zahllose Kopien davon her.

Zum ersten Mal konnten Wissenschaftler eine Zelle mit einem bestimmten Antikörper isolieren und unendlich viele Kopien davon herstellen. Und die Technologie ermöglichte es wiederum Forschern, Unterscheidungen zwischen vielen Zelltypen mit Antikörpern zu treffen. Dieses Ereignis ist vergleichbar mit der Erfindung des stärksten Mikroskops, das Zellbiologen jemals gesehen hatten, denn jetzt konnten sie Zellarten unterscheiden, bestimmen, welche Sorte von Antikörpern die verschiedenen Zellen hatten und wie viele dieser Antikörper auf den verschiedenen Zellen zu finden waren.

Zunächst einmal zeigte sich hier Grundsätzliches, zum

Beispiel, dass es viel mehr Varietäten von B-Zellen gab, als man zuvor angenommen hatte. Und man entdeckte Tausende Antikörper auf der Oberfläche von B-Zellen.

Sobald man sie isoliert hatte, konnte man diese Antikörper untersuchen. So stellte sich beispielsweise folgende Frage: Wenn man wüsste, welche Antikörper auf bestimmte Krankheitserreger reagieren, könnte man dann herausfinden, wie die tödlichen Krankheiten angreifen?

Dr. Fauci von den National Institutes of Health wies mich darauf hin, dass die Immunologie lange als abgelegen, esoterisch und als eine Disziplin ohne Anwendungsmöglichkeiten galt.

»Dann kamen die Siebziger und der Anfang der Achtzigerjahre, und ganz plötzlich zeigte sich, dass das Immunsystem Einfluss auf mehr Krankheiten hatte, als man sich hatte vorstellen können … auf Krebs, Autoimmunität, Mangelerscheinungen, Allergien.«

Die isolierten und vervielfältigten Antikörper wurden als monoklonale Antikörper bezeichnet. Monoklonale Antikörper verändern Ihr Leben, just in diesem Augenblick.

Medikamente, die auf der Grundlage von monoklonalen Antikörpern hergestellt wurden, spielten Anfang des 21. Jahrhunderts eine vorherrschende Rolle. Der Jahresumsatz dieser Medikamente belief sich auf fast 100 Milliarden Dollar. Ihre Wirkung beruht darauf, dass sie die Aktivität eines bestimmten Antikörpers verstärken oder dämpfen, sodass der Organismus eine lebensbedrohliche Gefahr wie Krebs besser bekämpfen oder unsere starke Abwehr hemmen kann, um zu verhindern, dass das Immunsystem zu aggressiv wird und eine Autoimmunität hervorruft.

Die Medikamente tragen Namen wie Humira (Adalimumbab), Remicade (Infliximab) – Medikamente, die Linda und Merredith ausprobierten, um ihr übereifriges Immunsystem zu dämpfen –, Ipilimumab (Handelsname Yervoy), das zahllose Krebspatienten gerettet, oder Nivolumab, das Jason geholfen hat. In den folgenden Darstellungen werden Sie die Entwicklung und Funktionsweise einiger dieser wundersamen Medikamente genauer kennenlernen. Allgemein gesagt, besteht die Aufgabe dieser Medikamente in einer relativ genauen Beeinflussung des Immunsystems, einer Nachahmung auf molekularer Ebene anstatt der Taktik der verbrannten Erde der zuvor verwendeten Heilmittel.

Zur Erinnerung: Bedenken Sie, was für ein Unterschied zwischen den beiden Methoden der Krebsbehandlung, der Chemotherapie und der Immuntherapie, besteht.

In der traditionellen Chemotherapie wurden Toxine, die sich schnell teilende Zellen zerstörten, in den Körper eingeführt. Im Idealfall töteten diese etwa einen Lungentumor ab, zerstörten jedoch auch eine Menge gesundes Gewebe. Es war der sprichwörtliche Zermürbungskrieg: Das Fest des Lebens sollte den Tumor überdauern – und die Behandlung. Die Anwendung von Nivolumab beruht hingegen darauf, dass durch molekulare Bastelei das Immunsystem dazu gebracht wird, den Krebs – unter Einbeziehung der natürlichen Abwehrkräfte des Körpers – anzugreifen, statt Bleichmittel in den Körper einzuführen und alles abzutöten, was sich bewegt.

Alles sehr komplex. Wo befinden wir uns eigentlich gerade in der Geschichte der Immunologie?

Über die längste Zeit waren in der Menschheitsgeschichte selbst leichte Infektionen mit absoluter Regelmäßigkeit tödlich, etwa durch den Verzehr von halb rohem Fleisch, Grippeinfektionen, eine durch Handschlag übertragene Lungenentzündung. Im Lauf der Jahrhunderte näherten sich Wissenschaftler mit kleinen Schritten dem Verständnis dieser Infektionen und bekamen erste Einblicke in die Abwehrmechanismen des Körpers. Solche Wissenschaftler gab es überall auf der Welt, was den enormen Wert der Zusammenarbeit über nationale Grenzen und Kulturen hinweg zeigt.

Einen großen Umbruch brachten Impfstoffe und Antibiotika. Sie hielten uns am Leben, ohne dass wir wirklich begriffen, wie das Immunsystem funktioniert. Mehr oder weniger blind haben wir uns Medikamente injiziert, die manchmal Wirkung zeigten, häufig aber nicht, und in beiden Fällen wussten wir meist nicht, warum es sich so verhielt. Aber gegen Mitte des 19. Jahrhunderts begannen wir die Details zu verstehen.

Die im Thymus gebildete T-Zelle spielte offenbar eine wichtige Rolle beim Aufbau der Abwehr, doch es blieb unklar, was dabei vor sich ging.

Dasselbe galt für die B-Zelle, die im Knochenmark entsteht, auch ihr fiel offenbar eine bedeutende Rolle zu, und sie schien im Austausch mit der T-Zelle zu stehen.

Dann machte der japanische Immunologe Susumu Tonegawa eine bahnbrechende Entdeckung, die quasi den Urknall der Immunologie darstellte: Unsere DNA formt sich im Uterus um und bildet Millionen Antikörper, die an eine Billion verschiedene Antigene andocken – und sie angreifen – können.

Der Australier Peter Doherty fand gemeinsam mit einem Schweizer Wissenschaftler heraus, dass die T-Zelle imstande ist, Fremdes von Eigenem zu unterscheiden.

Dann trat ein Russe auf den Plan und schrieb – erstaunlich spät – das letzte, große Kapitel in der Geschichte unserer starken Abwehr: Es gibt nicht nur ein Immunsystem, sondern zwei.

20

Ein zweites Immunsystem

Wie kommt es, dass wir essen können, ohne dass unser Körper die Nahrung als etwas Fremdes attackiert? Schließlich ist eine Banane nicht menschlich, ebenso wenig wie Brot, ganz zu schweigen von einem Philly Cheese Steak (das, bei allem Respekt gegenüber den Bewohnern von Philadelphia, womöglich nicht einmal Nahrung ist). Wir schlucken, das Essen wandert hinunter in den Magen und den Darm, wo es durch Säure aufgebrochen wird, woraufhin die Nährstoffe dann in den Körper sickern – winzige fremde Teilchen, die jedoch von größter Bedeutung für unser Überleben sind. Wieso kann unser Körper zwischen bloß fremd und wirklich gefährlich unterscheiden? Diese Frage glaubten die Wissenschaftler beantwortet zu haben – etwa mit der Entdeckung der Beziehung zwischen Antikörpern und Antigenen, die von Detektoren wie dem Haupthistokompatibilitätskomplex (MHC) reguliert wird.

Selbst in der AIDS-Forschung ging man davon aus, dass bei dem Abwehrvorgang nur das »adaptive Immunsystem« in Aktion tritt, das im Großen und Ganzen von T- und B-Zellen gesteuert wird.

Doch da irrte sich die Wissenschaft. Um die Bananen-

(oder Cheese-Steak)-Frage zu beantworten, fehlte den Wissenschaftlern noch eine grundlegende Information. Und wieder einmal war es eine internationale Wissenschaftsgemeinde, die die wichtigste Entdeckung machte.

Ruslan Medzhitov wurde im März 1966 in Usbekistan geboren. Achtzehn Jahre später führte er als Gymnasiast ein Leben, wie es dem Klischee eines pflichtbewussten, nach Freiheit hungernden kommunistischen Bürgers entsprach.

»Jeden Herbst mussten wir für zwei Monate in die Baumwollfelder. Das war obligatorisch. Wenn man sich weigerte, konnte man aus dem Gymnasium geschmissen werden. Das Ganze fand unter primitiven Bedingungen statt. Einmal wurde ich von unserem Abteilungsleiter dabei ertappt, wie ich auf dem Feld ein Lehrbuch las.«

Es war ein Werk über Biochemie.

»Er sagte zu mir: Ich werde dir dein Stipendium streichen.«

Das war schlimm. Noch schlimmer war der Krieg. Im zweiten Studiensemester wurde Medzhitov zum Militärdienst einberufen. Man schor ihm den Kopf, dann brachte man ihn zu einem Platz, wo die Rekruten in Züge von jeweils dreißig Mann eingeteilt wurden, wobei der Zufall darüber entschied, welche Gruppe nach Afghanistan geschickt wurde. »Die beiden Gruppen vor und zwei hinter mir gingen nach Afghanistan«, erzählte Medzhitov. »Viele kehrten nicht zurück. Und diejenigen, die wiederkamen, waren nicht mehr normal.«

Beim Rückblick auf den unglückseligen Krieg in Afghanistan erscheint ihm die Feindseligkeit des zusammenbrechenden kommunistischen Regimes gegen alles Fremde heute ein wenig wie eine Autoimmunerkrankung. »Man versucht zu zerstören, was man als körperfremd wahrnimmt, und zerstört dabei etwas im eigenen Körper«, erklärte er. »Es ist ähnlich wie bei der Autoimmunität und: Es ist genau das, was auch im Nahen Osten passiert.«

Politische und kulturelle Abwehrsysteme laufen Amok und reagieren überempfindlich, ohne zu prüfen, was verschont und bewahrt werden könnte – was sie in der Homöostase hält –, und dieser Amoklauf führt in den Ruin.

Nach seinem Militärdienst nahm Medzhitov sein Studium wieder auf. Ihn interessierten allgemein die Naturwissenschaften – nicht die Immunologie im Besonderen –, und dann kam etwas, das sich als große Chance erwies. Nach zahlreichen Gesprächen wurde er für ein Studium in den Vereinigten Staaten ausgewählt. »Es war ein unglaubliches Wunder! Ich konnte mein Glück nicht fassen. Es fehlte nur noch ein letzter Schritt.«

Eines Tages erhielt er einen Anruf von einem Mann, der ihm erklärte, er müsse sich für seinen Aufenthalt in den USA noch einer Einweisung unterziehen, und bat den jungen Wissenschaftler um ein Treffen in einem Park. »Im Nachhinein denke ich immer: Wieso habe ich nicht gemerkt, wie suspekt die Sache war?«

Der Mann trug Anzug und Krawatte. »Er sah sehr nebulös aus. Wenn ich mich an die Begegnung erinnere, sehe ich kein Gesicht vor mir. Alles andere, nur kein Gesicht.«

Die beiden sprachen über dies und das, bis ihn der vornehm gekleidete Mann um ein weiteres Treffen ein paar Tage später bat. Dieses Mal, erinnerte sich Medzhitov, überfiel ihn der Mann »gleich mit der Frage: ›Sie wollen etwas für Ihr Land tun, nicht wahr?‹ Und da dachte ich: ›Oh, Mist.‹ In dem Augenblick wurde mir klar: Er war vom KGB.«

Der Mann wusste alles über Medzhitov, seine Noten, seine Liebe zum Basketball. Aber er sprach keine offenen Drohungen aus, sondern erklärte nur, Medzhitov werde aufgefordert werden, in den USA Geheiminformationen zu sammeln und sie in die Heimat zu übermitteln. Er sollte ein Rezeptor für das überhitzte Immunsystem der Sowjetunion werden. Eine T-Zelle, die in den USA Beobachtungen anstellen sollte. »Wir werden Ihnen beibringen, wie Sie sich nachts in Gebäude einschleichen können«, sagte sein Gegenüber. Es klang ein wenig nach James Bond. »Das fand ich aufregend. Doch alles andere stank. Ich versuchte, meinen Standpunkt darzulegen: ›Ich möchte studieren und nicht Spion sein.‹

Am nächsten Morgen erhielt ich einen Anruf vom Ministerium für Auswärtige Angelegenheiten. Man sagte mir: ›Ihre Dokumente sind verloren gegangen. Sie können nicht ausreisen.‹«

Medzhitov war sich treu geblieben, und das war ihn teuer zu stehen gekommen.

Dann aber kam ein neuer Glückstreffer oder, wenn Sie so wollen, einer dieser zufälligen Augenblicke – eine Veränderung in Zeit und Raum, die zur wissenschaftlichen Weiterentwicklung führte. Der Funke wurde Tausende Kilometer entfernt am Nordufer von Long Island gezündet.

Im Jahr 1989 hielt der Immunologe der Yale University Charles Janeway bei einem Symposium in Cold Spring Harbor, New York, einen Vortrag, in dem er die kühne Behauptung aufstellte, man müsse »das schmutzige kleine Geheimnis der Immunologie« aufdecken.

Das Geheimnis, das er meinte, bestand darin, dass die Immunologie im Grunde – und fast ausschließlich – um die Dominanz der T- und der B-Zelle kreiste. Damit meinte er die Erforschung des adaptiven Immunsystems, die hier bereits dargestellt wurde.

Doch was Janeway keine Ruhe ließ, war eine entscheidende Frage, die so schlicht war, dass man sie übersehen hatte. Woher wissen die T- und B-Zellen, welche Zellen sie angreifen müssen?

Sicher denken Sie nun, die Frage sei doch längst beantwortet gewesen. Schließlich hatte man Antikörper und Antigene entdeckt und umfassende Untersuchungen über die Interaktion zwischen ihnen durchgeführt. Dabei ging man allerdings davon aus, dass T- und B-Zellen wissen, worauf sie ihre Angriffe richten müssen, weil sie Antigene erkennen. Erinnern Sie sich noch an sie? Es sind Marker auf den Erregern. Tags sozusagen.

Janeway ließ auch eine andere Frage keine Ruhe, die ihm seine Studenten gestellt hatten: Gab es nicht auch auf harmlosen fremden Substanzen Antigene? Was war mit den Nährstoffen einer Banane, die wir essen? Was mit Bakterien, die wir einatmen, die aber harmlos sind – um uns schwirren Milliarden solcher Bakterien, die keineswegs alle todbringend sind. Vermutlich tragen doch diese Zellen oder Organismen Antigene. Unsere starke Abwehr muss sie checken und sie dann, statt sie anzugreifen, in Ruhe lassen oder gar integrieren.

»Bekannt war bereits, wie das Immunsystem das Antigen erkennt. Nicht bekannt war, wie es eine Infektion erkennt.

Antigene und Infektionen sind nicht ein und dasselbe«, erklärte Medzhitov mir. Er erzählte mir diese Geschichte, weil Dr. Janeway 2003 an Krebs gestorben war. (In dem Nachruf auf ihn in der *New York Times* hieß es, er sei »häufig als Vater der Theorie einer angeborenen Immunität bezeichnet worden«.)

In Cold Spring Harbor hatte Janeway nun die These vorgelegt, dass die T- und B-Zellen Antigene erkennen – eine Unzahl von ihnen –, aber nicht von Haus aus wissen, welche sie angreifen sollen.

»So eine Zelle sagt: Ich habe da etwas bemerkt, aber ich weiß nicht, was es ist. Ist das deine Bauchspeicheldrüse oder ein bösartiger Virus?« Medzhitov verdeutlichte das Problem: Handelt es sich um eine verdaute Banane oder HIV? »Sie können den Charakter des Antigens nicht erkennen. Es könnte aus den eigenen Körperzellen stammen, aus der Nahrung, von etwas, mit dem unsere Haut in Kontakt gekommen ist. Aber das ist keineswegs alles ansteckend oder pathogen.«

Die T- und B-Zellen, so Medzhitov weiter, »spüren etwas mit herausragender Spezifizität auf, doch die hat ihren Preis: Sie wissen nicht, was es ist.«

Medzhitov bedient sich einer Analogie mit den pawlowschen Hunden, um den Kern des Problems zu beschreiben, das Janeway identifiziert hatte. Pawlow fand heraus, dass seine Hunde sofort Speichel absonderten, wenn sie Futter rochen. Beim Klang einer Glocke hingegen geschah nichts. Dann läutete Pawlow beim Geruch von Futter die Glocke, woraufhin die Hunde auch allein das Erklingen der Glocke mit Futter assoziierten.

Janeway hatte entdeckt, dass unsere adaptiven Immunzellen nicht angreifen, wenn sie nur das sprichwörtliche Klingeln der Glocke hören (das Antigen); vielmehr bedarf es dazu eines weiteren Signals.

Als Janeway diese These veröffentlichte, »wurde er weitgehend ignoriert«, erinnert sich Medzhitov. »Die Leute dachten: Das ist doch nur wieder so eine verrückte Idee.«

Es war auch nicht gerade hilfreich, dass Janeway keinen Beweis vorlegte. Was genau sagte den T- und B-Zellen, dass das Antigen, das sie identifiziert hatten, zu etwas gehörte, das vernichtet werden musste? Was sagte ihnen, dass sie gute Substanzen unangetastet lassen sollten? In einem übergeordneten Sinn vertrat Janeway die Existenz eines »stimulatorischen Signals« – eines Akteurs oder einer Art Botschaft – von einem unbekannten Sender, der den T- oder B-Zellen übermittelt, womit sie es zu tun haben.

Unterdessen studierte Medzhitov in Russland verschiedene Artikel zu einem anderen Thema und stieß dabei auf die Theorie von Janeway. Hier kristallisierte sich eine Frage heraus, die ihn schon lange beschäftigte: Wie geht der Körper mit der Außenwelt um?

Schließlich schrieb er Dr. Janeway eine Nachricht auf eine Floppy Disk, die im Wesentlichen besagte: Ich bin fasziniert von Ihrer Theorie, hier ein paar Folgerungen daraus.

»Nach einer Woche erhielt ich eine Antwort. Es war ein wirklich denkwürdiger Augenblick. Er diskutierte die Theorie mit mir. Ich war schließlich nur ein einfacher Student aus Moskau und er ein sehr berühmter Wissenschaftler!«

Dann implodierte die Sowjetunion. In dem »gesetzlichen Vakuum«, das daraufhin entstand, ergriff Medzhitov seine

Chance und besorgte sich ein Stipendium für San Diego. Anfang 1994 fuhr er nach New Haven, wo er für den Mann arbeitete, den er vergötterte.

Die beiden waren entschlossen zu beweisen, dass die T- und B-Zellen erst dann aktiv werden, wenn sie zwei Informationen bekommen: Sie erkennen ein Antigen (eine fremde Substanz, sei es ein Nahrungsmittel oder ein Virus), aber das ist weitgehend bedeutungslos ohne den zweiten Teil der Information, nämlich ein kostimulatorisches Signal, das heißt: »Töte«».

Woher aber kam dieses zweite Signal?

Bei der Suche nach einer Antwort erhielten Forscher in den 1990er-Jahren neue herausragende Instrumente in Gestalt von elektronischer Rechenleistung und Programmen, die eine weitaus tiefere Analyse des scheinbar Unsichtbaren ermöglichten – etwa die Kartierung des Immunsystems auf der molekularen Ebene. Unter anderem stand Medzhitov jetzt ein Test zur Verfügung, mit dem er Segmente einzelner Gene identifizieren konnte. Die meisten Gene waren nicht in Gänze zu erkennen, da das menschliche Genom – die gesamte Basensequenz – noch nicht kartiert worden war. Aber immerhin versetzte ihn die Technologie in die Lage, Abschnitte einzelner Gene zu kartieren. Medzhitov beschrieb den Vorgang, indem er ein Gen mit einer Person verglich, von der man den Fuß kartieren, aus dem Ergebnis Schlüsse über das Bein ziehen und dann Stück für Stück ein genetisches Profil der ganzen Person erstellen kann.

Aber schließlich war es eine Fliege, die Medzhitov und Janeway zum Durchbruch verhalf.

Nachdem sie bei der Suche nach einem Beweis für die Existenz eines Kostimulators, eines Signals, das T- und B-Zellen mobilisiert, schon eine Weile im Dunkeln getappt hatten, hörten sie einen Vortrag über eine Entdeckung bei Fruchtfliegen, die Mitte der 1980er-Jahre gemacht worden war: Fliegen mit einer bestimmten Genmutation waren nicht in der Lage, Pilzinfektionen zu bekämpfen. Das entsprechende Gen wurde als »Toll« bezeichnet, denn angeblich hatte ein deutscher Wissenschaftler angesichts der Studienergebnisse ausgerufen: »Das ist ja toll!«

Aber Medzhitov und Janeway stellten sich vor, dieser »Toll-like«-Rezeptor sei dafür verantwortlich, dass das adaptive Immunsystem unterscheiden kann, was es angreifen soll und was nicht. Trug das womöglich zur Erklärung bei, warum unser Körper eine Banane oder gar die eigene Milz nicht attackiert? Die Yale-Wissenschaftler machten sich auf die Suche nach DNA-Fragmenten, die die Entsprechung zum Toll-Rezeptor der Fliege darstellten.

Sie fanden das menschliche Gen beziehungsweise Fragmente eines Gens, die dieses Kriterium erfüllten, und führten nun Experimente durch, um nachzuweisen, dass das Gen nicht nur hilfreich, sondern entscheidend war für die Attacke der T-Zelle auf einen Erreger. Es war eins der Experimente, die ziemlich speziell sind und sich daher nicht als Stoff für Hollywood eignen.

Die beiden Forscher hatten den grundlegenden Mechanismus entdeckt, der den Körper befähigt zu entscheiden, ob er es mit einem Krankheitserreger, einem Bösewicht, zu tun hat: einer Infektion, einem Virus oder einem Bakterium.

Es war also entdeckt worden, was beim ersten Kontakt

passiert. Der Toll-like-Rezeptor ist ein entscheidender Faktor nicht nur für unser Überleben, sondern auch für die Immunologie, und es hatte Jahre gedauert, ihn zu finden.

Mit dieser Entdeckung war die Grundlage für die Erkenntnis geschaffen, dass ein zweites Immunsystem existierte – die »angeborene Immunität«.

Dieses angeborene System erkennt Erreger und startet einen ersten allgemeinen Angriff, das heißt, einen, der sich nicht spezifisch auf den Erreger richtet. Es kann die Übeltäter fernhalten, sie aber häufig nicht vollständig auslöschen. Dazu sind spezielle Attacken einer ganz bestimmten T- oder B-Zelle nötig, bewaffnet mit dem Antikörper, der zu dem Antigen auf der Oberfläche oder im Inneren des Bakteriums, des Virus oder des Parasiten passt.

Das angeborene teilt dem adaptiven System mit: *Ich brauche Hilfe. Schick mir den Schlägertrupp.*

Das angeborene Immunsystem sucht Organismen nach einem der wichtigen identifizierenden Marker ab, die Viren und Bakterien gemeinsam haben. Beispielsweise haben Bakterien wackelnde Schwänze. Toll-like-Rezeptoren suchen den Organismus danach ab. Oder sie begeben sich auf die Suche nach einer bestimmten Varietät großer Moleküle – sogenannte Lipopolysaccharide –, die charakteristisch sind für eine bestimmte Klasse von Bakterien – die Gram-negativen Bakterien, wie beispielsweise E(cherichia) Coli; oder nach den Nukleinsäuren von Viren.

Stellen wir einmal zwei Szenarien einander gegenüber: Im einen werden Sie von einer Katze gebissen, im anderen verdauen Sie eine Banane. Im ersten Szenario tröpfelt der Speichel der Katze in die Wunde auf Ihrer Hand und löst eine wahre Lawine von Immunzellen aus, die durch geöffnete Blutgefäße strömen und Röte und Hitze verursachen. Unter den Zellen, die auftreten, befinden sich Makrophagen und dendritische Zellen mit Toll-like-Rezeptoren auf der Oberfläche. Die Rezeptoren können augenblicklich erkennen, ob die fremde Substanz, die in den Körper eintritt, die Kennzeichen eines größeren Erregers besitzt. Wenn ein Erreger vorhanden ist – etwa ein schädliches Bakterium – schickt das Immunsystem nicht nur erste Angriffstruppen los, sondern die dendritischen Zellen, die jetzt um den Erreger wissen und nun ebenfalls ihre Reise antreten, um die T- und B-Zellen zu finden, die für eine spezifischere Abwehr benötigt werden.

Wenn man hingegen eine Banane isst, wandert sie in Magen und Darm. Die Verdauungsorgane brechen die Nahrung auf, und die Nährstoffe sickern in den Körper. Diese Nährstoffe können entweder ganz ähnlich wie »Eigenes« aussehen und daher nicht die Aufmerksamkeit des Immunsystems erregen, oder unsere starke Abwehr identifiziert die Nährstoffreste als fremd, findet aber keinerlei Anzeichen für einen Erreger. Sie werden in den Körper aufgenommen und dürfen am Fest des Lebens teilnehmen.

Die Toll-like-Rezeptoren (TLR) stellen eine Beziehung zwischen Mensch und Außenwelt dar, die ebenso lange existiert wie der Mensch. Sie entwickelte sich durch Epochen der Evolution weiter, bis der menschliche genetische Code die Fähigkeit besaß, die alten Marker Hunderttausender Erreger zu erkennen.

In einem Artikel aus dem Jahr 2002 beschrieben Janeway und Medzhitov es so: »Das angeborene Immunsystem ist eine universelle und alte Form der Wirtsabwehr gegen Infektionen. Diese Rezeptoren haben die Fähigkeit entwickelt, evolutionär konservierte Produkte des Mikrobenstoffwechsels, die von mikrobiellen Erregern, nicht aber vom Wirt erzeugt wurden, zu erkennen. Das Erkennen dieser molekularen Strukturen versetzt das Immunsystem in die Lage, infektiöses Nicht-Eigenes von nichtinfektiösem Eigenen zu unterscheiden. Toll-like Rezeptoren spielen eine wichtige Rolle bei der Erkennung von Krankheitserregern sowie Entzündungs- und Immunreaktionen.

Die mikrobielle Erkennung durch Toll-like-Rezeptoren trägt dazu bei, adaptive Immunreaktionen auf Antigene zu lenken, die von mikrobiellen Erregern stammen.«

Um es ein wenig verständlicher darzustellen: Wir werden mit einfachen Erkennungsmechanismen geboren, mit denen das Immunsystem nicht nur herausfinden kann, was fremd, sondern auch, was pathogen ist. In einer ersten Abwehrlinie erkennen die Moleküle des angeborenen Immunsystems eine große Klasse von Erregern und signalisieren den T-Zellen: Das Ding, das ihr gerade als fremd identifiziert habt, ist schlecht – tötet es.

Mit der Entdeckung der beiden Wissenschaftler waren die wichtigsten Puzzleteilchen der Immunologie gelegt, auch wenn vieles erst noch erforscht werden musste. Und dann stand die Immunologie plötzlich vor einer Krise, die einen Großteil dieser Disziplin um eine ganz praktische Bedrohung versammelte.

Eine Seuche bahnte sich an.

Vor der größten neuzeitlichen Herausforderung standen Immunologie und Immunsystem in den 1980er-Jahren. Besser gesagt, damals wurde deutlich, dass die Apokalypse drohte. AIDS brachte die Immunologie an einen historischen Wendepunkt. In der Studie war es weitgehend um Mäuse im Labor gegangen, sie war in einer komplizierten Sprache verfasst und widmete sich Fragmenten der Wissenschaft. Nun aber stand die Feuerprobe bevor.

So nimmt unsere Geschichte ebenfalls eine Wendung, führt mehr und mehr aus dem Labor hinaus in die Klinik, zum Leben der Patienten und in eine neue Forschungsära: Die Grundlagenforschung wurde zwar fortgesetzt, aber der Schwerpunkt lag nun darauf, das in Jahrzehnten hart erarbeitete Wissen verstärkt auf praktische Fragen anzuwenden, etwa den Einfluss des Immunsystems auf Schlaf, Stress, Allergien, Krebs, Ernährung und die noch kaum erklärten Symptome der Autoimmunität. Verschiedene medizinische Fachgebiete – Herz-, Lungen-, Muskel-, Skelettforschung und, und, und – fingen an, die Instrumentarien und das Wissen der 1970er-Jahre einzubringen. So gesehen folgte letztlich eine Ausweitung der Immunologie.

Bewirkt wurde dies von der furchterregendsten Krankheit, die die moderne Medizin je gesehen hatte.

TEIL III

BOB

21

Sex Machine

An Halloween des Jahres 1977 zeigten sich bei Bob Hoff die ersten Symptome einer Gelbsucht. Aber irgendwie fand er das nicht erstaunlich, angesichts der Genitalwarzen, der Syphilis und der anderen Geschlechtskrankheiten, die er bereits gehabt hatte. Sie waren Folge seines Lebensstils. Seines Sexuallebens.

Für den isoliert in Iowa aufgewachsenen Jungen und späteren Mann war Sex nicht nur Freizeitgestaltung, sondern inzwischen eher zum Ausdruck seines Ichs geworden.

»Ich hatte eine Unzahl von Kontakten«, urteilte Bob über diese Lebensphase. »Und es gibt wohl in den Vereinigten Staaten keine Schwulensauna, die ich nicht besucht habe.«

Die Gemeinschaft der Homosexuellen feierte ihr Comingout, und viele Schwule empfanden es als ihr Erwachen. Sie hatten so lange in Abgeschiedenheit und Angst gelebt, dass sie jetzt bereitwillig alle Hüllen fallen ließen.

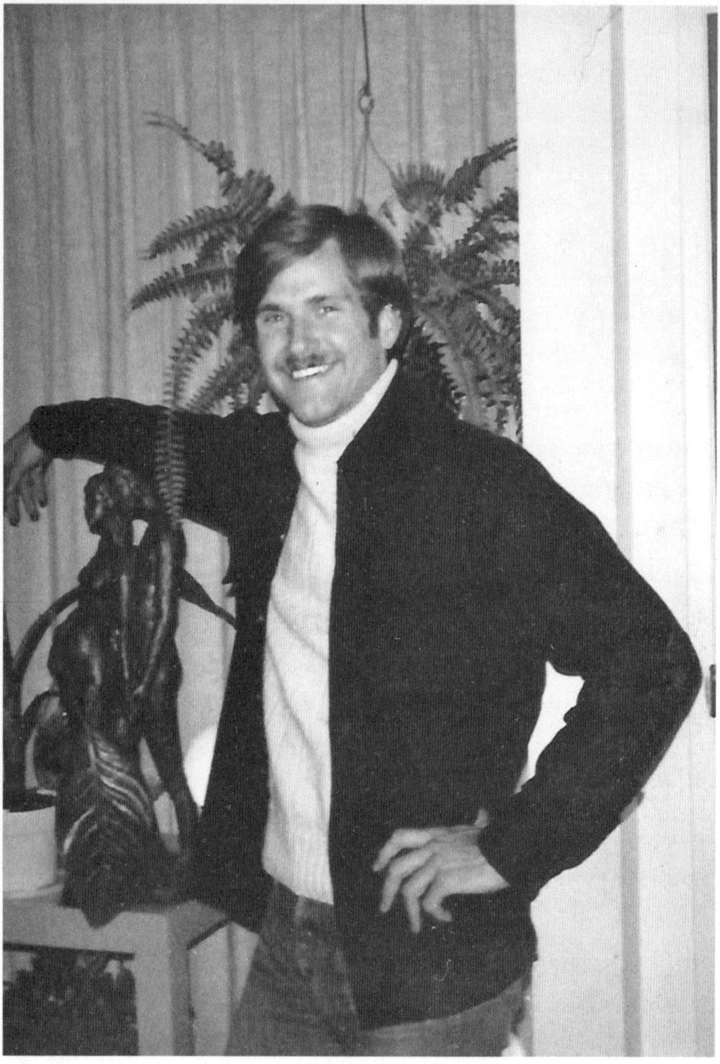

Robert Hoff, 1973.

An seinem Arbeitsplatz zahlte er allerdings den Preis dafür. Zehn Jahre lang wurde er in seiner Behörde bei der Beförderung übergangen, weil sein Chef Homosexuelle für »unzuverlässig« hielt. Seine Arbeit führte ihn durchs ganze Land, und dabei hatte er stets auch ungeschützten Sex. Und er hatte keinen Grund zu glauben, dass das vielleicht weniger gut war.

Da seine Frau, eine Stewardess, viel unterwegs war, hatte er ausreichend Gelegenheit, sich auch zu Hause zu amüsieren. Als Bob 1978 eines Tages in Crystal City – dem Wohnort zahlreicher Regierungsbeamter – in seinem Fitnessstudio trainierte, lernte er einen gewissen Ron Resio kennen. Ron hatte drei Doktortitel und arbeitete in einem Stützpunkt der Navy in Virginia an der Konstruktion des F-4-Phantombombers, und zwar in der Entwicklung, in der Abteilung der Genies.

»Er sah aus wie Conan der Barbar«, erinnerte sich Bob. Lange Haare und gut ausgebildete Muskeln. Die beiden freundeten sich an, und als Bobs Frau unterwegs war, besuchte Ron ihn einmal zu Hause. Die beiden hatten Sex. Einfach, um Spaß zu haben.

Doch Ron war nicht nur ein neuer Freund mit gewissen Vorzügen.

Die folgenden Entwicklungen illustrieren eine der qualvollsten Phasen in der Erforschung des menschlichen Immunsystems. Zugleich zeigen sie aber auch, wie die Suche nach Heilung von den ungeheuren Erkenntnissen profitierte, die die Wissenschaft im Lauf der vergangenen fünfzig Jahre hatte sammeln können. Zudem geben sie Zeugnis von Bob Hoffs ausgezeichnet arbeitendem Immunsystem.

22

GRID

Im August 1980 wurde der Medizinstudent Mark Brunvand im Denver General Hospital in die Intensivstation im neunten Stock versetzt, was für das dritte Studienjahr nichts Ungewöhnliches war. Jahre später sollte Dr. Brunvand als Onkologe meinen krebskranken Freund Jason behandeln. Doch bereits jetzt, als Medizinstudent, entwickelte er eine Weltsicht, die ihn während seiner gesamten Karriere begleitete. Wie andere Ärzte und Forscher seiner Zeit stand er unter dem Einfluss einer seltsamen neuen Krankheit und dem durch sie hervorgerufenen Leid.

Dr. Brunvand betrat an jenem Tag im neunten Stock das Zimmer eines Patienten, der mit einer rätselhaften Erkrankung eingeliefert worden war. Der junge Mann im Bett vor ihm war an ein Beatmungsgerät angeschlossen und konnte nicht mehr sprechen, sondern sich nur noch über seine traurigen, angsterfüllten Augen mitteilen.

Ein anderer Medizinstudent erklärte Mark Brunvand: »Netter Kerl. Wir wissen nicht, was er hat. Wahrscheinlich wird er sterben. Sieht aus wie Lungenentzündung. Er ist schwul.«

Zur Ausbildung gehörte es, die Laborergebnisse zu studieren und die Patienten im Endstadium zu überwachen. Die Laborergebnisse ergaben keinen Sinn.

»Alle waren ratlos. Wir wurden daraus einfach nicht schlau«, erklärte Brunvand. Irgendwann vermutete man einen Parasiten. »Aber das ließ sich nicht bestätigen.«

Sie suchten nach den Ursachen. Was war bei diesem Mann anders als bei den übrigen Patienten? Es blieb ein Rätsel.

»Wir wissen nicht, ob er Crack geraucht, giftige Gase eingeatmet hat oder mit anderen Jungs in seinem Viertel Kontakt hatte.«

Fälle wie diesen sollte es schon bald im ganzen Land geben.

Am 5. Juni 1981 wurden Berichte über fünf Patienten in Los Angeles veröffentlicht, die wegen einer Pneumocystis-carinii-Pneumonie, wie es damals hieß, in Behandlung waren. Zwei von ihnen starben. Alle fünf waren »homosexuell aktiv«, und die Meldung ihrer Erkrankung kam aus einem Institut der University of California. Es war eine neue Einrichtung mit der Aufgabe, eine Verbindung zwischen klinischer Arbeit und Immunologie herzustellen. Wie die Forscher von der kalifornischen Universität feststellten, hatten die Patienten »eine äußerst geringe Anzahl von T-Lymphozyten«, also von T-Zellen.

Am 3. Juli gab es sechsundzwanzig weitere Fälle in Los Angeles, New York und San Francisco.

Im selben Monat stand der frischgebackene Arzt Dr. Mike McCune im New Yorker Memorial Sloane Kettering Cancer Center am Bett eines 24-jährigen Patienten mit geschwächtem Körper und unerklärlichen Symptomen.

»Seine Lungen waren wie Beton«, erinnerte sich Dr. McCune.

Er war vom Cornell Weill Hospital Center überwiesen worden, nachdem man dort die Ursache seiner Erkrankung nicht hatte feststellen können. Hier überlebte er nur dank eines »Super-Beatmungsgeräts«, wie Dr. McCune es nannte, dem es noch gelang, Luft in die Lunge des Patienten zu pumpen. Der Patient war Afroamerikaner und hatte sich in der Vergangenheit intravenös Drogen gespritzt. Im medizinischen Sprachgebrauch bedeutet der Begriff »Differenzialdiagnose« im Grunde, dass man die wahrscheinlichste der möglichen Krankheitsursachen annahm.

»Krebs natürlich, Krebs. Was sonst sollte es sein? Eine Infektion? Was für eine Infektion?«, berichtete Dr. McCune. »Wir intubierten seine Lungen und betrachteten das dabei zutage geförderte Material unter dem Mikroskop. Und was entdeckten wir?«

Keinen Krebs. Und auch keine Bakterien.

Sie fanden einen Parasiten, der damals noch unter dem Namen Pneumocystis carinii bekannt war. Unter dem Mikroskop sieht man lauter Kugeln; in der Lunge sind sie zu Schwärmen zusammengeballt.

Und sie sind nicht unbedingt gefährlich.

»Wahrscheinlich wachsen sie in diesem Augenblick auch in Ihrem Körper«, erklärte mir Dr. McCune. »Aber Ihr Immunsystem hält sie in Schach.«

Damals war Dr. McCune wie gebannt. Und aus heutiger Sicht trug der Mann dazu bei, die Immunologie zu verändern.

»Ich ging zurück ins Labor und versuchte herauszufinden, was den Zustand des Patienten ausgelöst haben könnte.«

Nach einigen Tagen starb der Mann. Alle starben. Nicht jedoch Bob Hoff.

Mitte 1982 klingelte bei Bob das Telefon, und es meldete sich Michael Ward. Michael, der mit Bob gut befreundet war, arbeitete im Fort Lincoln Cemetery als Bestatter. Er hatte ein Verhältnis mit Ron Resio gehabt, jenem Mann, mit dem auch Bob zusammen gewesen war. Zunächst unterbreitete er Bob die schlechte Nachricht, dass Ron mit einer ungewöhnlichen Krankheit ins Gebäude Nummer 10 der National Institutes of Health eingewiesen worden war. Dann teilte er ihm mit, man wolle dort das Blut von ihm und vier weiteren Männern untersuchen, mit denen Ron Kontakt gehabt hatte.

Inzwischen hatte die neue Geschlechtskrankheit, die die Gemeinschaft der Homosexuellen heimsuchte, auch einen Namen bekommen. Man nannte sie GRID, abgekürzt für Gay Related Immune Deficiency – »in Zusammenhang mit Homosexualität auftretende Immunschwäche«. Bob Hoff las darüber im *Washington Blade*, einer Zeitung von und für Schwule.

In den NIH wurden die fünf Männer von einem kleinen, aber feinen Wissenschaftlerteam empfangen, das von Dr. Tony Fauci zusammengestellt worden war. Zu der Gruppe gehörten auch Dr. Cliff Lane und Dr. Henry Masur, zwei renommierte Forscher. Dr. Fauci war ratlos, ungeheuer neugierig, erstaunt und besorgt.

Die Patienten, die ihnen geschickt worden waren, zeigten sich außerstande, die simpelsten Entzündungen zu überwinden, also jene Viren und Parasiten, die andere Menschen wie nebenbei unschädlich machen.

Ihre Abwehr war außer Gefecht gesetzt worden.

»Verdammt, wenn es eine Krankheit gab, die ich erforschen wollte, dann war es diese. Es musste eine Entzündung sein, aber ich wusste nicht, was für eine«, sagte Dr. Fauci. »Für uns war es unfassbar, dass ein Virus das Immunsystem attackierte. Wir hatten nicht die geringste Ahnung, womit wir es zu tun hatten.«

Als Bob Hoff und die vier anderen der Aufforderung der NIH nachkamen, ihren Freund Ron Resio zu besuchen, bat man sie zunächst um eine Blutprobe. Sie hofften auf irgendwas, was ihnen Aufschluss geben würde, womit sie es zu tun hatten. Zumindest »wollten wir das Blut für zukünftige Untersuchungen aufbewahren«, sagte Dr. Fauci.

Danach gingen die fünf Männer zu Ron, der auf der Intensivstation lag. Der ehemals langhaarige Muskelmann bestand nur noch aus Haut und Knochen, hatte rote Pusteln und war an eine Reihe von Schläuchen angeschlossen. Was Ron für Dr. Fauci interessant machte, war nicht nur die rätselhafte Krankheit, sondern auch die Tatsache, dass er einen Zwillingsbruder hatte. Bot er vielleicht die Lösung der Frage, was mit dem Immunsystem seines Bruders los war?

Rons Freunde und Liebhaber aber starrten den Mann entsetzt an. Sie unterdrückten ihre Tränen, doch als sie wieder draußen waren, ließen sie ihren Gefühlen freien Lauf.

»Dann gingen wir zu Glenn nach Hause und hatten zusammen Sex«, erzählte Bob.

Sie haben richtig gelesen. Nachdem sie zum ersten Mal

einen Freund an einer furchtbaren Krankheit hatten sterben sehen, gingen sie zu einem von ihnen nach Hause und feierten eine Orgie.

Bob schilderte es mir ebenso nüchtern, wie ich es hier darstelle. Auf meine Frage, wie es dazu kommen konnte, antwortete er, nun, sie hätten geschützten Sex gehabt. Bob und seine Freunde kamen einander näher, und dass sie Sex hatten, war ein Zeichen, dass sie nicht so isoliert waren, wie sie sich in ihrer Jugend gefühlt hatten.

Hinzu kam, dass mehrere dieser Männer zu Washingtons Elite gehörten. Einer der Teilnehmer an der Orgie jenes Tages hatte Präsident Carters Wahlkampf geleitet. Andere zählten – nicht nur unter den Gästen an jenem Abend – zum Kreis der politischen Insider, waren laut Bob Teil der »Führungsriege der Republikaner«. Sie klammerten sich an das, was ihnen Sicherheit gab und wozu sie sich zugehörig fühlten. Aneinander und an den Sex.

So endete der Tag für Bob in einer Katharsis.

»Die meisten dieser Typen habe ich damals zum letzten Mal gesehen«, sagte er.

Am 24. September 1982 veröffentlichten die Centers for Disease Control and Prevention einen Bericht über die 593 Fälle, die am inzwischen sogenannten »Acquired Immune Deficiency Syndrome« erkrankt waren. Die Krankheit, die Mark Brunvand in Denver und Dr. McCune in New York aufgefallen war, hatte nun also einen Namen. Einundvierzig der erfassten Patienten waren gestorben. Viele trugen den Pilz Pneumocystis carinii, und manche litten am Kaposi-Sarkom oder einer anderen »opportunistischen Infektion«, die erwiesenermaßen von einem Virus ausgelöst wurde. Die Viren profitierten bei diesen Menschen vom Versagen des Immunsystems; wir andere könnten derartige Infekte meist überwinden und würden daran kaum sterben.

Nach Definition der CDC handelt es sich um einen Fall von AIDS, wenn eine Abwehrschwäche gegenüber einer Erkrankung auf keine bekannte Ursache zurückzuführen ist und sie zumindest mit mittlerer Wahrscheinlichkeit auf einer Störung im zellularen Prozess der Immunität beruht.

Zu jenem Zeitpunkt waren weniger als tausend Fälle erfasst. Und die Erkrankten stammten aus einer Randgruppe. War es also wirklich wichtig, die Krankheitsursache zu erforschen? Die medizinischen Autoritäten sahen das anders: Hier stand man vor einer derart gravierenden Störung des Immunsystems, dass die Patienten nicht mehr in der Lage waren, Viren und andere Erreger einzudämmen, die normalerweise kein Problem darstellten. Und nicht nur einen Erreger, sondern mehrere. Anders ausgedrückt, die Grundlage unserer starken Abwehr wurde ausgehöhlt, und wodurch, war völlig unbekannt.

An dieser Stelle halte ich es für angebracht, anderen Seuchen den angemessenen Respekt zu erweisen.

1918 hat die Spanische Grippe weltweit nahezu 50 Millionen Menschen dahingerafft, laut den Centers of Disease Control davon annähernd 700 000 in den Vereinigten Staaten. Nach deren Darstellung ist auch heute noch nicht gesichert, warum sie diese tödliche Wirkung hatte, was wohl auch daran liegt, dass es immer noch gefährlich ist, sich mit ihr abzugeben. Einer weitgehend anerkannten Theorie zufolge beruhte

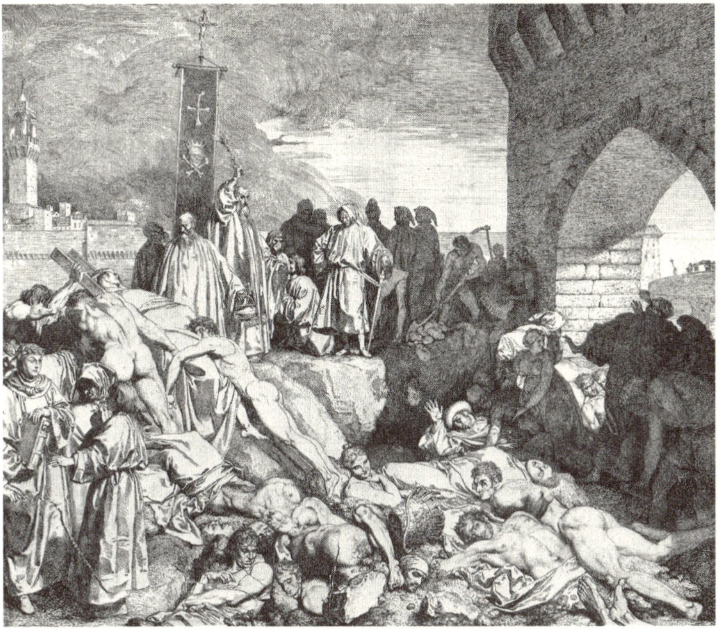

Florenz im 14. Jahrhundert. Die Pest hat die Stadt fest im Griff.

ihre Gefährlichkeit darauf, dass der menschliche Grippevirus – gegen den wir eine gewisse Immunität entwickelt hatten – mit einer von Vögeln stammenden genetischen Variante verschmolzen war. Deshalb besaßen wir Menschen trotz der Unmengen von Antikörpern, mit denen wir geboren werden, keine passenden Abwehrspieler, um die Spanische Grippe zu bekämpfen. Und so heißt es im Bericht der CDC:

»Grippeexperten gehen davon aus, dass eine Pandemie aller Wahrscheinlichkeit nach von einem Influenza-Subtypus verursacht wird, gegen den in der menschlichen Bevölkerung bislang kaum eine oder gar keine Immunität vorhanden ist. Es gibt Hinweise, dass gegenüber dem Virus von 1918 oder einem gleichartigen zumindest in einem Teil der menschlichen Bevölkerung eine gewisse Immunität zurückgeblieben ist.«

Doch nicht alle starben. Es gab Menschen, die irgendwo in ihrem unendlichen Reservoir die richtigen Antikörper besaßen. Ein Hoch also auf die Diversität!

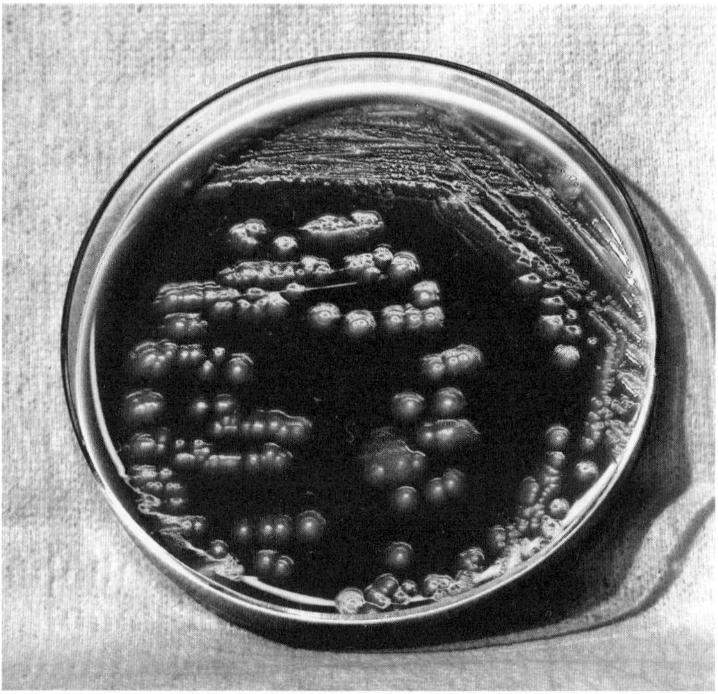

Die Pest in der Petrischale.

Ein anderes großes Übel war die Pest, der Millionen von Menschen zum Opfer fielen, unter anderem im 14. Jahrhundert die halbe Weltbevölkerung. Die Zeitschrift der Smithsonian Institution beschreibt, dass der Angriff der Pest auf drei verschiedenen Wegen erfolgen kann: in einer Attacke der Lymphknoten über die Haut (Beulenpest) sowie über das Blut und über die Lungen. Dass Pesterkrankungen tödlich verliefen, lag an den jeweiligen Mutationen des Bakteriums, aufgrund derer es für das Immunsystem nicht greifbar und leicht übertragbar war. Gegenüber der Lungenvariante war das menschliche Immunsystem quasi machtlos.

Noch eine kurze, aber wichtige Anmerkung zur Vogelgrippe, die 1997 die Experten für Infektionskrankheiten in Angst und Schrecken versetzte. In Hongkong starb ein dreijähriger Junge an der fürchterlichen Infektion durch den von Vögeln stammenden Virus und nach ihm noch weitere siebzehn Menschen. Die Erklärung mit der Übertragung durch Vögel galt noch als Ketzerei, als Keiji Fukuda, ein Grippeexperte der CDC, in Hongkong eintraf, um die Ursachen zu untersuchen. Doch sie erwies sich als richtig. Um weitere Ansteckungen zu vermeiden, tötete man auf den Märkten daraufhin alles Federvieh.

An jener Grippevariante zeigte sich etwas, was auch für alle anderen tödlich verlaufenden Infektionen typisch ist: Die Patienten starben nicht etwa an der Grippe selbst, sondern an der Reaktion ihres Immunsystems auf die Grippeinfektion. Um den von ihm so wahrgenommenen außerordentlichen Angriff abzuwehren, schaltete es in den Turbomodus. Was dann folgte, war eine massive Entzündung.

»Es kam zu einem Zytokinsturm«, so Dr. Fukuda. »Die Menschen starben durch eine übermächtige Reaktion.«

Doch zu Anfang der 1980er-Jahre war die Grippe weitgehend erforscht, während GRID oder AIDS (oder was auch immer es war) noch etwas völlig Neues darstellte. Wenn man das Glas lieber halb voll sieht, könnte man sagen: Die potenzielle Pandemie trat erst zu dem Zeitpunkt in Erscheinung, als die Wissenschaft erste Kenntnisse über die Funktionsweise des Immunsystems gewonnen hatte.

Nun wurde eine gewaltige Maschinerie in Gang gesetzt, die letztlich grundlegende Veränderungen in der Behandlung von Krebs zur Folge hatte. All das jedoch ging auf AIDS zurück.

»AIDS war der Super-GAU der Immunologie«, erklärte mir ein Evolutionsbiologe. »Mit einem Schlag machte sich Panik breit, und von allen Seiten flossen Gelder in die Immunologie.«

23

Der Anruf

Ron Resio, Inhaber mehrerer Doktortitel und einstiges Muskelpaket, starb 1984 an AIDS. Bob Hoff, sein Freund und einmaliger Sexpartner, ging zur Beerdigung. Da Ron seinem Land gedient hatte, fand diese mit allen Ehren der US-Navy statt. Für Ron war es das erste Mal, dass er der Bestattung eines an AIDS Verstorbenen beiwohnte. Als er später selbst nicht mehr in der Lage war, einem Freund die letzte Ehre zu erweisen, konnte er auf Dutzende zurückblicken.

»Im Umkreis von Washington starben fünf oder sechs Typen pro Woche«, erinnerte er sich. »Tag für Tag gab es einen neuen Verlust zu verzeichnen.«

Es war ein Großangriff.

In jenem Jahr forderte AIDS 3.454 Menschenleben. Doch es kam noch viel schlimmer; vier Jahre später hatte sich die Zahl vervierfacht. Und dann verbreitete sich die Krankheit explosionsartig auf der ganzen Welt.

Für die amerikanischen Homosexuellen verschlimmerte sich die Lage noch zusätzlich. So geschah es immer wieder, dass die Eltern eines Verstorbenen seine sexuelle Orientierung leugneten, nichts mit dem überlebenden Partner zu tun haben wollten, ihn nicht zur Bestattung einluden oder die Wohnung auflösten, ohne ihm seine Besitztümer zurückzugeben. Die Eltern betrachteten sich selbst als das Eigene, den überlebenden Geliebten hingegen als das Fremde in ihrer Mitte, und dieses Verdikt galt auch für ihren Sohn, selbst im Tod.

Und genauso empfand es die Community der prominenten Homosexuellen in Washington, als sie merkten, wie sie plötzlich von Ronald Reagan behandelt wurden. Bob Hoff kannte sämtliche Verbandsvorstände der Washingtoner Community, und die kannten Ronald Reagan und seine Frau Nancy, die First Lady. Sie wussten, dass Reagan sie mochte und dass sein Sohn homosexuell war. »Wir konnten nicht glauben, dass er uns so fallen ließ«, meinte Bob. Obwohl er sein Leben lang den Republikanern treu gewesen war, wechselte er nun zu den Demokraten. Schwule Männer wurden krank, und die Leute behandelten die Community wie Aussätzige.

In der Gemeinschaft aber wuchs der Zusammenhalt. Bob, ein studierter Jurist, besaß eine Zulassung als Immobilienmakler. Er redete den Schwulen zu, sich vor einer eventuellen Erkrankung eine Immobilie anzuschaffen, da »Geld zählt«. Sie sollten eine gewisse Macht, eine Stimme haben. Sein damaliger Partner und er besaßen auf Fire Island, einem Mekka für Schwule, ein Haus, in dem sie mehr oder weniger regelmäßig wöchentlich eine Dinnerparty gaben. Außerdem diente es gelegentlich als Zufluchtsort. Zum Beispiel, als einer ihrer Freunde wegen seiner Homosexualität und seines positiven HIV-Tests aus der Air Force entlassen wurde. Am Abend seiner Ankunft hörte Bob, der sich im oberen Stockwerk aufhielt, plötzlich einen dumpfen Schlag, dachte sich jedoch nichts dabei. Der Pilot hatte in seiner Verzweiflung eine tödliche Dosis Kokain geschnupft.

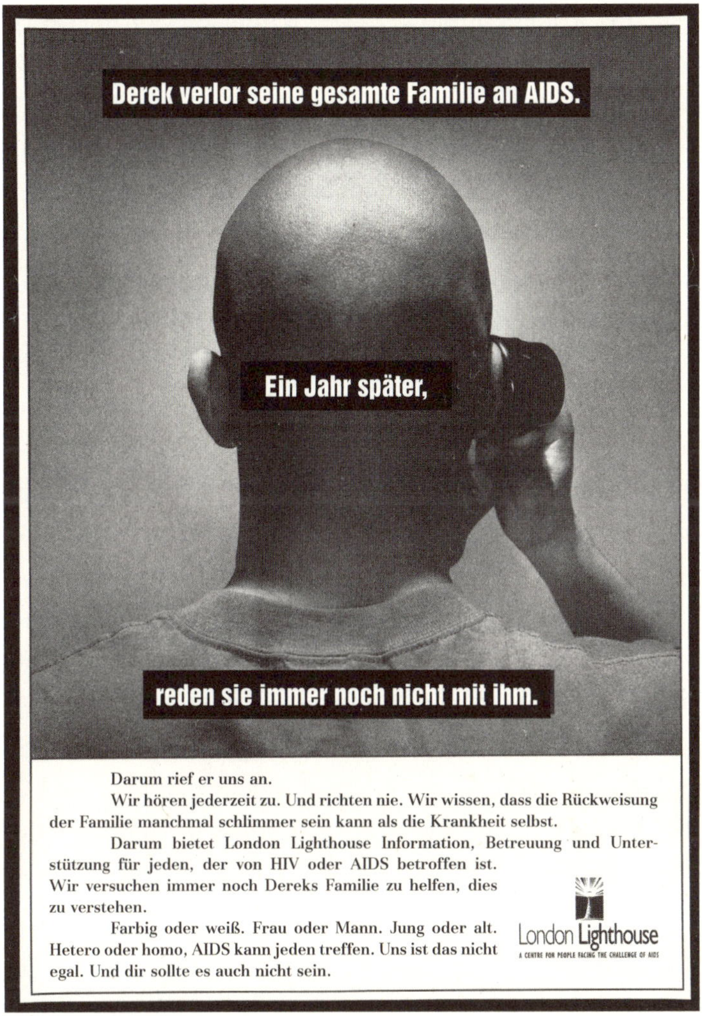

AIDS tötete, und die Gesellschaft wandte sich gegen schwule Männer, als wären sie selbst die Krankheit, das Fremde.

1984 traf Bob auch einen gewissen Bill wieder, in seiner Erinnerung der »schönste Mann, den ich je gesehen hatte«.

Jetzt aber wog er nur noch neunzig Pfund und war am ganzen Körper mit Pusteln bedeckt. Überall und unausweichlich begegnete Bob dem Tod.

Denn es gab absolut kein Medikament und kein Verfahren, das man hätte einsetzen können. Die Wissenschaftler um Dr. Fauci meinten, eventuell das Knochenmark – der Ursprung der Zellen unseres Immunsystems – von Ron Resios Zwillingsbruder verwenden zu können, um Rons Abwehr zu unterstützen. Da Rons Knochenmark dem Virus offenbar nichts entgegenzusetzen hatte, wollten sie es durch gesundes Knochenmark, das mit seinem übereinstimmte, ersetzen. Doch ohne Erfolg. »Der Virus zerstörte auch das transplantierte Knochenmark«, erklärte mir Dr. Fauci. Und das war Rons Todesurteil.

Ende Mai 1984 unterzog sich Bob Hoff einer Routineuntersuchung. Der Arzt meinte, Herzrhythmusstörungen festgestellt zu haben, und schickte ihn zu einem Spezialisten. Wie sich herausstellte, handelte es sich um falschen Alarm. Bob erfuhr es am 8. Juni durch einen Anruf in seinem Regierungsbüro.

»Ich habe eine gute und eine schlechte Nachricht, Bob. Die gute lautet, dass Ihr EKG falsch ausgelesen wurde. Und die schlechte, dass Sie HIV-positiv sind.«

Einfach so.

»Es hat mich letztlich nicht überrascht«, erklärte Bob nüchtern, als er von diesem Augenblick sprach. »Ich war ebenso gefährdet wie der Rest. Ich wusste, dass ich es nicht überleben würde. Mir blieben nur noch ein, zwei Jahre. Dies war mein Todesurteil, und es gab nichts, was ich dagegen tun konnte. Letztlich war ich ein Fall wie jeder andere.«

Das war er ganz sicher nicht.

24

CD4 und CD8

Im Idealfall gibt es zwei Möglichkeiten, um einem Krankheitserreger wie dem Grippe- oder HI-Virus auf die Spur zu kommen und seine Ausbreitung zu verhindern. Die erste besteht in der Erforschung seiner chemischen und biologischen Eigenheiten sowie der Reaktion des Immunsystems und der Antikörper, also in exakter Naturwissenschaft. Die andere ist die epidemiologische Untersuchung. Welche Verhaltensweisen und sonstige Faktoren gehen mit der Krankheit einher? Tritt sie eher in ärmeren Gegenden mit verunreinigtem Wasser auf, bevorzugt man dort bestimmte Lebensmittel, ist die Luftqualität beeinträchtigt? Gibt es einen Zusammenhang mit dem Sexualverhalten? Unmittelbar nach dem Ausbruch der Krankheit 1981 urteilte die Epidemiologie: »Sie fand sich in Gruppen von Männern mit einem ausgesprochen aktiven Sexualleben; und kurz darauf entdeckten wir sie bei injizierenden Drogenkonsumenten«, sagte Dr. Fauci.

So begrenzt diese Informationen auch waren, so ließen sie doch Rückschlüsse zu – nämlich, dass es sich wahrscheinlich um einen Virus handelte. Dafür sprachen zwei Faktoren: Die Übertragung verlief wie bei einem Virus; vor allem aber gab es keinerlei Ähnlichkeiten mit einem Bakterium oder Parasiten – auch deshalb, weil Letztere gewöhnlich im Gewebe erkennbar sind. Ein Virus aber verbirgt sich, wie bereits erklärt, in den Zellen, sodass er selbst mit den ausgefeiltesten Tests nur sehr schwer aufzufinden ist. Er schlüpft von einer Zelle zur anderen, und wenn man nicht weiß, wonach man Ausschau halten muss, gleicht es der »Suche nach der Nadel im Heuhaufen«, wie Dr. Fauci meinte.

Ende 1984 fand in Atlanta eine bemerkenswerte Tagung der CDC statt, an der einige der hellsten Köpfe der medizinischen Wissenschaft teilnehmen. Unter ihnen war auch Jack Dunne, der später Grundlagenforschung betreiben würde. Er beschrieb die Stimmung folgendermaßen: »Ein jeder dachte: Wozu das Ganze? Niemand weiß, was los ist. Man stand kurz vor einer Panik.« Dann trat eine Frau vor und erklärte den vielleicht 1000 Besuchern der Tagung ihre schwindelerregende epidemiologische und von Dunne als politisch unkorrekt eingestufte Theorie. Dazu zeigte sie eine Grafik mit zwei Kurven: Eine beschrieb die Schwere der Erkrankung, die andere »die Anzahl der Fistings pro Woche, die sich bis auf zweihundert belaufen konnten.

Damit wollte sie wohl andeuten, dass die Infektion etwas mit Verletzungen des Gewebes zu tun haben könnte. Ich selbst hatte die Hypothese, dass es bei den am schwersten Erkrankten mit dem Konsum von Amylnitrat zusammenhing«, sagte Dunne. Die Dämpfe der gemeinhin »Popper« genannten Chemikalie lösten eine Entspannung der Muskulatur aus, was sich auch auf den Analbereich bezog und den Sex erleichterte. Bob Hoff und seine Freunde benutzen sie ständig.

In den 1970er-Jahren, jener Dekade, in der das Wissen über das Immunsystem geradezu explosionsartig anwuchs, hatte man wichtige Erkenntnisse über Umfang und Raffinesse unserer Körperabwehr gewonnen. Dazu gehörte, dass die T-Zellen weit komplexer und vielschichtiger waren als gedacht, dass es sogar fundamental voneinander abweichende Arten von T-Zellen gab.

»Bis dahin hatte unter dem Mikroskop eine T-Zelle wie die andere ausgesehen«, sagte Dr. Fauci.

Die beiden wichtigsten der neu entdeckten Varianten von T-Zellen unterschieden sich durch die Zahl der Proteine, die sie auf ihrer Oberfläche trugen. Mit der typischen Fantasielosigkeit bezeichnete man sie als CD4 und CD8. Wie bereits dargestellt, haben die weißen Blutkörperchen auf ihrer Oberfläche Stacheln. Diese können aus CD4- oder CD8-Molekülen bestehen.

Wenn man dem in der Immunologie geltenden Sprachgebrauch folgen will, »tragen« einige T-Zellen CD4 und andere CD8. Fast gleich aussehend, tummeln sie sich auf dem Fest des Lebens, haben aber anhand ihrer Proteine völlig verschiedene Rollen, Kostüme oder Uniformen.

CD4-tragende T-Zellen heißen »Helferzellen«, weil sie andere Zellen des Immunsystems aktivieren, während CD8-tragende früher »T-Killerzellen« genannt wurden, weil sie die Aufgabe haben, Antigene zu erkennen und zu eliminieren. Man könnte sie auch als Generäle und Soldaten bezeichnen.

In den ersten Tagen nach Ausbruch der AIDS-Krise wusste man über die Funktion der Zellen des Immunsystems lediglich, dass es B-Zellen, CD4-tragende Helferzellen und die

CD8-tragenden T-Killerzellen gab. Von daher war es ein glücklicher Umstand, dass es in den Blutproben der ersten Patienten mit dieser rätselhaften Krankheit einige Auffälligkeiten gab.

»Seltsamerweise hatten sie eine geringere Menge von CD4-tragenden Zellen, während bei einigen die Zahl der CD8-tragenden sogar erhöht war«, erklärte Dr. Fauci.

Wie es aussah, waren in dem Immunsystem der Erkrankten nur noch wenige Generäle übrig geblieben.

Ein anderer glücklicher Umstand war eine wenige Jahre zuvor gemachte Entdeckung, die auf den ersten Blick nichts mit AIDS oder T-Zellen zu tun hatte. Sie betraf die Krebserkrankung.

Im Jahr 1965 kam der Arzt und Grundlagenforscher Robert Gallo an das NIH, um an akuter Leukämie leidende Kinder zu behandeln. »Meistens ohne Erfolg«, wie er in seiner wissenschaftlichen Biografie schrieb. Es war schmerzlich, die kleinen Patienten im Endstadium zu behandeln – »eine prägende Erfahrung, die mich in dem Entschluss bestärkte, nicht mehr zur klinischen Medizin zurückzukehren, sondern mich voll und ganz der Forschung im Labor zu widmen.«

Im Zuge seiner Leukämie-Forschung begann Dr. Gallo, tierische »Retroviren« zu untersuchen, die im Ruf standen, bei einigen Tierarten Leukämie hervorzurufen. Er wollte herausfinden, ob es auch menschliche Retroviren gab, doch die Suche danach war, wie Dr. Gallo schrieb, »angesichts von Jahrzehnten der vergeblichen Bemühungen und Fehlschläge recht unpopulär«. Im Kampf gegen den Krebs hatte man diese Richtung bereits verfolgt, jedoch »kaum Hinweise«

gefunden, die auf Leukämie auslösende Viren bei Primaten hindeuteten.

Denn Retroviren, so schrieb Dr. Gallo, waren in Tieren gewöhnlich leicht aufzuspüren. Wenn es auch Menschen gab, die sie trugen, müssten sie dann nicht noch leichter zu finden sein?

Was sind Retroviren? Bösartige kleine Biester, die weitaus hinterhältiger sind als die Viren, die uns gewöhnlich heimsuchen.

Verstehen kann man sie nur, wenn man die wichtigsten Grundlagen der Genetik heranzieht. Die DNA ist unser biologischer Masterplan und bestimmt die Eigenschaften und Charakteristika eines Organismus. Die RNA trägt dazu bei, den Plan umzusetzen – so als wäre die DNA der Plan des Architekten und die RNA die Baufirma, die ihn realisiert. Die RNA macht sich an die Arbeit und instruiert die Reihe von »Subunternehmern« in Gestalt von Zellen und Proteinen.

Ein Retrovirus aber gibt dieser Abfolge eine ganz andere Wendung. Ein Retrovirus, der in eine Zelle eindringt, hat die Gestalt einer viralen RNA. Diese virale RNA ist mit einem bestimmten Enzym ausgestattet, das einen Prozess auslöst, den man »Reverse Transkriptase« nennt und durch den die RNA in DNA verwandelt wird. Anders als in dem typischen genetischen Vorgang, bei dem die DNA die RNA instruiert, verläuft dieser Prozess also in umgekehrter Richtung: Aus RNA wird DNA, und diese DNA nistet sich im Zellkern und der dem Organismus eigenen DNA ein. Auf diese Weise hat der Virus den Organismus letztlich dazu gebracht, Kopien von ihm zu erzeugen, die sich sehr schwer aufspüren lassen. Er schlüpft als virale RNA aus dem Zellkern heraus, reift dann zu erwachsenem Virusprotein heran und erwirbt die Fähigkeit, eine andere Zelle zu infizieren. Und dieser Zyklus setzt sich fort.

Dies alles war grundsätzlich bekannt, als Dr. Gallo die Bühne betrat. Er war der Erste, der einen Retrovirus im Menschen nachwies: den Humanen T-lymphotropen Virus 1, wie er ihn nannte. Der HTLV-1 ist ein Retrovirus, der T-Zellen infiziert. Heute ist er weit besser erforscht als damals; beispielsweise weiß man, dass er von einer messbaren Zahl der Weltbevölkerung getragen wird, die in bestimmten Regionen bis zu einem Prozent betragen kann, wie das National Centre for Human Retrovirology in London feststellte. Die meisten haben ihn jahrelang in sich, ohne zu erkranken. Irgendwie kann ihn das Immunsystem in Schach halten; nur bei einem Fünftel der Träger kommt es zu einem Krankheitsausbruch.

Eine dieser Krankheiten ist die Adulte Leukämie, durch die Dr. Gallo den Zusammenhang zu Krebs herstellen konnte. Was dabei für AIDS von Bedeutung war, ist die Tatsache, dass Dr. Gallo einen Marker für Retroviren fand: Die Erkrankten hatten eine niedrige Zahl von CD4-tragenden T-Zellen.

Damit hatten die Erforscher dieser tödlichen Pandemie, die damals noch nicht einmal einen Namen trug, gleich zu Beginn einen ersten Hinweis bekommen. Es gab einen Zusammenhang mit dem kurz zuvor entdeckten menschlichen Retrovirus. »Allgemein hieß es: CD4-positive Zellen werden angegriffen. Irgendwas tötet sie. Vielleicht ist es eine andere Art von Retrovirus«, erläutert Dr. Fauci.

Die Geschichte der Entdeckung des HI-Virus als Auslöser von AIDS ist schon so oft und gut erzählt worden, dass ich sie hier nicht noch einmal nachzeichnen möchte. Sie erfolgte durch Robert Gallo in den USA und Luc Montagnier und Françoise Barré-Sinoussi in Frankreich, unterstützt durch die entscheidenden Beiträge vieler weniger bekannter Forscher. (Um die Frage, wer die Entdeckung für sich beanspruchen konnte und ob es gerecht war, dass Dr. Gallos Leistung vom Nobelpreiskomitee übergangen wurde, entbrannte ein Streit, doch diese Diskussion ist nicht Thema des vorliegenden Buch.)

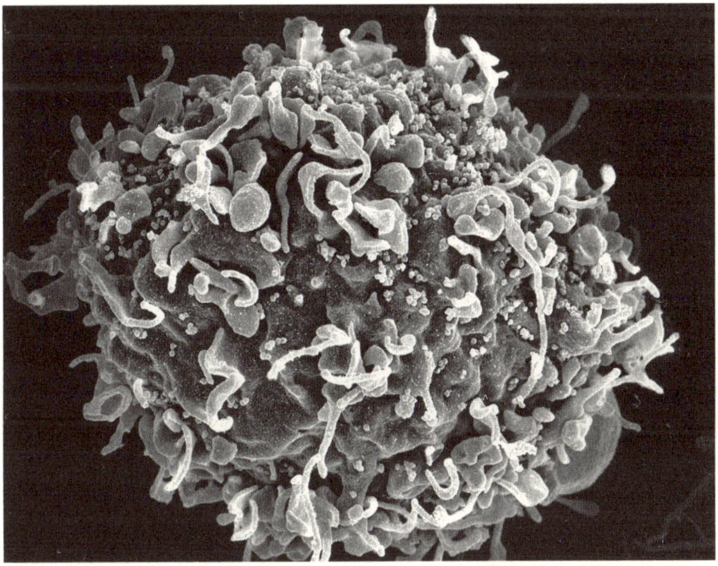

Keime des HI-Virus beim Infizieren einer T-Zelle.

Letztlich zählt hier nur, dass eine ganze Reihe großartiger Forscher der Krankheit auf die Spur kam und dass sich ihre Arbeit auf Dr. Gallos Entdeckung des Retrovirus HTLV-1 stützte – »dem *sine qua non*«, wie es Dr. Fauci nannte, »ohne das wir bei HIV nicht weitergekommen wären.

Man entwickelte in der Folge einen Test, um die Infektion festzustellen. Dies erschien zwar zunächst als Segen, hatte jedoch auch eine schmerzliche Schattenseite. Laut Dr. Fauci kamen jahrelang nur Männer im Endstadium der Krankheit zur Behandlung in die Klinik, und deren Zahl war relativ klein, sodass man annahm, nur die Verbreitung des Virus sei begrenzt. Als Ärzte und Forscher begannen, auch scheinbar Gesunde zu testen, zeigte sich allerdings, wie verbreitet die Infektion tatsächlich war.

»Zu unserem Erstaunen und Schrecken stellten wir fest, dass die Erkrankten lediglich die Spitze des Eisbergs waren. Bei Tausenden und Abertausenden schwuler Männer, die nicht erkrankt waren, fiel der Test auf den Antikörper positiv aus«, sagte Dr. Fauci.

Nach Recherchen der *New York Times* forderte AIDS 1987 in den Vereinigten Staaten 16.908 Todesopfer, 1988 waren es 27.681, 1989 dann 27.409 und 1990 schließlich 31.120.

Wer an HIV und AIDS litt, war aus der Gesellschaft ausgegrenzt.

Doch es gab eine großartige Ausnahme. Magic Johnson.

25

Magie

Am 7. November 1991 war Stephen Migueles, ein Medizinstudent an der University of Miami, gerade dabei, ein Hemd zu bügeln, als in den Fernsehnachrichten Earvin »Magic« Johnson eingeblendet wurde, einer der größten Sportler der Welt. Bekleidet mit einem dunklen Anzug und einem weißen Hemd sowie einer grauen, leicht rot gemusterten Krawatte, gab er eine Presseerklärung.

»Da ich mich mit dem HI-Virus infiziert habe, werde ich meine sportliche Karriere bei den Lakers beenden müssen.«

Wie viele andere war auch der spätere Dr. Migueles perplex, obwohl das Interesse bei ihm tiefer ging. Erst kurz zuvor war er turnusmäßig in die AIDS-Station versetzt worden und hatte verblüfft verfolgt, wie die Oberärzte einen der tödlichsten Viren der Welt mit Mitteln vom Kaliber eines Heftpflasters aufzuhalten versuchten.

Dr. Migueles aber hatte noch etwas anderes im Gepäck. Er befand sich gerade in seinem Coming-out, was nicht leicht war für jemanden, der aus einer gläubigen katholischen hispano-amerikanischen Familie stammte.

»Ich wusste über mich Bescheid, aber auch, dass ich noch nicht zu meiner vollen Blüte gelangt war, wenn man so will.«

Er hatte seinen Eltern bereits von seiner Homosexualität erzählt, und sie hatten es nicht gut aufgenommen. »Heute würde einem das wohl niemand mehr glauben, aber sie waren tatsächlich am Boden zerstört.«

Dann sah er die Patienten auf der Station, die im Sterben lagen. »Während ich versuchte, mir selbst treu zu bleiben, stand ich hier vor all diesen Männern, die ihr Coming-out gehabt hatten und die stolz auf sich waren, die nun aber deswegen sterben mussten. Eine Zwickmühle, die einem Angst machen konnte.«

Magic Johnsons Erklärung bedeutete viel für Dr. Migueles. »Er war eher ein Hetero«, sagte er. Doch es kam noch etwas hinzu. »Wenn man von jemandem mit AIDS hörte, war es meist ein Prominenter, der nicht mehr lange zu leben hatte. Bei Magic aber schien es ein bisschen anders zu sein. Er wirkte kräftig, und es sah aus, als ginge es ihm prächtig.«

Damit zählte er natürlich zu den Glücklichen. Nur wenige Tage später trat Freddy Mercury, der opernhaft auftretende Lead-Sänger der Rockgruppe Queen, an die Öffentlichkeit, um seine AIDS-Erkrankung bekannt zu geben. Er starb am 24. November 1991.

Vier Jahre nach Magic Johnsons Erklärung gab die Food and Drug Administration, die US-Gesundheitsbehörde, grünes Licht für ein Medikament mit dem Namen Saquinavir, dem ersten Proteaseinhibitor.

Protease ist ein Enzym im HI-Virus, das dessen Reifung unterstützt, wenn es den von ihm infizierten Zellkern verlässt. Wird das Enzym gebremst, kann der Virus nicht reifen.

Und sich nicht mehr ausbreiten. Das Immunsystem wird nicht angegriffen, und der Patient bleibt am Leben.

»Dies ist eine der positivsten Nachrichten seit Jahren für all jene, die mit AIDS leben«, sagte Donna Shalala, die damalige amerikanische Gesundheitsministerin.

Im Lauf der Zeit entwickelte man im Kampf gegen den HI-Virus eine breiter angelegte Strategie und versuchte, ihn in verschiedenen Stadien seines »Lebenszyklus« anzugreifen, und dieser Inhibitor war Teil des Konzepts. Hinzu kam der »nukleosidische Reverse-Transkriptase-Inhibitor« AZT, der 1987 zugelassen wurde und das Enzym unterdrückte, das den Retrovirus in seinem Prozess des Umschreibens von RNA zu DNA unterstützte (siehe Kapitel über CD4 und CD8).

Die Einnahme von AZT allein hatte durchaus Wirkung, brachte jedoch auch einige Nebenwirkungen mit sich, denn es führte zusätzlich zu einer Absenkung der Neutrophile, jener entscheidenden Zellen des Immunsystems. Dies konnte eine Anämie auslösen, das Absinken des Anteils der roten Blutkörperchen, die den Sauerstoff transportieren.

Kombiniert führten AZT und ein weiterer nukleosidischer Reverse-Transkriptase-Inhibitor sowie ein Proteaseinhibitor zu einem deutlichen Anstieg der CD4-tragenden Zellen (genauer gesagt kletterte ihre Zahl um dreißig oder vierzig Zellen pro Milliliter Blut, ein beträchtlicher Erfolg, wenn man bedenkt, dass sie bei einem gesunden Menschen 800 pro Milliliter Blut beträgt. Wichtiger aber war, dass der Anteil der CD4-tragenden Zellen im Blut nicht absank).

Im Kampf gegen die HIV-Infektion war dies ein Wendepunkt.

1997 war die Zahl der an AIDS Verstorbenen um satte

47 Prozent gesunken. AIDS gehörte nicht mehr zu den zehn wichtigsten Todesarten in den USA, sondern war von Rang 8 auf 14 gefallen.

Dies beantwortete allerdings nicht die noch offenen Fragen hinsichtlich des Ablaufs bei einer HIV-Infektion. Das Medikament war wirksam wie ein Antibiotikum oder Impfstoff, doch es blieb weiterhin unklar, warum einige Menschen in der Lage waren, die Infektion aus eigener Kraft zu bekämpfen. Warum brach diese tödliche Krankheit bei manchen nicht aus?

Erste Einsichten fand man durch einen ganz besonderen Patienten.

Er war hämophil, das heißt, sein Blut konnte nicht gerinnen. Dies bedeutet, dass eine Blutung über lange Zeit nicht zum Stillstand kommt oder sogar zum Tod führt. Um die mit dieser seltenen Erbkrankheit verbundenen Gefahren zu vermindern, hatte der Mann regelmäßig Infusionen mit dem Protein bekommen, das zur Blutgerinnung beiträgt. Eine dieser Infusionen hatte den HI-Virus enthalten – lange bevor man Blutspenden auf den Virus testen konnte.

»Wir haben da diesen Patienten …«, sagte 1994 ein NIH-Kollege zu Dr. Mark Connors, einem aus Philadelphia stammenden Kinderarzt.

Der Hämophile war Anfang zwanzig und hatte eine HIV-Infektion, aber keine Viruslast. Dieser Begriff bezeichnet die Menge der Viren, die jemand in sich trägt. Das hieß, der junge Mann war nicht an AIDS erkrankt.

Aus heutiger Sicht hätte dieser Befund eigentlich Interesse wecken müssen, aber Dr. Connors und die anderen sprangen nicht darauf an. Denn für diesen Umstand konnte es die unterschiedlichsten Erklärungen geben, wie etwa die, dass er einfach nur eine schwache Version des Virus in sich hatte.

Doch schließlich wurde Dr. Connors beauftragt, der Sache nachzugehen.

Und damit wären wir wieder bei den Mäusen.

Die Forscher am NIH scheuten sich nicht, die Zellen des Hämophilen in eine Maus zu injizieren, der man das Immunsystem genommen hatte, weil es die menschlichen Zellen als fremd bekämpft hätte. Sie verfügten also über eine Maus, die die Zellen ihres besonderen Patienten reproduzierte – weiße, rote, einfach alle.

Da die menschlichen Zellen von der Maus nicht abgestoßen wurden, war das Tier für die Forscher eine Art Petrischale auf vier Beinen. Und siehe da, es kam in ihr nicht zur gleichen Entwicklung des HI-Virus wie bei den Mäusen, denen man Zellen anderer HIV-positiver Patienten injiziert hatte. Auch dies schien wieder wichtig, obwohl es nicht zwangsläufig bedeutete, dass die Zellen des Hämophilen den HI-Virus bekämpften, sondern das Ergebnis auch auf eine Schwäche des Virus zurückzuführen sein konnte. (Die Maus starb übrigens einen qualvollen Tod, weil die menschlichen Zellen erwartungsgemäß die Mauszellen bekämpften, als es zur sogenannten Graft-versus-Host-Reaktion kam, bei der das Transplantat den Wirt attackiert.)

Doch dann führten die Forscher ein Experiment durch, das sich als Volltreffer erwies: Man injizierte Mäusen erneut Zellen des hämophilen Patienten, manipulierte aber zusätzlich auch ihre T-Zellen, indem man den Versuchstieren einen Antikörper verabreichte – zuständig zur Aufspürung und

Abwehr –, der sich an die CD8-tragenden T-Zellen des Hämophilen andockte und sie auslöschte.

Diesmal wurde in der Maus HIV reproduziert, was die Sache mehr oder weniger bestätigte. Es war und ist ein von CD8 gelenkter Vorgang. Ein Treffer! Sofern das Fußvolk unter den Soldaten, die T-Zellen, nicht unverzüglich eine wirksame Reaktion auslöste, würde HIV den Sieg davontragen.

Anschließende Studien an Affen bestätigten die Entdeckung. Sie ergaben, dass das Immunsystem der Primaten nicht mehr in der Lage war, den Virus zu kontrollieren, wenn man ihnen künstlich ihre CD8-Zellen entnommen hatte.

Bob Hoff und eine Handvoll Patienten in vergleichbarer Situation trugen dazu bei, die noch offenen Fragen zu lösen.

26

Die Elite

Im März 1998 hatte Dr. Migueles, der junge Internist aus Miami, sein Studium beendet und begann als frischgebackener Spezialist für Infektionskrankheiten mit einer Reihe von Vorstellungsgesprächen auf der Suche nach seinem zukünftigen Arbeitsplatz. Er wollte sich auf HIV konzentrieren, und er hatte viele Möglichkeiten. Auf ihn wartete aber auch ein Wunder, und das begegnete ihm – wo sonst? – im elften Stock von Gebäude 10 der National Institutes of Health – an dem Ort, wo von Ärzten wie Dr. Fauci und Dr. Dinarello und anderen bereits Großartiges geleistet worden war, nicht nur zu HIV, sondern auch zu den Grundlagen des Immunsystems und dessen Zusammenhang mit einer Unzahl von Krankheiten.

Dr. Migueles hatte sich auf eine Forschungsstelle beworben und kam jetzt zu einem Vorstellungsgespräch. Er traf Dr. Connors in dessen kleinem Büro, das zufälligerweise einst Dr. Fauci gehört hatte. In dem Gespräch berichtete er Dr. Migueles, dass er und sein Team mittlerweile eine Gruppe von Patienten betreuten, die den HI-Virus trugen, bei denen die Krankheit aber offenbar nicht ausbrach, darunter eine Patientin, auf deren Symptome er sich keinen Reim hatte machen können. »Nach ihrer Einlieferung war sie zwölf Tage lang furchtbar krank. Dann ging es ihr gut. Als sie aus dem Krankenhaus entlassen wurde, kam sie zu mir in die Praxis, aber ich konnte ihre Laborergebnisse nicht deuten. Ich bin fast verrückt geworden.«

Dr. Migueles vermutete, dass sie zu einer außergewöhnlichen Gruppe von HIV-Patienten gehörte, die alles Lügen straften, was man bisher über die Krankheit wusste, die aber wahrscheinlich viele Hinweise liefern konnte. Dr. Connors wiederum hatte eine Gruppe dieser Menschen um sich versammelt und begonnen, ihr Blut zu untersuchen. Würden bei ihnen die Symptome einfach nur verzögert auftreten, oder lag dem Ganzen etwas anderes zugrunde?

Dr. Migueles bekam die Stelle. Er wollte mit Dr. Connors zusammenarbeiten, um AIDS zu heilen.

Tatsächlich hatte der sogenannte AIDS-Cocktail, also das Kombinationspräparat, einen Einfluss auf die Sterblichkeitsrate. Erfreulicherweise gehörte AIDS in den Vereinigten Staaten ab 1997 nicht mehr zu den zehn wichtigsten Todesursachen.

Andererseits stand aber auch fest, dass sich in 1998 in jeder Minute schätzungsweise elf Männer, Frauen und Kinder mit HIV infizierten.

Weltweit wurden in jenem Jahr 5,8 Millionen Menschen positiv auf HIV getestet; laut UNAIDS, einer UNO-Organisation, die mit der Weltgesundheitsbehörde zusammenarbeitete, stieg die Zahl der AIDS-Kranken somit auf insgesamt 33,4 Millionen. 1998 starben mit 2,5 Millionen Patienten an der Infektion mehr als in jedem anderen Jahr; insgesamt hatte die Pandemie damit knapp 14 Millionen Menschenleben gefordert, nach wie vor hauptsächlich in Entwicklungsländern. Allerdings breitete sie sich immer schneller auch in den Schwellenländern aus: Laut dem UNAIDS-Bericht verzeichnet das subsaharische Afrika 70 Prozent der Infektionen: »Nirgendwo ist die Epidemie überwunden. In praktisch jedem Land der Welt hat es 1998 neue Ansteckungen gegeben, und vielerorts hat sich die Epidemie schlichtweg jeder Kontrolle entzogen.«

Der Kampf gegen AIDS war also nicht einmal ansatzweise gewonnen. Wissenschaft und Medizin hatten mit dem Kombinationspräparat zwar große Fortschritte erzielt, aber es gab noch erhebliche Nebenwirkungen. Wie etwa, dass die Patienten anfällig für Diabetes wurden, was angesichts des prekären Gleichgewichts des Immunsystems nicht unbedingt überraschte. Wenn man es in seinem Kampf gegen HIV unterstützte, wandte es sich unter Umständen gegen den eigenen Körper und minderte seine Fähigkeit, den Blutzucker zu verarbeiten. Sicher, das Mittel rettete Leben, doch es war nicht sonderlich angenehm, einen sogenannten Büffelrücken zu bekommen, also durch die Medikamente verursachte Fettablagerungen vornehmlich an den Schultern.

Auch bei Brian Baker bildete sich bereits ein solcher Büffelrücken heraus. Er hatte seine Diagnose 1993 bekommen, als er dreißig war. Damals arbeitete er in einem Schallplattengeschäft und als Diskjockey. Sein Gesicht war inzwischen hager, die Haut erschlafft, und er litt unter Stimmungsschwankungen. Er hatte die Medikamente eine Zeit lang absetzen müssen, jedoch bis dahin überlebt. Irgendwann lernte er Bob Hoff kennen, und damit begann eine Liebesgeschichte. Bob fühlte sich jedoch inzwischen wie am Abgrund, weil er so viele seiner Freunde hatte sterben sehen. Er wartete auf sein eigenes Urteil.

»Mir war klar, dass ich jederzeit sterben konnte«, meinte Bob nachdenklich. Mitte und Ende der 1990er-Jahre gaben ihm die Ereignisse nur noch Rätsel auf. Er überprüfte seinen Körper auf rote Flecken und seinen Rachen im Spiegel auf weißen Belag. Zu seiner Ratlosigkeit gesellte sich ein immer stärkeres Schuldgefühl, zu den Überlebenden zu gehören. »Unglaublich, ich wollte mich mit Leuten treffen, und dann erfuhr ich, dass sie tot waren. Ich habe neue Freunde gefunden, und dann sind auch sie gestorben.« Er hatte keine Lust mehr auszugehen. Er dachte an die Freunde seines Vaters, die im Zweiten Weltkrieg gefallen, an die Freunde seiner Mutter, die Opfer der Spanischen Grippe geworden waren.

»Menschen sterben an einer Pandemie, die plötzlich ausbricht, und Menschen sterben im Krieg, und jetzt war ich an der Reihe«, sagte er.

Aber warum lebte er noch?

Er erklärte es sich mit einer Theorie. Vielleicht lag es an seiner gesunden Ernährung und an seiner regelmäßigen Darmreinigung, meist durch einen Einlauf. Womöglich war sein Immunsystem davon so abgelenkt, dass der HI-Virus nicht die Oberhand gewinnen konnte. Das klang zwar nicht unbedingt einleuchtend, aber was war in diesem Zusammenhang schon logisch?

Inzwischen verfügten die NIH über seine Blutproben, die ihm abgenommen worden waren, als er seinen sterbenden Freund besuchte. Bob war allerdings nicht als Proband vorgesehen, sondern gehörte lediglich zu jenen, die beobachtet wurden. Er erschien alle sechs Monate im Institut und ließ sich eine Blutprobe abnehmen. Aber er hatte weiterhin keine Symptome.

Eines Tages bekam er einen Anruf und wurde gebeten, sich bei einem gewissen Dr. Stephen Migueles vorzustellen.

Als Dr. Migueles seine Arbeit an den NIH begann, nahm er an einer Besprechung mit Dr. Connors und anderen Forschern teil, in der es darum ging, was ihnen das Beispiel von Betroffenen wie Bob Hoff zeigte. Dr. Migueles war der Jüngste im Raum; er schrieb eine Liste mit möglichen Erklärungen der Vorgänge auf molekularer Ebene, die bei diesen zum Tode verurteilten Männern das Immunsystem zu wundersamen Leistungen anregte. Es war die Suche nach der Nadel im Heuhaufen.

Angesichts der Komplexität des Immunsystems konnten sie auf ihrer Suche nach einer Behandlung für diese Männer unzählige Richtungen einschlagen. Hatten sie sich vielleicht an einem abgeschwächten Erreger infiziert? War ihr Immunsystem durch eine besondere Kombination von Erkrankungen in der Vergangenheit gestärkt worden? Womöglich hatte es bei ihnen eine bestimmte Art und Weise entwickelt, an den Virus anzudocken oder die Informationen über ihn an andere Teile des Immunsystems weiterzuleiten.

Dr. Migueles' Liste der Möglichkeiten war lang, und das Team machte sich daran, sie auszudünnen. Sie brauchten eine Impfung oder ein Medikament, das das Immunsystem stärkte. Es war ein Wettlauf mit der Zeit, denn täglich starben Menschen.

Bei ihrer ersten Begegnung ließ sich Bob darüber aus, wie jung der Arzt aussah. Dr. Migueles ärgerte das. Bob hingegen erinnerte sich, dass er eine Reihe von Aufstellungen und Tabellen gezeigt bekam, die CD4 und CD8 und seine eigenen Werte zeigten.

»Ihr Immunsystem ist unentwegt am Kämpfen«, erklärte ihm Dr. Migueles. Er bezeichnete Bob als »jemanden ohne langfristige Progression«. Eigentlich hätte sich Bob – zumindest auf persönlicher Ebene – darüber freuen sollen, aber er fühlte sich schlecht. »Es ist kein Spaß, zu den Überlebenden zu gehören.«

»Sie sind keineswegs aus dem Schneider«, wurde Bob mitgeteilt. »Es ist nichts weiter als ein Urteil auf Bewährung.« Er war nach wie vor gefährdet, falls sein Immunsystem einen weiteren Angriff wie eine Gelbsucht, eine Gürtelrose oder eine andere kräftezehrende Attacke zu bewältigen hatte, die dessen gesamte Aufmerksamkeit forderte.

Dr. Migueles bat Bob, in seinem Blut nach Markern suchen zu dürfen, die sein Überleben erklärten und ihnen den Weg zur Entwicklung eines wirksamen Medikaments wiesen. Bob stimmte natürlich zu.

Damals folgte Dr. Migueles bereits der These, dass Bobs CD8-tragende T-Zellen besser reagierten als die der meisten Betroffenen.

Dies allein aber stellte Dr. Migueles und die anderen Forscher bei Weitem noch nicht zufrieden. Um AIDS heilen, um es aus dem Körper verbannen zu können, reichte es nicht zu wissen, *was* das Immunsystem tat, sondern vielmehr, *wie es agierte*.

Zu Ende der 1990er-Jahre fanden sie, ebenso wie weitere Wissenschaftler auf der Welt, einen wichtigen Hinweis auf das, was bei Bob und weiteren Elite-Kontrolleuren anders war.

Viele aus der Elite-Kontrollgruppe besaßen wie Bob ein Gen, das die Art und Weise beeinflusste, wie das Immunsystem von außen eindringende Fremdkörper identifizierte. Insbesondere trugen sie alle das Gen mit der Bezeichnung HLA-B57. HLA ist die Abkürzung für Human Leukocyte Antigen – menschliches Leukozyten-Antigen –, der menschlichen Variante des von Dr. Doherty und anderen Jahre zuvor entdeckten MHC. Seine entscheidende Funktion besteht darin, zwischen körpereigenen und körperfremden Stoffen zu unterscheiden. Bei Bob und weiteren Elite-Kontrollpatienten war das Gen B57 weit häufiger vorhanden als im Rest der Bevölkerung.

Dies war eine immens wichtige Entdeckung. Sie wies den Weg zu den genetischen Grundlagen eines Immunsystems, dem es gelang, die HIV-Infektion abzuwehren.

Zu dieser Entdeckung aber kam noch etwas hinzu: Bob und die meisten der anderen hatten nicht deshalb überlebt, weil sie einen schwachen Stamm des Virus in sich trugen. Er war ebenso stark wie der jener, die die Menschen in ihrem Umkreis dahingerafft hatten.

»Ihre Viren waren keineswegs kümmerlich«, sagte Dr. Migueles. »Es ist vielmehr ein Beispiel dafür, wozu unsere Abwehr fähig ist. Obwohl sie diese Infektion in sich trugen, die wir für grundsätzlich tödlich hielten, blieben sie am Leben und verhielten sich, als hätten sie lediglich ein Herpesvirus. Es saß in ihnen, zeigte aber kaum Auswirkungen.«

Es gab noch eine dritte wichtige Entdeckung. Wie es aussah, hatten speziell diese Patienten überlebt, weil es in der Interaktion zwischen ihrem Immunsystem und dem HI-Virus einen ganz besonderen Moment gegeben hatte: die allererste Begegnung.

»Jegliche Hinweise, die wir haben, deuten auf das hin, was wir das primäre Ereignis nennen, den Augenblick, in dem das Immunsystem zum ersten Mal auf den Virus trifft. Es sieht so aus, als würden Leute wie Bob schon gleich zu Beginn auf den Weg gestoßen, der sie zu Mitgliedern der Gruppe der Kontroll-Elite gemacht hat.«

Was hatte das zu bedeuten?

Einerseits mag man von den wissenschaftlichen Einsichten, die durch Bob und die anderen Kontrollpatienten gewonnen wurden, enttäuscht sein. Denn es konnte immer noch kein Impfstoff entwickelt werden. Doch warten wir's ab.

Denn dieses Urteil – dass es auch weiterhin keinen Impfstoff gibt – geht am entscheidenden Punkt vorbei. Die Arbeit der Forscher an den NIH und ihrer vielen Kollegen hat uns zu einem besseren Verständnis des Immunsystems verholfen. Es war jene Art der Grundlagenforschung, »die zum Verständnis der durch Entzündung hervorgerufenen Krankheiten, der Autoimmunität und Krebs einen essenziellen Beitrag geleistet hat«, sagte Dr. Migueles. Ihre Veröffentlichungen waren Ausgangspunkt für neue Medikamente und Behandlungsformen, vor allem aber für die Forschung an einem Impfstoff. Denn die Abwehrreaktion eines Kontrollpatienten folgt letztlich einem »ausgetretenen Pfad«, einem in uns allen angelegten Verlauf, nach dem unser Immunsystem auf molekularer Ebene arbeitet.

Nach Ansicht von Dr. Migueles hat die intensive Untersuchung des HI-Virus dazu beigetragen, ein Diagramm der Abhängigkeiten zu entwerfen, die das Lawinenprinzip des Immunsystems illustrieren. »Dort finden wir das Schatzkästlein, das die Antwort enthält. HIV ist nicht mehr zwangläufig ein Todesurteil, sofern die Menschen Zugang zu medizinischer Betreuung haben.« Das lebensrettende, auf AZT zurückgreifende Kombinationspräparat basiert weithin auf Forschungen zur Immunologie, darunter auch der Arbeit des Teams an den NIH. Letzteres war gezwungen, seine Untersuchungen fortzusetzen, weil sich HIV wie alle Organismen weiterentwickelt, überlebt und sich nicht nur der Entdeckung durch das Immunsystem entzieht, sondern auch der Wirkung der Medikamente.

Für Bob gab es ein Happy End. Doch ehe ich näher darauf eingehe, möchte ich im weiteren wissenschaftlichen Interesse von einer anderen Gruppe erzählen: von Menschen mit einem viel zu starken Immunsystem.

TEIL IV

LINDA UND MERREDITH

27

Linda

Linda kam im März 1960 zur Welt, als zweites Kind ihrer Eltern, und dieser Aspekt war für sie ein wichtiger Faktor. Ihre große Schwester Joanne war zweieinhalb Jahre älter als sie. Im Wettrennen des Lebens war Joanne ihr immer eine Nasenlänge voraus. Wenn Joanne Hausaufgaben machen musste, wollte Linda das für sie erledigen. Insbesondere in Mathematik tat sich Linda leicht; sie war so gut, dass sie die dritte Klasse übersprang. In Wirklichkeit war Linda einfach fleißig, aber sie war es gerne und hatte diesen inneren Drive, den nur einige verspüren, die meisten aber nicht.

Diesen Drive investierte sie vor allem ins Reiten. Als Linda sieben war, machte die Familie Urlaub auf einer Ranch in Wyoming, wo die Schwestern Cowgirl spielen konnten. Linda nahm die Herausforderung sehr ernst. Zu Hause in einem Städtchen nördlich von San Francisco trainierte Linda nachmittags und am Wochenende in einem Reitstall. Ihre Familie war nicht reich, aber gut situiert, ihr Vater arbeitete im mittleren Management bei Chevron, und die Familie lebte in einem modernen Eigenheim in Marin County. Ein eigenes Pferd bekam Linda mit zehn.

Sie versuchte, schlank zu bleiben, damit sie auf ihrem Pferd eine gute Figur machte. Mit vierzehn Jahren entschied sie sich aus eigenem Antrieb für eine Proteindiät, einen Vorläufer der Atkins-Diät, die sie über Wochen durchhielt. In dieser Zeit ernährte sie sich nur von Fleisch und Eiern, als Snack gab es Schweinekrusten und gelegentlich Hüttenkäse. »Meine Eltern waren ein bisschen besorgt, aber ich hatte keine Essstörung.« Es gefiel ihr einfach, Siegerin zu sein. Aber Reitwettkämpfe sind eine subjektive Angelegenheit. Es war ihr zuwider, wenn sie keine Kontrolle über die Ergebnisse hatte.

»Das mag ich an Golf.«

In ihren neuen Sport investierte sie ebenso viel Kampfgeist wie ins Reiten.

Um diese Zeit traten bei ihr erste Gesundheitsprobleme auf. Schon seit Jahren, auch schon vor ihren Diäten, hatte sie Schwierigkeiten mit der Verdauung – meist mit Verstopfung, manchmal mit schrecklichen Blähungen.

Als sie fünfzehn war, spielte sie einmal mit ihren Eltern Golf im Richmond Country Club. Kurz vor dem Abschlag musste Linda auf die Toilette. Einerseits war das eine große Erleichterung, weil sie seit Tagen keinen Stuhlgang gehabt hatte. Andererseits fühlte sie sich nun schwach, und ihr war schwindelig.

Ihre Mutter sah, wie sie auf wackeligen Beinen aus der Toilette zum Abschlag lief.

»Was ist los?«

Linda erklärte es ihr. Sie trank etwas Wasser und versuchte, den Schwindel abzuschütteln.

»O nein«, sagte ihre Mutter. »Ich hoffe, du hast nicht meinen Magen geerbt.«

Carol, Lindas Mutter, litt am Reizdarmsyndrom. Das Leiden führt zu verschiedenen Verdauungsstörungen – Schmerzen, Verstopfung, Durchfall, Blähungen. Es ist keine typische Autoimmunstörung, aber es ist häufig mit Entzündungen verbunden, die durch eine exzessive oder anhaltende Immunreaktion hervorgerufen werden. Das Syndrom ist verwandt mit entzündlichen Darmerkrankungen und Morbus Crohn, bei denen es sich möglicherweise um Autoimmunerkrankungen mit starken Entzündungen handelt. Stellen Sie sich vor, der Verdauungstrakt in Ihrem Körper entzündet sich und schwillt schmerzhaft an. Das verursacht physische Beschwerden, weil in Ihrem Körper dafür kein Platz ist. Das Körperinnere wurde durch die Evolution optimal gestaltet, da wurde kein Platz verschwendet. Wenn also Organe anschwellen, verursacht das Schmerzen, die unter Umständen sehr stark sein können.

Linda ging ihren Weg, begabt, selbstsicher und darauf erpicht, einen Erfolg nach dem anderen einzuheimsen. Als siegreiche Golferin erhielt sie ein Stipendium für Stanford, wo sie Wirtschaftswissenschaften studierte. Nach ihrem Abschluss wurde sie in das Team für die European Tour aufgenommen, eine Golfmeisterschaft, die damals in den Vereinigten Staaten noch nicht so hoch im Kurs stand. Die Frauen im amerikanischen Team waren nicht nur begabte Golferinnen, sondern sahen auch gut aus, was bei der Vermarktung des Sports ausgenutzt wurde. In den Jahren von 1982 bis 1985 hatte Linda bei den Golfturnieren ihren Spaß, dann reichte es ihr, und sie begann mit ihrem Masterstudium in Stanford einen neuen Lebensabschnitt.

Linda heiratete einen Mann, der später Partner in einer der großen Anwaltsfirmen des Silicon Valley wurde, und hieß fortan Linda Segre. Als Betriebswirtin bekam sie eine Stelle bei der Boston Consulting Group, einer führenden Unternehmensberatung. Da sie dort Partnerin werden wollte, arbeitete sie hart und opferte für ihre Karriere ebenso viel Zeit wie ihr Mann.

Mit dem Erfolg wuchsen Verantwortung und Druck. Linda war jeder Herausforderung gewachsen. So sah sie es jedenfalls. 1989 bemühte sie sich um ein Projekt und machte zehn Nächte in Folge durch, um den Auftrag an Land zu ziehen. Sie schaffte es, indem sie einfach alles aus sich herausholte.

Ihr Mann arbeitete nicht weniger hart. Wie viele andere im Silicon Valley – oder in New York, Hongkong, London und anderen Elite-Enklaven. Ein Großteil von ihnen bekommt keine Autoimmunstörungen. Mit der Schilderung von Lindas Arbeitsleben möchte ich also nicht sagen, dass Linda ihr Leiden selbst verschuldet hätte. Offensichtlich spielte auch ihre genetische Veranlagung eine Rolle. Dennoch ist nicht von der Hand zu weisen, dass Linda mit ihrer Lebensführung ihre Grenzen – und die der meisten Menschen – überschritt. Sie achtete nicht mehr darauf, ob das, was sie tat, noch im Einklang mit ihrer Persönlichkeit, mit ihrem wahren Selbst stand. In gewisser Weise wurde ihr Leben von der Pathologie ununterbrochener Arbeit angetrieben, einer Invasion von Fremdkörpern, die nicht nur ihre seelische, sondern auch ihre körperliche Gesundheit bedrohte.

Ende der 1980er-Jahre wurden ihre Magenschmerzen schlimmer. Alle paar Monate hatte sie so schlimme Blähungen, dass sie nach Hause ging und sich sofort ins Bett verzog.

Am Morgen war die Schwellung abgeklungen. Aber sie strapazierte weiterhin ihre Grenzen, bis sie zusammenbrach.

Anfang September 1995 brachte Linda einen Sohn zur Welt. Er war das zweite Kind des Ehepaars; die Tochter war zwei Jahre alt. Die kleine Familie lebte in San Mateo, einem angenehmen Vorort südlich von San Francisco. Von hier waren es nur zehn Autominuten zu einem wichtigen Kunden der Boston Consulting Group – einem milliardenschweren Finanzdienstleister –, und Linda war die Hauptverantwortliche für diesen Klienten – und somit für die Firma unentbehrlich.

Sie redete sich ein, sie könne so weitermachen und müsse keine Abstriche machen. Zehn Tage Mutterschaftsurlaub mussten genügen. Sie war erschöpft. »Ich nahm oft noch um Mitternacht Anrufe entgegen und stand alle zwei Stunden auf, um meinen Sohn zu stillen.«

Im Dezember hatte sie starke Halsschmerzen, so schlimm wie noch nie. Sie vermutete, es sei eine Streptokokkeninfektion, eine hochansteckende Krankheit. Normalerweise schluckt man dagegen Antibiotika. Nicht so Linda.

»Ich hatte keine Zeit für einen Arztbesuch.«

Es dauerte Wochen, hinzu kam die ständige Erschöpfung.

Im März 1996 bekam sie einen Ausschlag – rote Pusteln an Oberarmen und Oberschenkeln. Nun ging sie zum Arzt, der meinte: »Ich weiß nicht, was das ist.«

Linda schuftete weiter. Sie versorgte das Neugeborene und ihre Tochter, arbeitete fünfundsechzig Stunden die Woche, wobei ihr Mann tatenlos zusah, und versuchte gleichzeitig, die ideale Mutter zu sein. In ihrem Ford Explorer, mit den

Kindern auf dem Rücksitz, nahm sie an Telefonkonferenzen teil. Als sie im September 1996 mit Kollegen eine Dinnerparty feierte, schwoll mit einem Mal ihr linker großer Zeh auf die Größe eines Golfballs an.

Wieder wusste ihr Arzt nicht, was es war. Sie spekulierten, es könnte sich um Borreliose handeln. Das war ein Irrtum, an dem sich aber interessanterweise die medizinische Geisteshaltung zeigt: Es muss ein Krankheitserreger oder ein Fremdeinfluss am Werk sein.

Zwei Wochen später schwoll ihr rechter großer Zeh in ähnlicher Weise an. Als Nächstes war ihr linkes Knie an der Reihe – es hatte die Dimensionen einer Grapefruit.

Linda war Opfer eines Frontalangriffs. Den Allgemeinärzten war nicht klar, wieso. Kein Wunder. So verbreitet Autoimmunerkrankungen sind, so extrem knifflig ist ihre Diagnose. Deswegen blieb das Leiden lange Zeit unsichtbar.

28

Der Wolf

Wenn ein Patient zum Arzt geht, fängt er mit den Symptomen an. Ich habe Halsschmerzen, mein Bein tut weh, ich habe Fieber, ich habe einen Hautausschlag.

Auch der Arzt beginnt mit den Symptomen. Die erste Frage lautet: Was für Beschwerden haben Sie?

Bei vielen Erkrankungen wendet sich die Befragung dann den Ursachen der Symptome zu. Sie haben eine Erkältung, eine Lungenentzündung, eine Virus- oder Bakterieninfektion, einen Parasiten, Krebs.

Nur bei Autoimmunleiden gelangt man bei den Fragen und Antworten manchmal nicht über die Symptomatik hinaus. Meine Gelenke tun weh, ich habe Fieber, einen Hautausschlag, Durchfall, Verstopfung, ich leide an lähmender Müdigkeit.

Und der Arzt sagt: Das glaube ich gern, aber ich kann keine Ursache feststellen.

Da stimmt etwas nicht. Aber man findet keinerlei Hinweise. Keinen Krankheitserreger. Keine Infektion. Keine Fremdursache.

Kein Aspekt in der Geschichte des Immunsystems ist so aufschlussreich wie die Autoimmunerkrankungen. Das Rätsel begann mit dem Werwolf.

Bereits im Jahr 963 fiel Wissenschaftlern ein ungewöhnliches Leiden auf, bei dem die Patienten aussahen, als wären sie von einem Tier gebissen worden. Die lateinische Bezeichnung Lupus (Wolf) wurde später Hippokrates zugeschrieben. Die Leidenden weisen Wundstellen auf, »hässlichen Schorf«, quälende Dermatosis – diese und andere farbige Schilderungen aus dem Mittelalter fand ich in medizingeschichtlichen Darstellungen. Die »grotesken« Läsionen erschienen im Gesicht, an den unteren Gliedmaßen, am ganzen Körper. Die Symptome – manche ausgelöst durch den Lupus, andere nicht – wurden als Folgen eines Wolfbisses angesehen und sogar als Anzeichen dafür, dass sich der oder die Betroffene in einen Werwolf verwandelt habe.

Bezeichnungen und Diagnose wurden in ihrer Primitivität nur noch von den Behandlungsmethoden übertroffen: »Wegschneiden von erkranktem Gewebe oder Wegbrennen mit ätzenden Chemikalien. Diese Eingriffe sorgten selten für Heilung, und die Patienten wurden über Jahrzehnte hinweg zunehmend entstellt«, heißt es in einem Bericht über das Leiden in der medizinischen Fachzeitschrift *The Lancet.*

Im Jahr 1872 war an der Medizinischen Universität Wien der Arzt Moritz Kaposi tätig, der den Lupus mit anderen Erkrankungen, darunter Arthritis, in Verbindung brachte. Gegen Ende des 19. Jahrhunderts sah Sir William Osler in Kanada eine Verbindung zwischen den Lupusläsionen und weiteren Leiden, die das Herz, die Lunge und die Leber betrafen. Professor Osler verdanken wir die Bezeichnung »systemische Lupus erythematodes«.

Der Schlüsselbegriff lautet hier »systemisch«. Das Leiden

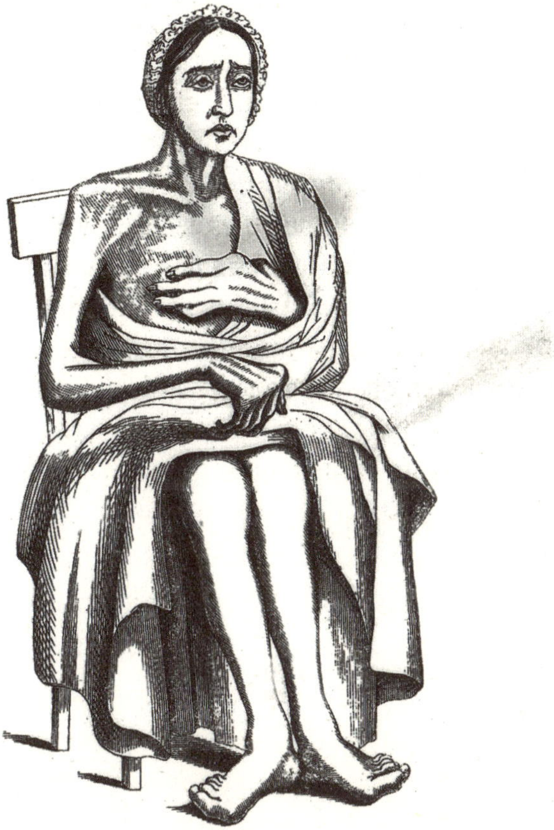

Fig. 28.

Case of Margaret Burgess.

The above woodcut may give a true but melancholy notion of the external appearance that the constitutional form of chronic rheumatic arthritis

Ein Holzschnitt aus dem 19. Jahrhundert, der eine Frau mit Arthritis zeigt. Lange bevor Symptome wie die von Linda und Merredith von der medizinischen Gemeinde ernst genommen wurden.

betraf nicht nur die Haut. Vielmehr war etwas Größeres am Werk.

Parallel dazu hatten sich Wissenschaftler mit einer ungewöhnlichen Erkrankung befasst, die Gelenkschmerzen auslöste. In Paris untersuchte ein Doktorand im Jahr 1800 neun Patienten und kam zu dem Schluss, ihre Gelenkschmerzen seien nicht auf die Art von Gicht zurückzuführen, an der viele Menschen litten. Der Doktorand sprach von asthenischer Gicht. Im Jahr 1859 gab schließlich Alfred Baring Garrod, der in der medizinischen Forschung Pionierarbeit leistete, dem Leiden seine heute übliche Bezeichnung: rheumatoide Arthritis.

Typisch für diese Erkrankung waren Entzündungen, die meist die Gelenke betrafen. Wie wir wissen, sind Entzündungen die körpereigene Reaktion auf Krankheiten.

Die Vorstellung, dass der Körper sich selbst angreift, war damals relativ neu. Der namhafte Immunologe Paul Ehrlich prägte um 1900 den Begriff »horror autotoxicus«, die Angst vor der Selbstzerstörung des Körpers.

Zu Beginn des 20. Jahrhunderts genoss die Immunologie nur geringes Ansehen, und in der kleinen Forschergemeinde, die sich ihr widmete, waren Ärzte, die sich mit diesen ungewöhnlichen Entzündungsprozessen beschäftigten, eine noch kleinere Minderheit. Ein Zentrum der Forschung war damals die Mayo Clinic in Minneapolis. 1926 wurden dort in der Rheumatologie 574 Patienten mit geschwollenen, schmerzenden Gelenken aufgenommen. Als Ursache vermutete man eine chronische Infektion – eine Außeneinwirkung. Das war natürlich ein Irrtum. Man versuchte es mit Impfungen, die jedoch zu schweren Nebenwirkungen führten, manchmal sogar zum Tod. Stellen Sie sich vor, dass ein überhitztes Immunsystem mit Medikamenten und Impfungen traktiert wird.

Andere Patienten erhielten eine »Fieberbehandlung« – das heißt, Fieber wurde künstlich ausgelöst, um die Symptome zu beseitigen, das mysteriöse Leiden sollte also buchstäblich durch ein Anheizen des Immunsystems geheilt werden. Dann aber, im Jahr 1929, kam die Offenbarung.

Ein Pionier unter den Rheumatologen war Dr. Philip Hench. Er arbeitete an der Mayo Clinic, und ihm fiel an einer Patientin mit rheumatoider Arthritis etwas Merkwürdiges auf: Gelenkschmerzen und Steifheit ließen nach, als sie an Gelbsucht erkrankte. Sie zog sich also eine Krankheit zu, und ihre Gelenkschmerzen ließen nach und wurden nicht etwa schlimmer.

Der Mediziner bemerkte auch, dass andere Rheumatologiepatienten nach einer Operation oder während der Schwangerschaft eine Linderung ihrer Symptome erlebten. Hench entwickelte die These, dass Patienten unter Druck eine Substanz ausschütten, die Angriffe auf ihre Gelenke abwehrte, heißt es in einem Bericht der Zeitschrift *Clinical Chemistry.*

Hench hatte eine Vermutung. Wenn Patienten unter Stress oder unter Druck stehen, schütten sie in der Regel Adrenalin aus. Nach seiner Theorie wurden Gelenkschmerzen und -entzündungen durch eine Ausschüttung der Nebenniere gelindert, einem kleinen dreieckigen Organ oberhalb der beiden Nieren, das wichtige Hormone produziert. Angeregt durch diese Hypothese, machten Philip Hench und der Biochemiker Edward Kendall eine der bedeutendsten Entdeckungen in der Geschichte der Autoimmunforschung.

Um herauszufinden, welche Substanz das Leiden der Mayo-Patienten gelindert hatte, versuchte Kendall, Ausschüttungen aus der Nebenniere von Kühen zu isolieren. Wie es im Bericht der Zeitschrift *Clinical Chemistry* heißt, erhielt der Biochemiker regelmäßig Lieferungen von Nebennierengewebe aus den Schlachthäusern Chicagos. Kendall entdeckte einige Hormone, die er mit den Buchstaben des Alphabets versah: A, B, C und so weiter. Das Hormon, das Wissenschaftsgeschichte schreiben sollte, erhielt den Buchstaben E.

Anfangs wurde es unter die Lupe genommen, weil es relativ einfach wirkte. Außerdem verbesserte es das Befinden der Patienten, löste teilweise sogar Euphorie aus.

Es dauerte viele Jahre, bis es gereinigt und isoliert werden konnte. Im Jahr 1948 verabreichten es die Wissenschaftler, die 1929 ihre Arbeit in der Mayo Clinic aufgenommen hatten, dort einer 29-jährigen Frau, die infolge rheumatoider Arthritis praktisch bewegungsunfähig war.

»Zwei Tage und zwei weitere Injektionen später konnte die Patientin laufen und verließ das Krankenhaus, um sich einen dreistündigen Einkaufsbummel zu gönnen«, heißt es in der historischen Darstellung der Ereignisse aus dem Jahr 2010.

»Dieses verblüffende Ergebnis ließ Menschen in der ganzen Welt staunen«, heißt es in einem anderen Bericht. Die beiden Mayo-Wissenschaftler wurden dafür 1950 mit dem Nobelpreis ausgezeichnet.

Das Hormon E ist Ihnen vielleicht unter einem anderen Namen bekannt: Cortisol. Es ist ein Steroid mit der Eigenschaft, das Immunsystem zu unterdrücken. Steroide stehen bei der Verteidigung gegen zahlreiche Autoimmunerkrankungen an vorderster Front. Wie wir noch sehen werden, sind sie kein reiner Segen. Für den Augenblick genügt es zu sagen, dass die Entdeckung der Steroide auf dem Feld der Immunologie und Medizin gleichbedeutend mit der Entdeckung von Impfstoffen und Antibiotika ist; sie waren eine reine Offenbarung, eine Lösung für ein verzwicktes Problem, ohne dass damit bereits die zugrunde liegenden Mechanismen der Krankheit verstanden wurden, zu deren Behandlung sie eingesetzt werden sollten – der Autoimmunleiden.

Wie so viele Fragen auf dem Gebiet der Immunologie klärte sich dieses Rätsel mit der Verbesserung wissenschaftlicher Techniken Ende der 1950er-Jahre. Zum Beispiel sah man bei Forschungen zu Lupus nun, dass die eigenen Immunzellen der Patienten flüssiges Material im Knochenmark aufzehrten. Das war sozusagen doppeltes Pech. Das Knochenmark dient der Bildung von Immunzellen und Stimulierung des Immunsystems, und es wurde durch ebenjenes System angegriffen, zu dessen Aufbau es selbst beitrug.

Ein weiterer großer Durchbruch im Rätselraten um Autoimmunerkrankungen erfolgte Ende der 1950er- und in den 1960er-Jahren durch die bahnbrechende Arbeit von Henry George Kunkel. Der Arzt, der am Rockefeller Institute in New York arbeitete, behandelte im Rahmen seiner Forschungstätigkeit Patientinnen mit einem Leberleiden. Viele von ihnen litten außerdem an Arthritis. Das hielt man zunächst für einen Zufall; schließlich kann Arthritis auch eine Alterserscheinung sein oder durch anhaltende körperliche Belastung ausgelöst werden. Nicht immer ist Autoimmunität im Spiel.

Bei der Beschäftigung mit seinen Leberpatientinnen isolierte Kunkel einige Antikörper – jene großen, spezialisierten

Moleküle an der Zelloberfläche, die mit darüber entscheiden, welche fremden Zellen angegriffen werden. Unter den gesammelten Molekülen isolierte Kunkel neunzehn Antikörper, die sich verstörend verhielten: Statt Signale fremder Zellen zu registrieren und darauf anzuspringen, reagierten diese Antikörper auf die weißen Blutkörperchen der Patientinnen.

Jetzt verstand der Arzt, was es mit der rheumatoiden Arthritis auf sich hatte. Er hatte den entscheidenden Test entdeckt, der bewies, dass der Körper sich selbst angriff; dazu benutzte er ebenjene Eigenschaften, die, wie andere Immunologen nachgewiesen hatten, für die Selbstverteidigung des Körpers gegen Eindringlinge unverzichtbar waren. Eine brillante Einsicht.

Im Jahr 1948 wurde ein ähnlicher Test entwickelt, mit dem das Vorhandensein von Antikörpern gegen Zellkerne nachgewiesen werden konnte. Dabei handelt es sich um Antikörper, die sich an den Kern einer normalen Zelle andocken können, und sie traten praktisch bei allen Patienten mit systemischem Lupus auf. (Die Sache ist etwas komplizierter, denn die Antikörper kommen auch bei Menschen ohne Lupus vor, also funktionierte der Test zunächst nur in der Hälfte der Fälle; erst Mitte der 1960er-Jahre stieg die Erfolgsquote des Tests auf 95 Prozent.)

Zu Beginn des Atomzeitalters gab es nur für zwei von annähernd einhundert bekannten Autoimmunerkrankungen einigermaßen zuverlässige Tests. Und kaum hilfreiche Behandlungsmethoden.

Das war die Lage der Dinge, als Ende der 1960er-Jahre eine etwa 40-jährige Patientin, die an starken Gelenkschmerzen litt, schluchzend das Johns Hopkins Hospital aufsuchte. Zu dem Team, das sie behandelte, gehörte die Medizinstudentin Bevra Hahn, die später eine weltbekannte Spezialistin auf diesem Gebiet werden sollte.

Die Geschichte der Patientin veranschaulicht, was Menschen mit Autoimmunerkrankungen damals durchmachten. Trotz der fantastischen Arbeit, die Dr. Kunkel und andere Wissenschaftler geleistet hatten, war es im medizinischen Alltag schwierig, wenn nicht unmöglich, Autoimmunerkrankungen zu diagnostizieren und zu behandeln. Diese Herausforderung wurde noch durch das vorurteilsbehaftete Frauenbild jener Zeit erschwert. Wenn sich Frauen beklagten – sei es über körperliche oder seelische Leiden –, wurden sie oft als »hysterisch« bezeichnet. Die Arbeit als Mütter und Hausfrauen war gesellschaftlich wenig respektiert und galt als nicht besonders anstrengend. In Wirklichkeit konnte diese Arbeit die Gelenke schwer strapazieren und Schmerzen verschlimmern.

»Frauen hatten eine klar abgesteckte Rolle. Der Ehemann kümmerte sich niemals um die Wäsche. Der Ehemann kochte nicht. Ein Baby zu wickeln ist wirklich schwierig, wenn die Gelenke geschwollen sind und schmerzen«, erklärte Dr. Hahn. Die Patientin, eine weiße Frau aus der Mittelschicht, trug Hosen statt Röcke, um ihre geschwollenen Gelenke zu verbergen.

Bevra Hahn hatte ihr nicht viel zu bieten. Steroide zeigten keine Wirkung.

»Alles, was ich hatte, waren Goldspritzen und Aspirin«, erklärte sie. Es gab die Theorie, dass Präparate, die Gold enthielten, Tuberkuloseerreger abtöten könnten, eine weitere

Theorie besagte, TB sei mit Autoimmunerkrankungen verwandt. Die Behandlung, so Hahn, »war sehr primitiv«.

Carolyn Weiner, Verhaltenspsychologin an der University of California in San Francisco, schrieb 1975 einen Aufsatz über das Leben mit einer Autoimmunerkrankung. Die Lektüre ist schwer verdaulich. Der Artikel schildert die emotionale Seite des Lebens mit einem Leiden, der rheumatoiden Arthritis, das schwer zu diagnostizieren und für das »kein Heilverfahren verfügbar« ist.

Der Aufsatz beginnt mit dem Tagebucheintrag einer 29-Jährigen, die an rheumatoider Arthritis leidet:

Sich körperlich wohlzufühlen
Und eine einfache Arbeit zu tun
Kann größte Freude
Für die Seele bringen.

Ständige Schmerzen und
Erbärmliche Müdigkeit treiben einen
zur Verzweiflung.

Ich frage mich, wie viele
Variationen davon ich
In den nächsten vierzig Jahren erlebe.

»Patienten mit rheumatoider Arthritis erfahren im Zusammenhang mit ihrer Diagnose, dass die Krankheit nicht nur unheilbar ist, sondern auch, dass ihre spezifischen Manifestationen unvorhersagbar sind. Nicht selten hören sie von ihrem

Arzt: ›Sie werden lernen müssen, damit zu leben‹«, heißt es in dem Aufsatz.

Zu den hier geschilderten Bewältigungsstrategien gehörte die »Selbstbehandlung«, zum Beispiel durch »die Einnahme von Selleriesaft oder Vitamin E in hohen Dosen. Oder es wurde geraten, vor dem Schlafengehen Plastiktüten mit Schwefelpulver um die Füße zu wickeln; die Empfehlungen reichten bis hin zu einer Packung aus Ingwerwurzeln, getränkt in Wodka und einem anderen Gemisch.«

Eine weitere in dem Aufsatz erwähnte Strategie der Betroffenen war das »Vertuschen«. Wer an einer Autoimmunerkrankung litt, tat so, als würde er nicht leiden, und versuchte, sich so zu geben, als fehle ihm nichts. Aber das war ein zweischneidiges Schwert: Freunde und Angehörige meinten, es sei alles in Ordnung, und erwarteten volle Aktivität von dem Erkrankten.

Ich wurde von zwei Erkrankten, Linda und Merredith, in ihren persönlichen Leidensweg eingeweiht – ihre Geschichten sind in diesem Buch nachzulesen. Was sie berichten, gibt auch Aufschluss über einige Schlüsselfaktoren, die das Gleichgewicht des Immunsystems bei jedem Menschen beeinflussen, nämlich Schlaf, Stress, Hygiene, die Familiengeschichte und das Ökosystem unseres Darms, das sogenannte Mikrobiom.

Und sie berichten vom Kampf einer wachsenden Patientengruppe, die zunehmend aus dem Schatten tritt.

29

Unsichtbare Beweise

Am 10. Oktober 1996 suchte Linda mit einem schmerzenden, auf Grapefruitgröße angeschwollenen Knie eine Rheumatologie-Praxis in Palo Alto auf. Sie hatte einen Termin bei Dr. Rhonda Elaine Lambert, einer regional bekannten Spezialistin. Lambert war als Assistenzprofessorin in Stanford sowie als Beraterin für verschiedene Sportteams tätig. Mit Gelenken kannte sie sich aus, und ihr Spezialgebiet war Rheumatologie.

Sie unterzog Linda einer ganzen Reihe von Untersuchungen.

Die Röntgenaufnahmen waren normal.

Ihr Rheumafaktor war negativ.

Der Test auf Antikörper gegen Zellkerne, ein Anzeichen für Lupus, fiel negativ aus.

»Ihre Laborergebnisse waren unauffällig«, erklärte Lambert. Abgesehen von einem Wert.

Bei Linda war die Blutsenkungsreaktion getestet worden, die Hinweise auf Entzündungen gibt. Ihr Wert hätte unter 20 liegen sollen. Er lag bei 94.

Die Johns Hopkins School of Medicine unterteilt Materialien zur Diagnose von Autoimmunerkrankungen in drei Kategorien, deren Namen auch zur Beweisaufnahme in einem Strafprozess passen würden. Die Beweise können direkt, indirekt oder Indizien sein.

Für den direkten Beweis sollte ein Leiden von einem Menschen auf einen anderen übertragen und reproduziert werden, um somit den Autoimmunprozess zu kopieren.

Dafür gibt es nicht viele Beispiele. Das beste lieferte ein Arzt in den 1950er-Jahren, der einer altehrwürdigen wissenschaftlichen Tradition huldigte: dem Selbstversuch. Der Arzt injizierte sich das Blut einer Patientin, die an idiopathischer thrombozytopenischer Purpura (ITP) litt – einer Krankheit, die zu verstärkten Blutergüssen und Blutungen führt und violette Flecken überall auf der Haut bis hin zu Zunge und Lippen hinterlässt. Das Leiden wird durch eine zu geringe Thrombozytenzahl verursacht, was eine erhöhte Blutungsneigung fördert. Der Arzt und seine Kollegen vermuteten, das sei darauf zurückzuführen, dass das körpereigene Immunsystem die Blutplättchen angriff.

Wenige Stunden nach der Injektion mit dem Blut der Patientin fiel die Thrombozytenzahl des Arztes in den Keller, und er wurde ins Krankenhaus eingeliefert. Aus dem Ergebnis ging klar hervor, dass ein Antikörper im Blut der Frau – ein Auto-Antikörper – das eigene Antigen attackierte. Die Krankheit erhielt daraufhin einen neuen Namen: Immunthrombozytopenie.

Ein Grund, warum solche Beweise schwer zu erbringen sind, besteht einfach darin, dass man keine Fremdkörper – wie etwa Zellen einer anderen Person – in einen Menschen einbringen kann, ohne eine Immunreaktion auszulösen. Deshalb sind Organtransplantationen so problematisch. Will man die Mechanismen beim Austausch von Zellen und Organen zwischen Menschen studieren, ist mit zahlreichen Komplikationen zu rechnen.

Deshalb verfolgten Wissenschaftler einen anderen Weg – den des indirekten Nachweises. Dafür werden menschliche Krankheiten auf Mäuse übertragen. Das ist bei Multipler Sklerose machbar, einem Leiden, bei dem das Immunsystem das Zentralnervensystem angreift. Man kann bei Mäusen die Krankheit durch Impfung mit einem Antigen hervorrufen, wie es auch bei Menschen auftritt.

Doch anhand direkter und indirekter Beweise kann man nur eine Handvoll Autoimmunerkrankungen diagnostizieren. Deshalb greift man sehr häufig auf Indizien zurück, was für Patienten und Ärzte allerdings meist unbefriedigend ist. Dabei wird die Familiengeschichte ebenso berücksichtigt wie eine hohe Zahl von Antikörpern, die für die Erkrankung typisch ist. Hinzu kommen noch andere Faktoren, zum Beispiel Stress.

Und ein weiterer wichtiger Faktor: Ist der Patient eine Frau?

»Frauen neigen stärker zu Immunreaktionen als Männer. Das ist unter Fachleuten allgemein bekannt«, meinte Bevra Hahn, die Ärztin, die Ende der 1960er-Jahre Rheumapatientinnen mit Goldinjektionen behandelte. Ende der Neunziger wurde Hahn Präsidentin des American College of Rheumatology und leitet heute die Abteilung für Rheumatologie an der medizinischen Fakultät der University of California, Los Angeles.

Frauen leben länger, und im Falle von Hungersnöten oder Epidemien sterben sie als Letzte. Über die Gründe weiß man nicht viel, aber Hahn hat einige Hypothesen zu der Frage, warum Frauen im evolutionären Sinn ein stärkeres Immunsystem haben. Es könnte zum Beispiel daran liegen, dass Frauen ihren Kindern den ersten Immunschutz übertragen – »der Schutz des Babys gegen Krankheiten stammt ziemlich ausschließlich von den Antikörpern aus dem Immunsystem der Mutter«.

Eine weitere ihrer Thesen stützt sich darauf, »dass Frauen häufig für die Pflege zuständig sind«. Frauen sind unausweichlich bei der Geburt da, während sich der Mann womöglich aus dem Staub gemacht hat. Eine Pflegende braucht höheren Schutz vor Krankheiten. Frauen haben mehr Körperfett, also bilden sie möglicherweise auch mehr Immunzellen, spekuliert Hahn.

Sie führt noch ein anderes wichtiges Beweisstück an: Gene, die man mit Lupus und rheumatoider Arthritis in Verbindung bringt, befinden sich häufig auf dem X-Chromosom. (Frauen haben zwei X-Chromosomen, Männer ein X- und ein Y-Chromosom.) Schon allein unter diesem Aspekt neigt sich die Waage der Autoimmunerkrankungen stark zu den Frauen. (Noch ein Detail aus der Wissenschaft: Wenn Forscher Antikörper zu Studienzwecken brauchen, benutzen sie weibliche Tiere. Die produzieren mehr Antikörper als die Männchen.)

Das verhältnismäßig starke Immunsystem von Frauen »wird mit längerem Leben in Verbindung gebracht. Aber sie haben auch mehr Antikörper. Das kann zu einer Erkrankung und zum Tod führen«, erläutert Hahn. Was für ein unglaublicher Handel: ein längeres Leben dank starker Abwehrkräfte, die sich nach innen wenden können! Das ist zugleich eine erstaunliche Einsicht in die Bilanz unserer starken Abwehr; wenn das System zu einer höheren Lebenserwartung beiträgt, sind damit unter Umständen auch hohe Kosten verbunden. Mehr Abwehr, mehr Risiko. Man kann es auch so sagen: Der Nachteil eines starken Immunsystems besteht darin, dass es sich entzünden oder durch Schlafmangel, Stress und natürlich bestimmte Erbanlagen außer Kraft gesetzt werden kann. In rund 50 Prozent der Fälle ist ein genetischer Zusammenhang zu vermuten: Ein Familienmitglied war bereits an diesem oder einem verwandten Leiden erkrankt.

Ein weiterer Faktor, der das Immunsystem aus dem Gleichgewicht bringen kann, ist eine Infektion. Nehmen wir an, ein Krankheitserreger ist in den Körper eingedrungen. Das Immunsystem reagiert, und es gelingt, den Erreger auszuschalten. Diese Reaktion kann jedoch zu einer Autoimmunerkrankung führen, wenn das Immunsystem anschließend nicht ganz heruntergefahren wird, sondern in Schwung bleibt, obwohl der Krankheitserreger vom Fest des Lebens verbannt wurde.

Dieselben Mechanismen sorgen übrigens dafür, dass Rauchen das Risiko für rheumatoide Arthritis erhöht. Durch das Rauchen gelangen Fremdkörper aller Art in den Körper, werden durch den Hals in die Lunge befördert, und das Immunsystem hat alle Hände voll zu tun, sich um die Partikel und den angerichteten Schaden zu kümmern. Rauchen zählt daher zu den möglichen Ursachen für rheumatoide Arthritis – »ein sehr bedeutender Trigger«, so Dr. Lambert.

In Lindas Fall konnte die Rheumatologin kaum direkte oder indirekte Hinweise ausmachen. Dafür sprachen die Indizien

Bände. Linda war zwar keine Raucherin, aber sie hatte eine Menge anderer Risikofaktoren.

Entzündung. Ja.

Infektionen. Ja. Vor dem Ausbruch der Arthritis hatte sie sich eine Streptokokkeninfektion eingefangen, die das Immunsystem mobilisiert hatte.

Schlaflosigkeit. Ja.

Stress. Mehr als genug.

Linda stellte sich am 10. Oktober zum ersten Mal bei der Ärztin vor. Zwei Wochen später kam sie wieder. Diesmal reichte für Dr. Lambert ein Blick, und sie wusste Bescheid.

Linda musste in einem Rollstuhl ins Krankenhaus gebracht werden. Inzwischen waren mehrere Gelenke entzündet. »Ihre Krankheit war durchgestartet«, erklärte Lambert.

Inzwischen war die Spezialistin überzeugt, dass Linda an rheumatoider Arthritis litt.

Lambert verschrieb zunächst eine Behandlung mit Steroiden. Insbesondere verabreichte sie Prednison. Die Ärztin beschreibt es als eine Art »großen Hammer. Es schaltet eine Menge Dinge aus.«

Das Medikament wird bei zahlreichen entzündlichen Krankheiten eingesetzt. »Aber unglücklicherweise zeigt es Nebeneffekte im ganzen Körper.« Zum Beispiel: Schwächung des Immunsystems, Anfälligkeit für Infektionen, noch größere Schlafprobleme. Das liegt teilweise daran, dass es auf die Nebenniere einwirkt. »Wir verordnen Prednison wirklich nicht gern über längere Zeit.«

In Lindas Fall glaubte die Spezialistin, keine andere Wahl zu haben, weil die Schädigung von Lindas Gelenken so rasch vorangeschritten war und zu irreversiblen Schäden führen konnte. »Sie wäre wahrscheinlich für immer an den Rollstuhl gefesselt gewesen.«

Die Steroide brachten Linda aus dem Gleichgewicht. Nachts konnte sie nicht schlafen, also schluckte sie Zolpidem (Ambien) sowie Cyclobenzaprin (Flexeril), ein Muskelrelaxans, um weiterschlafen zu können. Das war die schlechte Nachricht.

Noch schlechter war, dass die Steroidbehandlung nicht gut anschlug – oder jedenfalls nicht gut genug.

Ihre Hände schmerzten so, dass sie ihre Hose nicht zuknöpfen konnte. Ihren kleinen Sohn konnte sie nicht mit den Händen hochnehmen, also versuchte sie, ihn mit den Unterarmen zu fassen. Wenn sie außer Haus ging, trug sie Handschuhe, um den Druck abzumildern, sollte ihr jemand die Hand schütteln wollen.

Als Linda im Dezember 1996 wieder ihre Ärztin aufsuchte, entnahm Dr. Lambert 65 Kubikzentimeter Flüssigkeit (etwa 65 Teelöffel) aus ihrem linken Knie. Linda schluckte täglich 30 Milligramm Prednison.

Außerdem hatte man ihr inzwischen auch Methotrexat verordnet, das ursprünglich in der Chemotherapie bei Blutkrebs eingesetzt wurde, um bösartige weiße Blutkörperchen auszuschalten. Weiße Blutkörperchen spielen aber auch in der Immunabwehr eine Rolle, und wenn sie angegriffen werden, ist der Körper Infektionen wehrlos ausgeliefert.

»Ich hatte eine Augeninfektion, eine Ohreninfektion, eine Pilzinfektion, Bronchitis – ich hatte in jeder Körperöffnung, die für so etwas anfällig ist, eine Infektion. Ich war eine Art Petrischale. Allmählich dachte ich, die Schwellungen waren besser als das.«

Im Frühjahr 1997 schluckte Linda fünfzehn verschiedene

Medikamente, manche sollten die Autoimmunerkrankung unterdrücken, andere die Nebenwirkungen der übrigen Medikamente mildern.

Als die Lage scheinbar halbwegs unter Kontrolle war, erlitt sie ein weiteres Trauma.

In den vergangenen sechs Monaten war Linda von ihrer Schwiegermutter enorm unterstützt worden. Im April nahm sich die Schwiegermutter das Leben. Ein Rettungsanker war weg, und Lindas Ehe stand unter einer schweren Belastungsprobe. Man kann ohne Übertreibung sagen, dass Lindas Leben ebenso aus dem Gleichgewicht geraten war wie ihr Immunsystem.

Als die Medikamente zu wirken begannen und die rheumatoiden Symptome nachließen, hatte ihr Immunsystem auch weiterhin mit allerhand Herausforderungen zu kämpfen. Im Spätsommer 1997 wollte einer ihrer Klienten, der wichtig für sie war, dass sie nach London kam. Die entzündungshemmenden Medikamente hatten ihr Immunsystem so weit geschwächt, dass sie auf der Reise unter heftigen Hustenattacken litt. Zu einer Theateraufführung in London nahm sie ein Kissen mit, um hineinzuhusten.

Bei einer Besprechung mit dem europäischen Präsidenten des Unternehmens, den Linda beraten sollte, konnte sie nur noch husten. Sie entschuldigte sich. Im Flur versuchte sie, den Anfall unter Kontrolle zu bekommen. Aber sie hustete zwanzig Minuten lang ununterbrochen. »Ich konnte nicht in den Raum zurückkehren.«

Linda nahm mit der Unterdrückung ihres Immunsystems einen hohen Preis in Kauf. Aber die Medizin stand kurz davor, dieses Problem in den Griff zu bekommen.

30

Das Beste aus zwei Welten (sozusagen)

Im November 1998 erteilte die amerikanische Behörde für Lebens- und Arzneimittel die Zulassung für ein heiß ersehntes Medikament, das in die Medizingeschichte eingehen sollte: Etanercept (Handelsname Enbrel). Es sollte zur Behandlung rheumatoider Arthritis eingesetzt werden.

An das Präparat der Firma Immunex aus Seattle knüpften sich deshalb so große Hoffnungen, weil es eigens darauf zugeschnitten war, die Auswirkungen eines überreaktiven Immunsystems zu dämpfen, ohne das gesamte System zu schwächen.

Es beruht auf den Grundsätzen der Entdeckung monoklonaler Antikörper in den 1970er-Jahren. Dass man nun individuelle Antikörper isolieren und kopieren konnte, ermöglichte den Arzneimittelherstellern die Entwicklung von Medikamenten, die auf ganz spezifische Moleküle abgestimmt waren. Injizierte man diese Antikörper einer Person, würden sie sich nur an ganz bestimmte Körperzellen binden und mit ihnen reagieren.

Bei Enbrel zum Beispiel interagieren monoklonale Antikörper mit bestimmten Zytokinen – sie spielen eine wichtige Rolle für Immunreaktionen –, die zur Gruppe der Tumornekrosefaktoren zählen. Sie senden ein Signal, das zum Zelltod (Apoptose) führt. Zu diesem Vorgang kommt es regelmäßig auf dem Fest des Lebens, und er läuft ziemlich elegant und gesittet ab. Eine Zelle erhält das Signal zu sterben, also praktisch Selbstmord zu begehen, und löst sich daraufhin in kleine, mundgerechte Bissen auf, die dann von den Hausmeistern, den Makrophagen, verzehrt werden. (Apoptose kommt von dem altgriechischen Wort *apopíptein*, »abfallen«.)

Enbrel und andere Medikamente, die mit Tumornekrosefaktoren arbeiten, zielen darauf ab, Zellen, die Probleme verursachen, zum Selbstmord zu veranlassen. Offensichtlich ist es bei Krebs hilfreich, bösartige Zellen zur Selbstauslöschung zu bringen oder, im Fall von rheumatoider Arthritis, übereifrige Immunzellen in die Apoptose zu treiben. Statt Lindas Körper anzugreifen, töteten sich die Zellen selbst.

(Aufregende Sache und noch bizarrer angesichts der Tatsache, dass die in Enbrel verwendeten monoklonalen Antikörper in den Eierstöcken von Hamstern produziert werden.)

Dr. Lambert konnte es gar nicht erwarten, dass Enbrel auf den Markt kam: »Damit änderte sich die Lage komplett. Das wussten wir alle. Wir warteten darauf.«

Anfang 1999 erhielt Linda mittels einer Spritze in ihren Oberschenkel erstmals Enbrel. Es dauerte mehrere Monate, bis die Wirkung einsetzte, und dann – wow.

Die Schwellung ging zurück. Die Schmerzen ließen nach.

Die Immunzellen in Lindas Körper, die ihre Gelenke angriffen, erhielten das Signal, sich zurückzuhalten. Mit anderen Worten, sie hinterließen in Lindas Immunsystem keine verbrannte Erde mehr, wie es die Steroide taten, sondern sie agierten zielgerichtet. Davon hatte schon der Immunologe

Jacques Miller geträumt – das Immunsystem so gut zu verstehen, dass man daran herumbasteln kann.

»Mein Immunsystem darf arbeiten, und dieses [Medikament] dockt sich an die Teile meines Immunsystems an, die mich angreifen, und neutralisiert sie«, berichtete Linda beinahe ehrfurchtsvoll. »Sobald ich dieses Medikament einnahm, änderte sich mein Leben.«

Enbrel ist inzwischen weltweit ein Bestseller. Für den Pharmakonzern Amgen, der es heute vertreibt, brachte es 2017 einen Umsatz von 5,5 Milliarden Dollar.

Noch verblüffender ist die Wirkweise dieser Medikamente, wenn es um Krebs geht; zu dieser Geschichte kommen wir in Kürze.

Aber das Wunder wirkt nicht für alle. Autoimmunerkrankungen sind zu komplex, als dass ein Mittel sie alle heilen könnte, und auch die neuen Medikamente helfen nicht jedem.

Das führt uns zu Merredith Branscombe – deren Geschichte an Linda erinnert und doch ganz anders verlief.

31

Merredith

Merredith kam zwei Jahre später als Linda in Denver zur Welt. Eines Morgens im Jahr 1977 wachte sie mit erhöhter Temperatur auf. Ihre Gelenke schmerzten, als wären sie in einen Schraubstock eingezwängt. Als Teenager erlebte Merredith allerhand mysteriöse Symptome – Fieber, Beschwerden und Schmerzen, die weitgehend unbeachtet blieben und nicht behandelt wurden. Die Ärzte meinten, es könnte sich um das Pfeiffersche Drüsenfieber handeln.

Merredith hatte ganz ähnliche Probleme wie ihre Mutter, die unter eigenartigen Anfällen, Schmerzen am ganzen Körper, Schwellungen und Verdauungsschwierigkeiten litt. Merredith erinnert sich, wie ihre Mutter die Hand auf den Kopf legte und sich einer Ohnmacht nahe fühlte. War sie krank? Schwer zu sagen. Vielleicht lag es an ihrer Kindheit und dem Geheimnis und dem bedrückenden Gefühl, eine Außenseiterin zu sein.

Merrediths Familie lebte im Stadtviertel Park Hill. Ende der 1960er-Jahre wohnten hier vor allem Weiße, aber nach und nach zogen auch andere ethnische Gruppen hierher. Nicht allen Nachbarn gefiel das. Mehrmals fand ihre Familie Flyer an der Haustür, die ihr nahelegten wegzuziehen, bevor die Farbigen eintrafen.

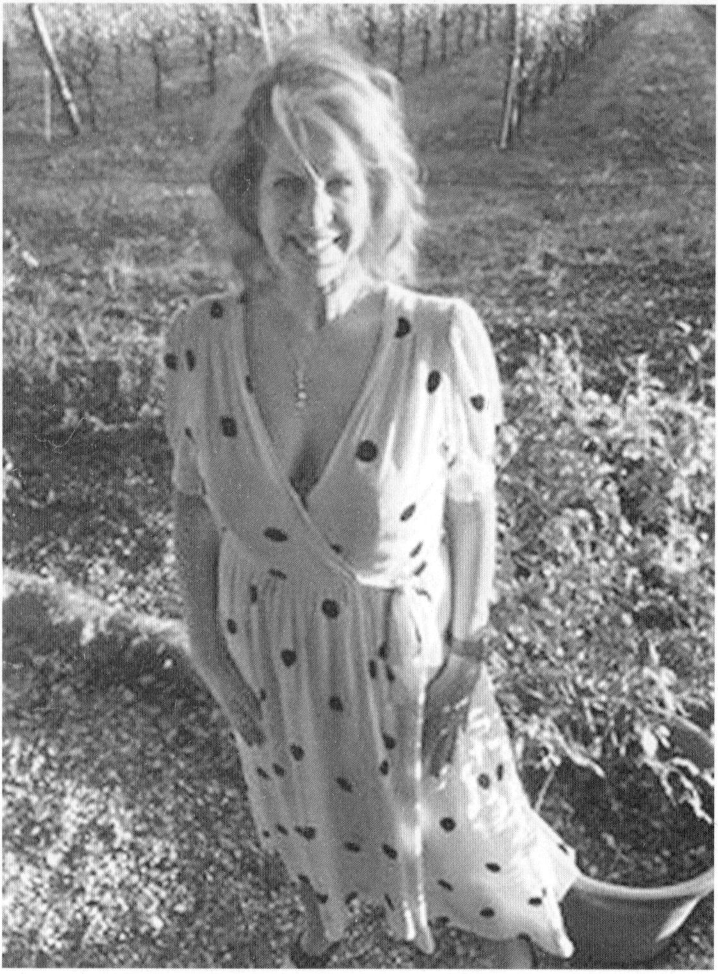

Merredith Branscombe.

Solcher Fanatismus war Merrediths Familie fremd. Ihr Vater, Redakteur bei der *Denver Post*, fand durch seine Recherchen heraus, dass die Immobilienpreise in die Höhe gingen und nicht fielen, wenn ein Stadtviertel multikulturell wurde. Denn die Nachfrage nach Eigenheimen stieg. Merrediths

Vater schrieb eine Kolumne, in der er sich für Integration einsetzte. In der folgenden Nacht flog ein Molotowcocktail durch ein Fenster ihres Hauses. Es war, als würden die Weißen aus dem Viertel angesichts der Anwesenheit anderer Menschen, die sie als fremd wahrnahmen, überreagieren. Was war fremd? Was war das Eigene? Das Land rang um eine Antwort – und entschied sich für die Integration.

Für Merrediths Mutter Beatrice war die Angelegenheit eng mit ihrer Lebensgeschichte verknüpft. Sie war katholisch erzogen, dann trat sie zum Kongregationalismus über, heiratete einen Anglikaner und arbeitete mit schwarzen und weißen Gemeinden zusammen, um die Integration zu fördern. Außerdem war sie in der Behörde für Bürgerrechte des Staates Colorado tätig. Ihr Kampf für Integration hatte eine bittere Vorgeschichte.

Beatrice war nur knapp den Nazis entronnen. Die Familie hatte jüdische Wurzeln. Bei den Novemberpogromen von 1938 musste Merrediths Mutter mit ansehen, wie ihre Eltern auf die Straße gezerrt wurden, wo sie auf Händen und Knien Glasscherben von zerbrochenen Fenstern auflecken mussten.

Beatrice erzählte ihrer zehnjährigen Tochter Merredith davon, nachdem sie eine Dokumentation über die Novemberpogrome gesehen hatten. Merrediths Mutter trank niemals Alkohol, und sie weinte nie. An diesem Abend tat sie beides.

Bei Kriegsbeginn entkamen Beatrice und ihre Eltern mit knapper Not nach London und überlebten den Blitzkrieg; als Pfadfinderin führte sie andere Mädchen während der Bombardierung in U-Bahn-Stationen, die als Luftschutzbunker dienten. Ihr Großvater starb im März 1944 im Konzentrationslager Theresienstadt.

Da war es vielleicht kein Wunder, dass Merrediths Mutter krank wurde.

Als Merredith ein kleines Mädchen war, litt ihre Mutter unter Gelenkschmerzen und Verdauungsbeschwerden, in ihrer Erschöpfung fühlte sie sich oft wie benebelt. Merredith und ihre Schwester machten sich darüber lustig, weil sie es nicht besser wussten.

Erst Anfang der 1990er-Jahre stellte sich heraus, dass Beatrice unter Colitis ulcerosa und dem Guillain-Barré-Syndrom litt. Das Leiden ist selten und unangenehm. Unsere starke Abwehr, das Immunsystem, wendet sich gegen das periphere Nervensystem. Dabei entzündet sich die Myelinscheide, die die Axone, also die Nervenzellfortsätze an der Peripherie des Körpers, umgibt. Die Myelinscheide ist wichtig, weil sie dazu beiträgt, Informationen im Körper rasch und effizient zu übermitteln, indem sie die Axone isoliert und damit praktisch andere Informationen fernhält. Bei Merrediths Mutter hatten jedoch T- und B-Zellen begonnen, die Myelinscheide anzugreifen.

»Guillain-Barré bezeichnet eher ein Syndrom als eine Krankheit, weil nicht klar ist, ob ein bestimmter Krankheitserreger beteiligt ist. Ein Syndrom ist ein Leiden, das sich durch verschiedene Symptome auszeichnet«, heißt es in einer Darstellung des National Institute of Neurological Disorders and Stroke. Auch dies ist ein Hinweis auf die Tatsache, dass hier kein Übeltäter aufzuspüren ist. Nur der eigene Körper, der sich gegen sich selbst wendet.

Ein weiteres Indiz für die Lösung des Autoimmunrätsels stammt vom selben Institut: »Bisher weiß niemand, warum Guillain-Barré – das nicht ansteckend ist – bei manchen Menschen ausbricht und bei anderen nicht. Auch weiß niemand, wodurch das Leiden hervorgerufen wird.«

All das legt nahe, dass Merredith genetisch vorbelastet und daher anfällig für eine Autoimmunerkrankung war. Dann erlebte sie ihr eigenes Trauma.

Als sie ihr Studium an der Northwestern University aufnahm, für das sie ein Stipendium erhielt, wurde sie vergewaltigt. Sie war am Boden zerstört, und wie es an Hochschulen häufig der Fall ist, kam der Täter ungestraft davon. Sie schmiss ihr Studium und kehrte nach Hause zurück. Dort quälte sie sich mit einem weiteren Angriff, der ihr Vertrauen erschüttert hatte: Als 15-Jährige war sie von einem Priester der Kirche ihrer Familie belästigt worden. Zu der Zeit hatte sie eine Erkältung, und er hatte angeboten, ihr eine Suppe zu machen. Stattdessen warf er sich auf sie, hielt sie fest und zwang ihr einen Zungenkuss auf. Sie konnte entkommen, fragte sich aber, ob sie das geborene Opfer sei, sodass ihre Bedürfnisse nicht wahrgenommen oder als unwichtig abgetan wurden.

Merredith schrieb mir in einer E-Mail:

»Ich habe Ihnen ja von dem Priester erzählt, der mich verführen wollte, und dem kollektiven Achselzucken der zuständigen Instanzen, die mich angeblich schützen sollten, und dasselbe passierte an der Northwestern. Ich hoffe, Sie verstehen es, wenn ich sage, es war dasselbe Gefühl: Die Menschen, denen ich vertraute, waren fehlbar, taten vielleicht ihr Bestes und wollten nicht absichtlich Schaden anrichten, aber ich war nicht wichtig genug, um von der gewohnten Tagesordnung abzuweichen.«

Während dieser Zeit wurden ihre körperlichen Symptome unerträglich.

Im Sommer 2001 fuhr Merredith mit ihrer Familie nach Playa del Carmen, einem Urlaubsort im Süden von Cancún in Mexiko. Eines Tages schwammen sie in den Cenotes, das sind Kalksteinlöcher, die durch Einsturz der Höhlendecke entstanden und mit Süßwasser gefüllt sind. Als sie nach Hause kamen, hatte Merredith Fieber und starke Gelenkschmerzen, die sie auf das Fieber zurückführte.

Sie suchte einen Arzt auf, der sie gründlich untersuchte. Eine Infektion lag nicht vor. 39,5 und kein Erreger!

Ein anderer Arzt rief sie zurück. »Es tut mir sehr leid«, erklärte er ihr, »aber Sie haben einen Lupus.« Ein Test hatte bei ihr Antikörper nachgewiesen, also Antikörper, die sich gegen Zellkerne richten und auf Lupus hindeuteten. Ihre Werte waren um das Zehnfache erhöht.

In Denver, wo die Familie zu dieser Zeit wohnte, wurde Merredith an die Praxis von Kathryn Hobbs überwiesen. Nach einigen Besuchen stellte Dr. Hobbs die offizielle Diagnose rheumatoide Arthritis, und zwar vor allem, weil für die Behandlung mehr Medikamente zugelassen waren als für Lupus.

Merrediths Behandlung lief ganz ähnlich ab wie bei Linda.

Zunächst nahm sie Steroide, das erste von vielen Medikamenten, die ebenso viel Schaden anrichteten wie Nutzen brachten und zu Erschöpfung, Infektionen und Fieber führten. Nach der Einnahme der Steroide ging es ihr insgesamt schlechter als zuvor. Im Jahr 2002 schluckte sie Methotrexat, ein Krebsmedikament, das die Produktion bestimmter Zellen unterbindet, indem es ihnen Vitamin B raubt. Einer seiner »Vorteile« besteht darin, dass es das Immunsystem unterdrückt. Nach zwei Monaten der Einnahme überwogen für Merredith die Nebenwirkungen gegenüber dem Nutzen.

Ebenso erging es ihr mit dem Wirkstoff Azathioprin, der das Immunsystem unterdrückt, indem er die Synthese von DNA blockiert und somit die Bildung von T- und B-Zellen hemmt. Nach Auskunft des American College of Rheumatology hat Azathioprin zahlreiche Nebenwirkungen, darunter ein langfristig erhöhtes Krebsrisiko.

2003 begann Merredith mit der Einnahme des Wundermittels Enbrel. Eine Weile wirkte es großartig. Dann war es damit vorbei, und ihre Symptome wurden schlimmer.

Inzwischen gab es andere Optionen. Ein Konkurrenzprodukt, Infliximab (Handelsname Remicade) von der Firma Janssen Biotech, erhielt 1999 die Zulassung durch die US-Behörde für Lebens- und Arzneimittel. Es blockiert ebenfalls den Tumornekrosefaktor (TNF). Billig waren beide nicht. Zur Zeit der Zulassung beliefen sich nach einem Bericht der *New York Times* die Kosten für einen einzigen Behandlungszyklus auf 9.500 Dollar, bei Enbrel lagen sie sogar bei 11.400 Dollar.

Von Merrediths Behandlung profitierte lediglich die Pharmaindustrie. Monoklonale Antikörper halfen ihr nicht. Um mit den Schmerzen zurechtzukommen, nahm sie starke Mittel wie Vioxx, Celebrex oder Tramadol. Mehr Medikamente, mehr Ungleichgewicht im Immunsystem, keine Linderung. Blutstuhl, Ausschläge, heftige Schmerzattacken und Fieber – und kein Erreger in Sicht.

Dann folgte ein weiterer schwerer Rückschlag für Merredith: Dr. Hobbs, ihre Rheumatologin, entwickelte selbst ungewöhnliche Autoimmunsymptome, die auf Wirbelsäulenarthritis hinwiesen. Sie musste sich einer Behandlung unterziehen, die wenig brachte. Die Ärztin bekam Geschwüre, die sehr viel ausgeprägter waren als ein Ausschlag und die Haut absterben ließen.

Sie litt an einer äußerst seltenen, gefährlichen Autoimmunerkrankung, dem sogenannten Pyoderma gangraenosum. Daran sind offenbar in großer Zahl Tumornekrosefaktoren beteiligt, die den eigenen Körper angreifen.

Dr. Hobbs war bei der Dermatologin Meg Lemon in Behandlung, die sehr viel Erfahrung mit Innerer Medizin hatte. Zufällig war Dr. Lemon auch mit Merrediths Fall befasst.

Lemon vermutete, dass Merredith an Dermatomyositis litt. Diese relativ seltene Erkrankung geht mit Hautausschlägen und Muskelschwäche einher. Aber eine Biopsie lieferte ein negatives Ergebnis; die entsprechenden Blutmarker waren bei Merredith nicht nachweisbar.

»Ich hatte Probleme, andere davon zu überzeugen«, sagte Lemon über ihre Diagnose. Aber sie sah die Anzeichen mit eigenen Augen; sie beobachtete den Ausschlag, sie wusste, dass Merredith regelmäßig unter Schmerzen und Schwäche litt. »Ich sah den Ausschlag und sagte: Daran leiden Sie.«

Am Ende musste die Ärztin jedoch einräumen, dass Merredith ein klassisches Beispiel für ein Phänomen war, das bei

Autoimmunerkrankungen immer wieder auftritt. »Wir hören ihre Geschichte und versuchen, sie in eine Schublade zu stecken. Aber Millionen Menschen passen in keine Schublade. Sie erfinden nicht, was sie erleben, sie sind keine Spinner. Wir wissen nur einfach noch nicht, was ihnen fehlt.« Für diese Menschen, so Dr. Lemon, »ist die Wissenschaft noch nicht weit genug.«

Irgendwann einmal, hoffentlich bald, wird die Ursache der Symptome klarer werden, und es werden Medikamente verfügbar sein, die besser auf das Leiden zugeschnitten sind als Humira oder Remicade oder Steroide. Dr. Lemon stellte fest, dass in den letzten Jahrzehnten immense Fortschritte gemacht wurden. Es gibt also Grund für Hoffnung und Optimismus.

Aber es ist auch an der Zeit, die unsichtbaren Frauen wahrzunehmen. Ihre Not ist absolut real. Das beste Beispiel dafür ist Merrediths Rheumatologin Kathryn Hobbs. Bei ihr begannen Neutrophile, ihre Haut wegzufressen. Die Haut ist die erste Schutzschicht des Immunsystems; sie ist der Burggraben. Lemon probierte verschiedenste Behandlungen aus, um die Attacken zu stoppen.

Die Behandlung weckte zunächst die Hoffnung, das Immunsystem ausbremsen zu können, schwächte aber gleichzeitig die Abwehr der Patientin gegen Infektionen. Kathryn Hobbs schickte Merredith Fotos der Geschwüre an ihrem Körper. Im März 2015 fürchtete sie, eine Blutvergiftung zu bekommen, also eine systemische Infektion, die über den Blutkreislauf den Körper überwältigen kann.

Am 9. Oktober schrieb Kathryn an Merredith: »Es tut mir leid, M. Bin jetzt sehr krank. Ins Krankenhaus möchte ich nicht. Ich habe noch mehr schlimme Erreger. Ich bekomme viermal täglich intravenös Antibiotika.«

Die beliebte Ärztin Kathryn Hobbs starb am 25. Oktober 2016, sie war ein Opfer ihres eigenen Immunsystems und der unlösbaren Probleme geworden, die die Behandlungsversuche aufwarfen.

»Sie starb«, so Dr. Lemon, »an der absolut grässlichsten Autoimmunerkrankung.«

Inzwischen war Merredith bereits seit mehr als zehn Jahren auf der Suche nach einer Möglichkeit, ihr Immunsystem auszubremsen. Das hatte körperlich, emotional und seelisch eine verheerende Wirkung auf sie. Sie deckte sich mit Medikamenten ein, die die Angriffe ihrer Immunzellen auf ihre Gelenke, ihren Magen-Darm-Trakt, ihre Haut und ihren Herzmuskel dämpfen sollten. Diese Medikamente machten sie anfällig für Infektionen aller Art. Sie war eine wandelnde Apotheke. Hier ist die Liste der Medikamente, die sie 2014 einnahm oder zuvor regelmäßig genommen hatte:

- Steroide (ich konnte sie nur nehmen, wenn tatsächlich eine Infektion vorlag; mir ist nicht klar, warum)
- Methotrexate
- Azathioprin (Imuran)
- Enbrel – Injektionen, ungefähr ein bis zwei Jahre lang
- Mittel gegen Schmerzen und andere Nebenwirkungen:
  - Opioide (habe die Einnahme gegen Schmerzen seit einigen Jahren abgesetzt)
  - Bextra, Vioxx, Celebrex
  - Adderall (nach Bedarf, gegen Benommenheit)

- Tramadol (nach Bedarf, gegen Schmerzen)
- Topiramat (Topamax), Gabapentin (Neurontin) – das sind Antikonvulsiva; bin mir nicht sicher, warum sie mir die verschrieben haben
- Valium, Cyclobenzaprin – als Schlafmittel. Die Erschöpfung zwingt Patienten wie mich oft zur Selbstmedikation mit Koffein, aber dann können wir nicht schlafen. Letztlich habe ich die Schlafmittel abgesetzt, weil ich mich danach so umnebelt gefühlt habe, und wenn ich das mit der durch Lupus verursachten Umnebelung kombiniere, ist das kein gutes Szenario für eine Patientin, die nach wie vor versucht, zu funktionieren und zu arbeiten. Dennoch habe ich insbesondere Cyclobenzaprin etwa zehn Jahre lang immer wieder eingenommen.

Merredith konnte nicht sagen, was schlimmer war – ihre Erkrankung oder die Nebenwirkungen der Medikamente. Ihre Rheumatologin hatte selbst an einer Autoimmunerkrankung gelitten und war an den Nebenwirkungen ebenjener Medikamente gestorben, die man Merredith verschrieben hatte.

Im November 2014 stellten sich neue Symptome bei ihr ein. Niemand kann besser beschreiben, wie es ihr dabei erging, als Merredith selbst. Hier die erschütternde E-Mail, die sie mir schickte:

Nach drei Nächten in Folge mit schlimmen Schmerzen, die mich trotz Schlafmittel aus dem Schlaf gerissen hatten, saß ich vormittags auf meinem Bett. Ich war gerade aus Mexiko zurückgekehrt und war »wieder« krank, aber die Symptome waren neu. Ich war erschöpft, entnervt, verzweifelt und hoffte, etwas zu finden, das mir Zusammenhänge und Einblicke in die Vorgänge eröffnete.

Im Haus war es ruhig; ich versuchte, zu Hause zu arbeiten, weil ich zu müde war und zu starke Schmerzen hatte, um ins Büro zu gehen. Den Großteil der Nacht war ich wach gewesen und hatte alles Mögliche ausprobiert: Stretching, Schmerzmittel, Massage, ein heißes Bad, ein kaltes Bad – aber die Schmerzen blieben, als hätte mir jemand Messer seitlich in den Körper gerammt und würde … diese Messer drehen und immer tiefer in meine Muskeln bohren. Es ließ nicht nach, was ich auch versuchte.

Ich brauchte eine Lösung: Ich habe immer noch eine Firma, die ich führe, und Kinder, um die ich mich kümmern muss, also konnte ich nicht bis zur Besinnungslosigkeit Medikamente schlucken. An diesem Morgen war Google für mich eine Art Ave Maria: Diese Symptome waren neu und zugleich entsetzlich schmerzhaft, und ich wollte vorab herausfinden, ob die neuen Schmerzen zu meiner Erkrankung gehörten oder Nebenwirkungen der Behandlung waren. Meine Grundüberlegung war, wenn ich meine Ärztin anrief, sollte ich zuerst prüfen, ob das nicht »Teil der Krankheit« war, wie ich im Lauf der Jahre so oft gehört hatte. Ich tippte »Minocyclin + Autoimmun« und dachte, vielleicht sehe ich dann Nebenwirkungen oder Protokolle. Ich erwartete irgendetwas Beruhigendes, und stattdessen fand ich das sogenannte »minocyclin-induzierte Autoimmunsyndrom«. Kurz gesagt, was ich einnahm, konnte mein Leiden entweder verursachen oder verschlimmern. Meine Ärzte hatten mir Minocyclin als Dauermedikation verschrieben und mir erzählt, es sei »weniger giftig«, aber entweder hatten sie sich nicht die Mühe gemacht, die Studien zu lesen, kannten sie nicht, oder es war ihnen egal – statistisch gesehen wirkte es oder auch nicht. Aber was, wenn die anderen

Dinge, die ich tat – die Sonne meiden, Zucker weglassen und so weiter –, halfen und Minocyclin entweder »nicht« half oder alles schlimmer machte?

Auf meiner Reise von der Diagnose bis zu jenem Tag war ich eine pflichtbewusste Patientin gewesen. Ich hatte getan, was sie mir sagten, abgesehen von den Steroiden und Methotrexat, weil ich, wenig hilfreich (für sie), darauf hinwies, dass es mir damit schlechter ging. Nur meine Mutter, ich selbst und meine Tochter sind schon drei Generationen von Frauen, die den Ärzten/dem medizinischen Fortschritt zutrauten, ihnen zu helfen, obwohl es ihnen dank dieser Hilfe schlechter ging.

Ich hatte das Gefühl, dass ich vom Weg abkam – geradezu physisch. Allein.

Niemand würde mich schützen oder retten. Ich konnte entweder weiterhin etwas einnehmen, das nachweislich meine Krankheit zugleich »verursacht« hatte, im Gesundheitswesen noch weiter aufsteigen zu noch schrecklicheren Behandlungen, zum Beispiel mit Rituximab (Rituxan), und auf das nächste bahnbrechende Medikament warten, das durch die FDA geprüft wird … oder ich konnte versuchen, mir selbst zu helfen.

Ich war unendlich traurig, aber Angst hatte ich nicht. Im Rückblick denke ich, dass es seltsam befreiend wirkt, wenn einem fortan ein Weg verschlossen ist. Es ist einfach nur … Mathematik.

Merredith trat eine neue Reise an, ein Experiment, das an diesem Tag begann. Würde sie einen Weg finden, der mehr Erfolg versprach als ihre bisherigen Versuche, sich zu retten? Merredith fing von Grund auf neu an, änderte ihre Ernährung und Lebensweise und griff zu verschiedenen anderen natürlichen Methoden – zu denen sie gründliche Recherchen anstellte und die Hinweise darauf lieferten, auf welchem Weg viele von uns wieder ins Gleichgewicht zurückfinden können. (Zum Beispiel nimmt sie Vitamin D, weil sie die Sonne meidet, und verschiedene Nahrungsergänzungsmittel wie Vitamin C, Vitamin B, Q-10, die sich als weniger schädlich für sie erwiesen haben.)

Dr. Lemon hat zu diesem Thema viel zu sagen. Manches erscheint kontraintuitiv, aber nachdem Sie nun mehr über das Immunsystem und sein sensibles Gleichgewicht wissen, erscheint es durchaus einleuchtend.

Laut Dr. Lemon kommt es öfter vor, dass Patienten, die mit seltsamen Ausschlägen oder anderen ungewöhnlichen Symptomen in ihre Praxis kommen, dasselbe Lied anstimmen. »Sie sagen, ihr Immunsystem sei schwach. Sie haben im Wunderland des Internets die Ratschläge selbst ernannter Experten gelesen, die ihnen sagen, sie sollten ihr Immunsystem stärken. Wenn Leute einem erklären, man hätte ein schwaches Immunsystem, ist das ein Irrtum. Leute, die ihr Immunsystem stärken wollen, wissen nicht, wovon sie reden.« Jedenfalls sind sie auf dem Holzweg.

Lemon meint, eine wunderbare Methode, das Immunsystem im Gleichgewicht zu halten, bestehe darin, zu essen, was uns auf den Boden gefallen ist.

Ihre Philosophie besagt, dass wir auf übertriebene Hygiene verzichten müssen, damit das Immunsystem eine Menge Bakterien, Parasiten und andere Krankheitserreger kennenlernt und darauf reagieren kann, wie es das in Millionen Jahren der Evolution gelernt hat.

Diese Philosophie findet immer mehr Anhänger. Man bezeichnet sie als Hygienehypothese, und der Grundgedanke ist, dass wir unserem Immunsystem dank unserem oft exzessiven Sauberkeitsfimmel zu wenig Training und Aktivität ermöglichen.

»Ich sage den Leuten, wenn Ihnen etwas zu essen auf den Boden fällt, bitte heben Sie es auf und essen Sie es. Werfen Sie die antibakterielle Seife weg. Immunisieren Sie sich! Wenn ein neuer Impfstoff auf den Markt kommt, lassen Sie sich impfen. Ich immunisiere meine Kinder auf Teufel komm raus. Und es ist in Ordnung, wenn sie Erde essen. Wir haben Tiere im Haus, die schlafen bei uns im Bett. Wenn der Hund auf den Boden kackt, wischen Sie es weg, aber verzichten Sie auf das Desinfektionsmittel. Sie sollten nicht nur in der Nase bohren, sondern den Popel essen.«

Im Ernst?

Ja, sagt Dr. Lemon, warum nicht?

»Unser Immunsystem braucht Herausforderungen. Im Lauf von Millionen Jahren unserer Evolution war das Immunsystem ständigen Angriffen ausgesetzt. Jetzt hat es nichts mehr zu tun.«

Unsere starke Abwehr ist unruhig geworden. Die Zahl der Menschen mit Autoimmunerkrankungen und Allergien ist sprunghaft in die Höhe geschossen. Die Hinweise mehren sich, dass es tiefere Ursachen für ein aus dem Gleichgewicht geratenes Immunsystem gibt, die mit unserer modernen Welt zusammenhängen.

Ist Dr. Lemon verrückt? Oder sollten Sie in der Nase bohren und den Popel essen?

Im Folgenden werde ich kurz die Aufmerksamkeit auf vier

wichtige Faktoren des Alltagslebens richten, die Folgen für Autoimmunerkrankungen und das Immunsystem allgemein haben, und zwar im Leben von Linda und Merredith, von Bob und Jason, von Ihnen und mir. Diese vier Faktoren sind Schlaf, Stress, der Darm und die Hygiene.

All diese Wege werden uns schließlich wieder zu Jason zurückführen und zu der monumentalen Schlacht auf seinem Fest des Lebens.

32

Darf man in der Nase bohren?

Lachen Sie nicht. Heutzutage ist das eine ernste Frage. Darf man in der Nase bohren? Dürfen Ihre Kinder in der Nase bohren?

»Ich weiß es nicht. Es könnte negative soziale Folgen haben.« So lautete die Antwort einer Epidemiologin, die Sie in Kürze kennenlernen werden. Und das meinte sie nicht im Spaß. Der größte Nachteil des Nasenbohrens (mit anschließendem Verzehr des Popels) sind wahrscheinlich die Folgen auf sozialer Ebene. Aber ist es womöglich gut für die Gesundheit?

Dürfen Ihre Kinder Dreck essen?

Und in diesem Zusammenhang die Fragen: Soll man antibakterielle Seife verwenden oder sich die Hände desinfizieren? Nein.

Nehmen wir zu viele Antibiotika ein? Ja.

Um dies alles umfassend zu kommentieren, wenden wir uns zunächst nach London.

In Ausgabe 29 des *British Journal of Homeopathy* von 1872 findet sich eine verblüffend vorausschauende Beobachtung zum Heuschnupfen: »Heuschnupfen gilt als aristokratische Krankheit, und es kann kein Zweifel daran bestehen, dass er, wenn er nicht nahezu gänzlich auf die oberen Schichten der

Gesellschaft beschränkt ist, nur selten bei Gebildeten auftritt.«

Heuschnupfen ist ein Sammelbegriff für jahreszeitlich bedingte Allergien gegen Dinge wie Pollen und andere durch die Luft übertragene Reizstoffe. Im Übrigen heißt es in obigem Aufsatz aus dem 19. Jahrhundert, es sei unter Umständen schwierig, zwischen Heuschnupfen und Asthma oder Rheumatismus zu unterscheiden. Das ist bemerkenswert, da es sich bei beiden um Autoimmunstörungen handelt und Allergien eng mit ihnen verwandt sind. Das Immunsystem schießt über sein Ziel hinaus.

Als sie annahmen, Heuschnupfen sei eine aristokratische Krankheit, hatten die britischen Wissenschaftler eine wichtige Spur entdeckt.

Über ein Jahrhundert später, im November 1989, erschien im *British Journal* ein weiterer äußerst folgenreicher Artikel zum Thema Heuschnupfen, keine zwei Seiten lang, unter der Überschrift »Heuschnupfen. Hygiene und Haushaltsgröße«. Der Autor hatte die Häufigkeit von Heuschnupfen bei 17434 Kindern untersucht, die im März 1958 geboren waren. Von den sechzehn Variablen in seiner Studie hob der Wissenschaftler den »höchst verblüffenden« Zusammenhang zwischen der Wahrscheinlichkeit einer Heuschnupfen-Allergie und der Zahl der Geschwister hervor, die im umgekehrten Verhältnis zueinander standen: Je mehr Geschwister, desto geringer die Wahrscheinlichkeit, dass ein Kind die Allergie entwickelte. Aber das war noch nicht alles: Die Kinder, die mit der geringsten Wahrscheinlichkeit Allergien – auch bezeichnet als »atopische« Erkrankungen – bekamen, waren diejenigen mit älteren Geschwistern.

Der Autor vermutete, dass »allergische Erkrankungen durch Infektionen in früher Kindheit verhindert werden, die aufgrund von unhygienischen Kontakten mit älteren Geschwistern oder pränatal durch eine Mutter entstehen, die sich an ihren älteren Kindern infiziert hatte. Aufgrund der abnehmenden Familiengröße, der zunehmenden Annehmlichkeiten im Haushalt und höherer Standards bei der persönlichen Hygiene kam es seltener zu Kreuzinfektionen in jungen Familien. Womöglich führte das zu einer Zunahme klinischer Verläufe von atopischen Erkrankungen bei wohlhabenderen Menschen, wie es wohl auch beim Heufieber der Fall war.«

Das ist die Geburt der Hygienehypothese. Sie liefert einen höchst aufschlussreichen und anschaulichen Einblick in die Herausforderungen, vor die die moderne Welt den Menschen stellt. Im Wesentlichen ist es diese: Im Lauf von Millionen Jahren entwickelte die Menschheit Strategien zum Überleben in der Welt, die sie umgab. Über die längste Zeit der Existenz des Menschen war diese Umwelt voller extremer Gefahren, etwa durch Nahrungsknappheit oder mit Krankheitserregern infizierte Nahrung, unhygienische Lebensbedingungen und unreines Wasser, Dürreperioden und so weiter und so weiter. Es war eine äußerst gefährliche Umwelt, eine verdammte Hölle, in der der Überlebenskampf stattfand.

Im Zentrum unserer Abwehr stand das Immunsystem, das Produkt einer Millionen Jahre langen Evolution – wie ein Flussstein durch das Wasser geformt, das über ihn hinwegrauscht, und die Hindernisse und Windungen auf seinem Weg flussabwärts.

Im Lauf der Zeit lernten wir, Maßnahmen zur Stärkung

unserer Abwehr zu ergreifen. Vor der Erfindung von Medikamenten legten wir uns alle möglichen Sitten und Gewohnheiten zu, die unser Überleben sichern sollten. Das Gehirn – das Organ, das uns hilft, Verhaltensweisen und Gewohnheiten zu entwickeln – können wir uns in diesem Zusammenhang als eine weitere Facette des Immunsystems vorstellen. So haben wir beispielsweise mithilfe unserer kollektiven Erfahrungen herausgefunden, welche Verhaltensweisen uns nützen: Wir fingen an, uns die Hände zu waschen, mieden bestimmte Speisen, die gefährlich oder tödlich sein konnten. In manchen Kulturen isst man kein Schweinefleisch, weil es oft von Trichinose befallen ist, oder andere Fleischarten, die für Escherichia Coli anfällig sind. In »Exodus«, einem der ersten Bücher in der Bibel, werden rituelle Waschungen erwähnt: »Sie sollen sich ihre Hände und Füße waschen, damit sie nicht sterben.«

Unser Wissen machte Fortschritte, aber unser Immunsystem konnte da nicht mithalten. Das heißt nicht, dass es sich nicht veränderte. Es reagiert auf unsere Umwelt und lernt, was für einen Teil unserer Abwehr, der als »adaptives Immunsystem« bezeichnet wird, von höchster Bedeutung ist. Das Immunsystem stößt auf verschiedene Bedrohungen, entwickelt eine Immunreaktion und ist dann in Zukunft eher in der Lage, die jeweilige Gefahr zu bewältigen. Auf diese Weise passen wir uns unserer Umwelt an.

Aber Anpassung ist nicht gleich Evolution, sondern lediglich eine Reaktion auf die Umwelt innerhalb der individuellen körperlichen Grenzen. Um ein beliebiges Beispiel zu nennen: Wenn einem klar ist, dass man viel eher einen Vogel fangen kann, wenn man in der Morgendämmerung auf die Jagd geht, wird man früh aufstehen und losziehen. Man passt sich der Umwelt an.

Bei der Evolution hingegen verändern sich die körperlichen Fähigkeiten über Generationen hinweg von Grund auf. Um bei unserem Beispiel zu bleiben: Die Evolution könnte unsere Fähigkeit, Vögel zu jagen, optimieren, indem sie uns Flügel wachsen ließe. Allerdings würde das Äonen dauern.

Was aber hat das mit unserem Immunsystem und mit Allergien zu tun? Eine Menge.

Um zu überleben, haben wir uns innerhalb unserer körperlichen Möglichkeiten *angepasst*. Wir haben uns die Hände gewaschen, unsere Böden gefegt, unsere Nahrung gekocht oder bestimmte Dinge ganz gemieden. Wir haben gelernt und uns angepasst.

Und während unser Wissen zunahm und sich unsere Anpassung intensivierte, machten unsere Entdeckungen rasche Fortschritte. Sie vollzogen sich in Sprüngen. Wir erfanden Medikamente wie Impfstoffe und Antibiotika und veränderten praktisch über Nacht die Umwelt, mit der unser Immunsystem in Wechselbeziehung stand. Im Umgang mit den Tieren, die wir hielten und schlachteten, um uns zu ernähren, mit unseren Nutzpflanzen und in unseren Küchen verbesserten wir die Hygiene, und vor allem in den wohlhabenderen Gegenden der Welt reinigten wir unser Wasser, entwickelten Abwassersysteme und Kläranlagen; wir isolierten und vernichteten Bakterien und andere Krankheitserreger. Unser Immunsystem aber blieb weitgehend unverändert. Es hatte sich dergestalt entwickelt, dass es unser Überleben in einer bestimmten Umgebung sicherte – in einer Umwelt, die vor

Krankheitserregern nur so wimmelte. Einerseits taten wir unserem Immunsystem einen großen Gefallen: Die Liste seiner Feinde schrumpfte. Anderseits aber zeigte sich, dass es nicht mit diesem Wandel Schritt halten konnte.

Im Grunde haben wir zwischen unserem Immunsystem – einem der langlebigsten und raffiniertesten Balanceakte der Welt – und unserer Umwelt ein Ungleichgewicht geschaffen. Dank unserer grandiosen Lernleistungen als Spezies kommt es nicht mehr regelmäßig zur Interaktion unseres Immunsystems mit jenen Krankheitserregern, die es einmal »trainiert« und vervollkommnet haben. Bei Säuglingen ist es nicht mehr mit so vielen Krankheitserregern konfrontiert wie früher. Das liegt nicht nur an der größeren Sauberkeit unserer Wohnungen, sondern auch daran, dass wir in kleineren Familien leben (mit weniger älteren Kindern, die die Erreger mit nach Hause bringen), dass wir hygienischer kochen und unser Wasser gereinigt wird, unsere Milch sterilisiert ist und so weiter und so fort.

Was macht ein Immunsystem, wenn es nicht richtig trainiert wird?

Es schießt übers Ziel hinaus. Es wird durch Dinge wie Staubmilben oder Pollen unter Druck gesetzt und entwickelt das, was wir Allergien genannt haben, chronische Attacken – kontraproduktive, irritierende, ja gefährliche Entzündungen. Und auch die Autoimmunität nimmt zu.

Laut CDC-Statistik stieg in den Vereinigten Staaten die Zahl der Kinder mit einer Lebensmittelallergie zwischen 1997 und 1999 bzw. 2009 und 2011 um 50 Prozent.

Bei der Zahl der Hautallergien war der Sprung in dieser Zeit ähnlich groß: Sie nahmen um 69 Prozent zu – 12,5 Pro-

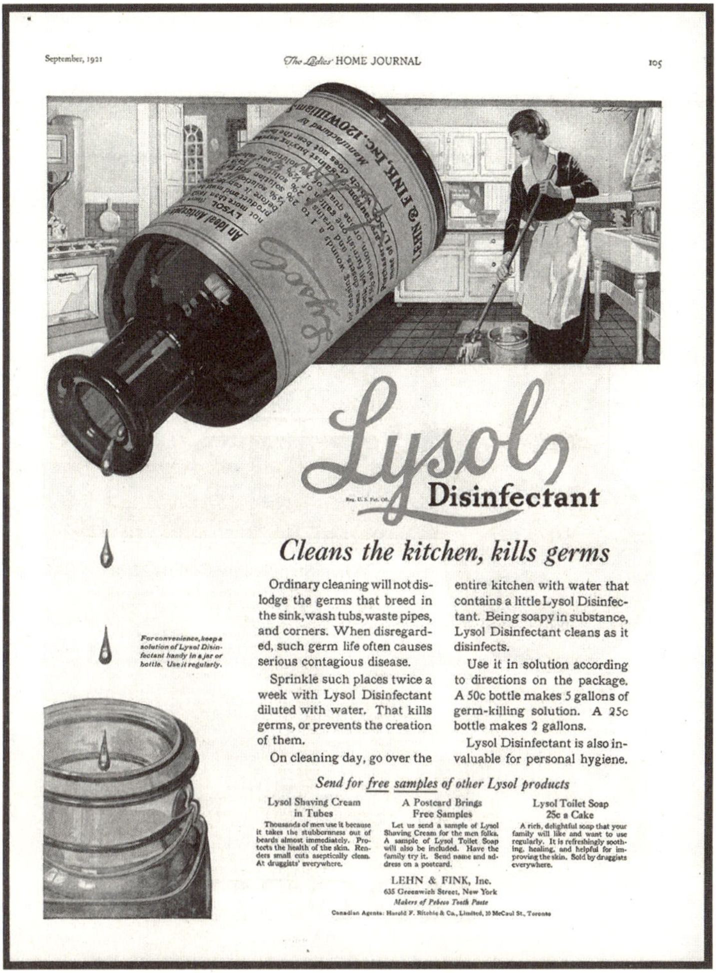

Werbung für das Desinfektionsmittel Lysol aus dem Jahr 1921. Keim abtötende Präparate, hergestellt für die öffentliche Gesundheit, sind seit jeher ein gutes Geschäft.

zent der amerikanischen Kinder litten unter Ekzemen und anderen Hautproblemen.

Und hier kommen wieder die bereits in diesem Kapitel angesprochenen Themen ins Spiel: Lebensmittelallergien und Allergien der Atemwege stiegen mit wachsendem Einkommen an. Mehr Geld, das typischerweise mit höherer Bildung einhergeht, bedeutete ein erhöhtes Allergierisiko.

Dieser Trend ist auch international zu beobachten. Laut einem von der British Society for Immunology veröffentlichten Artikel hat sich »in den letzten drei Jahrzehnten [die Zahl der Hautallergien] in den Industrieländern verdoppelt oder verdreifacht, wovon 15 bis 30 Prozent der Kinder und 2 bis 10 Prozent der Erwachsenen betroffen sind«. Asthma »wird zu einem ›epidemischen‹ Phänomen«, heißt es darin weiter.

Laut einem Bericht der World Allergy Organization litt 2011 in Europa eins von vier Kindern unter einer Allergie, mit steigender Tendenz. »Migrationsstudien« zeigten, dass manche Allergie- und Autoimmunitätsformen häufiger auftreten, wenn die Menschen von ärmeren in reichere Länder ziehen. Bei Pakistanern, die nach Großbritannien auswandern, ist die Diabetesrate höher als bei ihren Landsleuten, die in Pakistan bleiben. Die Zahl der Lupuserkrankungen ist bei Afroamerikanern in den USA höher als bei Westafrikanern.

Ähnliche Trends sind bei entzündlichen Darmerkrankungen, rheumatischen Erkrankungen und vor allem bei Zöliakie festzustellen. Letztere beruht auf einer Überreaktion des Immunsystems auf das Proteinmolekül in Gluten. Diese Attacke wiederum beschädigt die Dünndarmwände. Es klingt vielleicht nach einer Lebensmittelallergie, ist jedoch etwas anderes. Bei einer Autoimmunerkrankung wie dieser entsteht die Entzündung im Bereich der Störung: Das Immunsystem attackiert das Protein und benachbarte Regionen.

Allergien können eine generalisierte Reaktion hervorrufen. Eine Erdnussallergie etwa führt unter Umständen zu einer Entzündung der Luftröhre, der sogenannten Anaphylaxie, mit der Folge, dass der Betroffene erstickt.

Sowohl bei einer Allergie als auch bei der Autoimmunität reagiert das Immunsystem heftiger, als es normal oder für den Wirt »gesund« ist (ja, genau, ich spreche von Ihnen).

Das heißt nicht, dass all diese Zahlen auf bessere Hygiene zurückzuführen sind, auf den Rückgang von Infektionen in der Kindheit oder auf größeren Wohlstand und höhere Bildung. In unserer Umwelt hat sich vieles verändert, wie es etwa die neuen Schadstoffe zeigen. Hinzu kommen rein genetische Faktoren. Die vorherrschenden Aspekte sind aber Hygiene und das umgekehrte Verhältnis zwischen industrialisierten Prozessen und Gesundheit.

Die am häufigsten zitierte Studie – über die zu berichten am meisten Spaß macht – ist eine Untersuchung bei den Amischen.

Die Amischen sind nicht gerade bekannt dafür, dass sie den Forschergeist beflügeln, doch geht es um diese Studie, geraten Wissenschaftler meist völlig aus dem Häuschen. Man hatte die Häufigkeit von Allergien bei zwei Gemeinschaften verglichen, bei den Amischen in Indiana und bei den Hutterern in South Dakota. Warum ist gerade diese Studie für Wissenschaftler so spannend? Weil die beiden Gruppen, seit sie vor mehreren Jahrhunderten in die Vereinigten Staaten umsiedelten (die Amischen im 18. Jahrhundert aus der Schweiz, die Hutterer im 19. aus Südtirol), relativ isoliert geblieben sind. Sie haben genetisch eine relativ ähnliche Abstammung und dieselbe Einstellung zu Dingen, die sich bekanntermaßen auf Allergien auswirken, wie Großfamilien und hohe Impfraten. Außerdem sind bei den Hutterern, so heißt es in der Studie, »Haustiere ein Tabu«. Und was ist mit dem Vieh? Es bildet eine Ausnahme und ist nicht mit Tabus belegt.

Hier haben wir eine Ähnlichkeit und zugleich einen entscheidenden Unterschied:

Die Amischen »betreiben traditionelle Landwirtschaft, leben mit jeweils einer Familie auf Milchbauernhöfen und nutzen Pferde für die Feldarbeit und den Transport«. Die Hutterer hingegen leben auf »großen, hoch industrialisierten Gemeinschaftsfarmen«.

Aber es gibt noch einen weiteren wichtigen Unterschied, der die Häufigkeit von Allergien betrifft. Bei den Amischen litten nur 5 Prozent der Schulkinder unter Asthma, bei den Hutterern waren es 21 Prozent.

Auf einem etwas niedrigeren Niveau der Erkrankung – der sogenannten allergischen Sensibilisierung – waren 7 Prozent der Amischkinder betroffen, bei den Hutterern 33 Prozent.

Woran mochte es liegen, dass zwei Gruppen von Menschen mit vergleichbarem genetischen Hintergrund, die zudem kulturell und ökologisch ähnlich isoliert waren von anderen Gruppen, derart unterschiedliche Allergieprofile hatten?

Einen vielsagenden Hinweis entdeckten die Forscher in der Tatsache, dass sich in den Häusern der Amischen weit eher Allergene fanden, die von »Katzen, Hunden, Hausstaubmilden und Kakerlaken« stammten – nämlich in 40 Prozent der Haushalte im Gegensatz zu 10 Prozent bei den Hutterern.

Die Menge der Rückstände von krankheitsauslösenden Bakterien war im Wohnbereich der Amischen fast siebenmal größer.

Als die Forscher ihre Probanden körperlich untersuchten, stießen sie auf Hinweise, die uns motivieren könnten, unseren Ekelreflex zu hinterfragen. Die Kinder der Amischen hatten nämlich einen höheren Anteil von Immunzellen namens Neutrophile. Erinnern Sie sich noch daran? Die kämpfen an vorderster Front.

Bei den Amischen fand man auch einen niedrigeren Anteil von Eosinophilen, eine weitere Art von weißen Blutkörperchen und zuverlässige, universell einsetzbare Soldaten, die eine wesentliche Rolle bei der Vernichtung von Viren, Bakterien und Parasiten spielen. Sie können Entzündungen herbeiführen und sind somit, wie Sie inzwischen wissen, ein zweischneidiges Schwert. Tatsächlich stehen sie in engem Zusammenhang mit Allergien und Autoimmunität, wenn sie in erhöhter Zahl auftreten; erreichen sie ein Übermaß, können sie Marker für Asthma und Ekzeme, Lupus, Morbus Crohn und andere Erkrankungen sein.

Amische wie Hutterer trugen eine Art Bakterium, das eine starke Immunreaktion hervorrief, wie sich an der Zahl von Zytokinen wie Interferon, Interleukinen und Ähnlichem feststellen ließ. Insgesamt riefen die Bakterien bei beiden Gruppen die gleichen dreiundzwanzig Zytokine auf den Plan, bei den Amischen allerdings in geringerer Menge.

»Verglichen mit den Hutterern zeigten sich bei den Amischen, die traditionelle Landwirtschaft betrieben und in einer an Mikroben reichen Umwelt lebten, eine außerordentlich niedrige Quote von Asthmafällen und ausgeprägte Immunprofile, Anzeichen tief greifender Auswirkungen auf die angeborene Immunität«, heißt es in dem Artikel des *New England Journal of Medicine*.

Nach der Untersuchung beider Gruppen führten die Forscher Versuche an Mäusen durch, um die Ergebnisse zu reproduzieren. Dabei stellte sich heraus, dass Mäuse, die in einer an Mikroben relativ reichen Umgebung aufwuchsen wie die Amischen, in entscheidenden Punkten effektiver arbeitende Immunsysteme entwickelten als Mäuse, die in einer Umgebung aufwuchsen, die der der Hutterer entsprach.

Ich werde jetzt die Studie in all ihrem wissenschaftssprachlichen Glanz zitieren, nicht zuletzt deshalb, weil Leser, die bis hierher vorgedrungen sind, sicher in der Lage sind, den Großteil zu verstehen. »Die Übereinstimmung zwischen den Ergebnissen der Untersuchung bei Menschen und bei Mäusen war bemerkenswert: In beiden Studien ging der Schutz von geringeren Mengen an Eosinophilen, größeren Mengen an Neutrophilen, allgemein unterdrückten Zytokin-Reaktionen und einer konstanten Menge an regulatorischen T-Zellen oder Interleukin-10 aus. Die Tatsache, dass diese Ergebnisse bei den Mäusen weitgehend auf angeborenen Immunbahnen beruhten, legt die Vermutung nahe, dass angeborene Immunsignale auch das wichtigste Target im Schutz der Amisch-Kinder waren, bei denen möglicherweise ebenfalls nachgelagerte adaptive Immunreaktionen moduliert werden.«

Und jetzt in Klarsprache: Der Staub und der Dreck der Haustiere, die Anwesenheit von Küchenschaben und der Stallgeruch waren keineswegs feindlich, sondern wirkten sowohl auf das angeborene wie auch auf das adaptive Immunsystem ein, sodass Amisch-Kinder mit geringerer Wahrscheinlichkeit an einer Allergie erkrankten.

Also sollte man in der Nase bohren und den Popel essen? Die Studie macht dazu keine Aussagen. Aber möglicherweise erklärt sie den Drang, den wir manchmal verspüren. Vielleicht schieben wir dabei ein paar Keime in der Nase weiter nach oben, um das System auf die Probe zu stellen, so wie Kinder alles Mögliche in den Mund stecken. Auf den ersten Seiten dieses Buchs habe ich einen bekannten Immunologen mit den Worten zitiert, Kinder sollten »täglich ein Pfund Dreck essen«. Das war leicht dahingesagt, aber Sie verstehen jetzt sicher besser, was er meinte.

Eine Vielzahl von Produkten wurden auf den Markt gebracht, die den Eindruck erweckten, das Gegenteil sei der Fall.

Als Kind sammelte ich Tauschkärtchen und Sticker mit Bildern von Wacky Packages, die große Markennamen auf die Schippe nahmen. Milk Bone für Hunde wurde zu Milk Foam und Band Aid zu Band Ache. In den Packungen befand sich auch jeweils ein rosa Kaugummi, der offenbar aus dem 18. Jahrhundert stammte. Mir tun jetzt noch die Zähne weh, wenn ich daran denke.

Unter den Produkten auf den Bildchen befanden sich auch verschiedenste Hygiene- und Reinigungsmittel. Windhex (Glasreiniger), Ajerx (Scheuermittel), Toad (Waschmittel).

Kein Wunder: Wie eine neue Studie der Associations for Professionals in Infection Control and Epidemiology feststellt, wurden Produkte dieser Art in einer Hygienekampagne Ende des 19. Jahrhunderts massiv beworben. Richtig, Forscher der Columbia University, die die Studie durchführten, wollten herausfinden, warum wir so versessen sind auf Reinigungsmittel. Ende der 1980er-Jahre schwoll der Markt für solche Hygiene- und Kosmetikprodukte um 81 Prozent an. Die Autoren der Studie sprechen von einer »wiederkehrenden Beschäftigung der Öffentlichkeit mit dem Schutz vor ansteckenden Krankheiten«, und man denkt unwillkürlich an AIDS als einen der Gründe für diese Aufmerksamkeit. In der Studie wird eine Gallup-Umfrage von 1998 zitiert, nach der 66 Prozent der Erwachsenen Angst vor Viren und Bakterien hatten und 40 Prozent »glaubten, dass sich die Mikroorganismen weiter ausbreiteten«. Ferner berichtete Gallup, dass 33 Prozent der Erwachsenen »die Notwendigkeit von antibakteriellen Reinigern zum Ausdruck brachten, um das häusliche Umfeld zu schützen«, und 26 Prozent, dass sie auch für den Schutz von Körper und Haut nötig seien.

Damit lagen sie falsch.

Aber es war nicht nur die Öffentlichkeit, die unserer Wahrnehmung nach einem Missverständnis unterlag. Viele Ärzte ließen sich in die Irre führen oder verhielten sich in einem damit zusammenhängenden Bereich sogar schlichtweg verantwortungslos: bei der Behandlung mit Antibiotika.

Die häufige, unnötige Verschreibung von Antibiotika ist nicht nur für die Einzelnen schlecht – sie töten wichtige Bakterien im Körper ab –, sondern sogar noch schlechter für die Gesellschaft als Ganzes. Denn Bakterien entwickeln sich mit der Geschwindigkeit einer Schnellfeuerwaffe weiter, um gegen die Antibiotika bestehen zu können. Die überlebenden werden als Superbakterien bezeichnet. Das klingt apokalyptisch, ist aber sehr real.

Laut einem Ende 2014 erschienenen Bericht sterben jährlich 700 000 Menschen an normalen Infektionen durch Bakterien, die gegen Medikamente resistent geworden sind.

Natürlich entwickeln die Bakterien eine Resistenz! Wie alle Lebewesen durchlaufen auch sie Mutationen, und die mutierten und gegen Medikamente resistenten Bakterien haben die höchste Überlebenschance. Das ist simples wissenschaftliches Grundwissen.

Und Bakterien kommen überall mit Antibiotika in Kontakt. Antibiotika gehören nicht nur zu den meistverschriebenen Medikamenten der Welt, sondern werden weltweit auch verwendet, um Hühner, Schweine und anderes Vieh zu mästen. Die Verabreichung von Antibiotika beschleunigt die Geburtsreife und das Wachstum der Tiere und senkt auf diese Weise den Produktionspreis von tierischem Protein. Das ist ein großes Geschäft, vor allem in Entwicklungsländern. Laut der FDA wurden in den Vereinigten Staaten fast 34 Millionen Pfund Antibiotika für »der Lebensmittelgewinnung dienende Tiere« verkauft. Das waren etwa 80 Prozent der in den USA insgesamt verwendeten Antibiotika.

Der auf der ganzen Welt verbreitete Einsatz von Antibiotika setzt Bakterien unter Druck, sich weiterzuentwickeln. Außerdem haben Wissenschaftler herausgefunden, dass die Bakterien schneller resistent gegen Antibiotika werden, als man erwartet hat, was an der Art ihrer Mutation liegt: Sie geben untereinander einen genetischen Code weiter, der ihnen die Abwehr von Antibiotika-Angriffen ermöglicht. Im Falle eines solchen Angriffs bitten sie unter Umständen sogar Kollegen um Hilfe (»Schickt mir schützendes genetisches Material!«), und die Resistenz kann übertragen werden.

In dem Bericht von 2014 wurde prognostiziert, dass 2050 10 Millionen Menschen jährlich an resistenten Bakterien sterben werden, mehr also als die 8,2 Millionen, die Voraussagen nach zum selben Zeitpunkt einer Krebserkrankung erliegen werden. Vieles spricht dafür, dass dies zu den drei größten medizinischen Krisen gehört, mit denen unsere Welt konfrontiert sein wird, genauso weltumspannend und jeden betreffend wie der Klimawandel, jedoch mit weit unmittelbarerer Wirkung.

Ein Wissenschaftler, der bei der Weltgesundheitsorganisation Projekte zur Begrenzung des Einsatzes von Antibiotika leitete, sagte zu mir, auf philosophischer Ebene sei dies eine Lehre, die einem Jahrhundert des Marketings zuwiderlaufe: Wir verschaffen uns nicht ein Mehr an Schutz, wenn wir versuchen, jedes Risiko aus unserer Umwelt zu verbannen:

»Wir müssen uns von dem Gedanken befreien, diese Dinge in unserer lokalen Umwelt zu vernichten. Es ist nur ein Spiel mit einer bestimmten Art von Angst.«

Wie leicht lässt sich doch unsere Angst ausnutzen, dass das Innere unseres Körpers von immer mehr Bakterien überschwemmt wird!

Dabei sind sie genau das, was wir brauchen.

33

Das Mikrobiom

Mindestens die Hälfte der Zellen in unserem Körper sind Bakterien, also nicht menschlichen Ursprungs. Einhundert Billionen bakterielle Zellen, die meisten davon in unserem Darm. Ihre Gesamtheit und der Umfang ihrer genetischen Bausteine werden als Mikrobiom bezeichnet.

In einem Übersichtsartikel von Wissenschaftlern der University of Colorado in Boulder heißt es, dass es im Darm des Menschen 3,3 Millionen mikrobielle Gene gibt, »verglichen mit etwa 22.000 Genen im gesamten menschlichen Genom«.

In einer anderen Studie wurde die Zahl der Bakterienspezies im Darm auf 1000 geschätzt – mit insgesamt 5 Millionen Genen. Das Ausmaß des Mikrobioms ist, mit einem Wort gesagt: riesig.

In dem Artikel aus Boulder heißt es, dass wir Menschen praktisch alle über dasselbe Genmaterial verfügen – Ihre und meine elementaren genetischen Bausteine also zu 99,9 Prozent übereinstimmen. Unser Mikrobiom hingegen kann Unterschiede von 80 bis 90 Prozent aufweisen. (Bemerkenswert: Die meisten Mikroorganismen befinden sich im Darm, aber auch im Mund gibt es 500 Bakterienspezies und etwa dieselbe Menge in unserem »Äther« – in den Atemwegen; auf der

Haut sind es 300 Millionen; und etwa 150 Millionen in der genitalen Infrastruktur von Frauen.)

»Wohin man auch schaut, alles ist von Mikroben bedeckt. Man sieht sie nur nicht. Sie besiedeln die ganze Welt, sind aber für uns unsichtbar«, erklärte Dr. Sarkis Mazmanian, ein Professor am Caltech, der weithin als einer der führenden Wissenschaftler auf diesem Gebiet gilt. Als er seine Laufbahn begann – und »Gefallen an Bakterien fand« –, hielt er sie »für heimtückische kleine Kreaturen, die uns krank machen wollten. Damit lag ich falsch.«

Für lange Zeit hatte eine Theorie Bestand, der zufolge wir deshalb mit den Bakterien in unserem Darm koexistieren können, weil er eine Schutzschicht habe, die eine starke Schranke bildet. Diese Schranke, eine schleimartige Innenschicht mit der Textur von Vaseline, verhalte sich in etwa wie ein Kraftfeld zwischen Dünn- und Dickdarm und dem übrigen Körper: Sie verhindere, dass unsere Mikrobiota in den übrigen Körper gelangte, und halte sie auf diese Weise fern von unserem Immunsystem.

Tatsächlich glaubte man, die Immunzellen der Menschen würden diese Bakterien nicht erkennen.

Diese Theorie war jedoch unvollständig, wenn nicht gar falsch. Dr. Mazmanian und andere fanden später heraus, dass das Gel, das den Darm auskleidet, von Mikrobiota besetzt ist und es daher in nächster Nähe zu Zellen steht, die eine Immunreaktion auslösen können. Auf der anderen Seite der gelartigen Wand befindet sich eine Reihe sogenannter Epithelzellen, die vor Immunauslösern strotzt.

Mit anderen Worten, die Mikrobiota scheint sich gerade zu

dem Zweck entwickelt zu haben, mit unserem Immunsystem zu interagieren und es zu stimulieren.

Zum besseren Verständnis sollten wir die Menschen im Zusammenhang mit ihrer Außenwelt betrachten. Wir leben im wörtlichen wie im übertragenen Sinn in einem Meer von Bakterien, mit denen wir genauso koexistieren müssen wie mit anderen Menschen. Man stelle sich vor, wir führten gegen unsere Nachbarn ständig Krieg: Am Ende würden wir uns alle gegenseitig umbringen. Stattdessen suchen wir einen gemeinsamen Nenner, wir kooperieren und erleichtern uns die Sache vielleicht, indem wir Zäune und Grenzen errichten. Die Beziehung zwischen Menschen und Bakterien ist aber noch intimer. Wir unterscheiden uns zwar und hegen manchmal gegensätzliche Gefühle, aber meist dominiert bei uns eine große gegenseitige Unterstützung, was entscheidend dafür ist, dass beide Seiten überleben können.

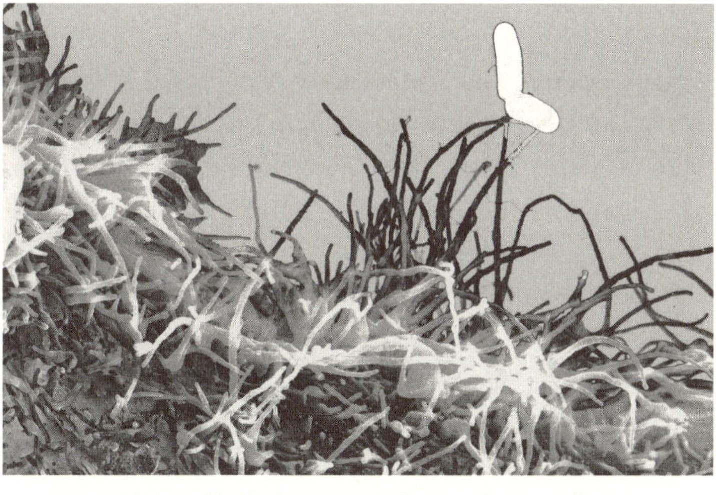

Ein Salmonellenbakterium (oben rechts), aufgespürt von Epithelzellen im Verdauungstrakt.

Aus evolutionärer Sicht und über Epochen hinweg gesehen war der anfängliche Kontakt zwischen dem Immunsystem und den Bakterien keineswegs freundlicher Art.

»Die erste Begegnung war sicherlich feindselig – bis ein Waffenstillstand geschlossen wurde«, meint Mazmanian. Das Immunsystem und die Bakterien fühlten einander auf den Zahn und schlossen im Lauf der Evolution einen für beide Seiten gewinnbringenden Frieden. Dann erkannten sie, dass man nur gemeinsam überleben und jeder dem anderen dabei helfen konnte. Mazmanian nennt es eine »Partnerschaft – beide Spieler kämpfen auf derselben Seite des Netzes gegen gemeinsame Feinde«.

Die gemeinsamen Feinde sind die Handvoll Krankheitserreger – die Bakterien, Viren und Parasiten –, die das menschliche Gewebe zerstören würden. Insgesamt gesehen stellen diese Pathogene nur einen kleinen Bruchteil der Bakterien dar, die es auf der Welt gibt. Für jene, mit denen wir kooperieren – unsere Mikrobiota – werden diese Erreger zu einem ständigen Feind, weil unser Körper der Wirt der Mikrobiota ist. »Das Bakterium arbeitet mit dem Immunsystem zusammen, um einen eindringenden Mikroorganismus abzuwehren«, erläutert Mazmanian. »Das ist damit zu erklären, dass es beiden Nutzen bringt.«

Diese evolutionäre Perspektive bildet sich auf der individuellen Ebene ab. Jeder von uns entwickelt eine Arbeitsbeziehung mit seiner Umwelt. Es handelt sich um eine Art Gesellschaftsvertrag mit den Bakterien in unserer Mitte, der ausgesprochen individuell ausgestaltet wird und variabel ist. Dies illustriert eine wissenschaftliche Randerscheinung: Die Mikrobiota im Darm eines Babys, das durch die Vagina geboren wird, unterscheidet sich von der Mikrobiota eines Säuglings, der per Kaiserschnitt zur Welt kommt. In den ersten Lebenstagen fährt dann unser Geschäftspartner, die Mikrobe, von 0 auf 60 hoch. In einem Artikel, an dem unter anderem ein Genetiker aus Stanford mitgewirkt hat, wird das auf nette Weise geschildert:

> *Die mikrobielle Kolonisierung des Magen-Darm-Trakts bei einem Neugeborenen ist eine bemerkenswerte Episode im menschlichen Lebenszyklus. Nach der Geburt eines jeden menschlichen Babys entsteht in einer sterilen Umgebung ein reiches und dynamisches Ökosystem. Innerhalb von Tagen gründen die mikrobiellen Immigranten eine blühende Gemeinschaft, deren Bevölkerungszahl bald die der eigenen Zellen des Babys übersteigt. Die evolutionär gebildete Symbiose zwischen dem menschlichen Magen-Darm-Trakt und der ihn besiedelnden Mikrobiota ist zweifelsfrei mit verschiedenen reziproken Interaktionen zwischen der Mikrobiota und dem Wirt verbunden, was weitreichende Folgen für die menschliche Gesundheit und Physiologie hat. Diese Interaktionen können für den Wirt positive Auswirkungen auf seine Nahrungsverarbeitung, Immunität und Entwicklung haben, sich aber auch pathogen auswirken.*

In dieser dichten, aber hochinformativen Passage ist von einer bakteriellen »Kolonisierung« des Verdauungstrakts der Neugeborenen die Rede. Die Kolonisten sind »mikrobielle Immigranten« – ein weiterer Hinweis auf die prekäre Balance und Ambiguität dessen, was das Eigene ist. Wer sind wir, und was ist das andere? Was ist fremd? Wie wichtig ist es für unser Überleben, dass wir mit anderen kooperieren, anstatt sie zu meiden oder zu zerstören?

In dem Artikel kommt auch die Rolle der Umwelt bei der Bildung unserer Mikrobiota zur Sprache. Mäusebabys, die im selben Käfig wie ihre Mütter leben, haben eine Mikrobiota, die der ihrer Mütter ähnlicher ist als die von Mäusebabys derselben Mütter, die in einem anderen Käfig gehalten werden. »Die Bakterienpopulation, die sich im Anfangsstadium entwickelt, wird in erheblichem Maß von den spezifischen Bakterien bestimmt, mit denen ein Baby zufällig in Kontakt kommt«, heißt es in dem Artikel.

Um zu erklären, warum diese Bakterien so entscheidend sind, möchte ich kurz auf einen Pionier der 1970er-Jahre zurückkommen. Susumu Tonegawa war einer derjenigen, die herausfanden, warum die Erbanlage des menschlichen Immunsystems so viele Varianten haben kann: Während der Entwicklung und während einer Infektion ordnen sich die Gene nach dem Zufallsprinzip dergestalt um, dass das Immunsystem des Einzelnen über ein breites Spektrum von Möglichkeiten verfügt, eine Vielzahl potenzieller Bedrohungen zu erkennen und sich dann daran »anzudocken«. Wir haben eine nahezu unendliche Reihe von Antikörpern entwickelt, und viele Forscher sahen darin den entscheidenden Faktor für unser Überleben.

Doch trotz des grundlegenden Charakters und der Bandbreite des Werkzeugs fehlt noch etwas, um unser Überleben zu sichern. Hier kommt das Mikrobiom ins Spiel.

»Das menschliche Genom allein ist nicht in der Lage, unsere Gesundheit zu garantieren. Wir benötigen den Beitrag des Mikrobioms. Dieses zweite Genom brauchen wir einfach. Deshalb beherbergen wir tatsächlich zwei Genome, unser eigenes und das Mikrobiom«, erklärte mir Mazmanian.

Die unglaubliche Zusammenarbeit zwischen Menschen und Mikroben hat zu einer neuen Bezeichnung unserer Spezies geführt. Man nennt uns »Superorganismen«. Das müsste Ihnen ein gutes Gefühl geben: Sie sind mit Superkräften ausgestattet, ein Mensch, der durch die Kraft von Bakterien gestärkt wird.

Doch wobei hilft das Mikrobiom eigentlich?

Bei der Verdauung, bei der Ernährung, bei Fettleibigkeit – grob gesagt, es bestimmt, wie viel Energie wir uns aus der Nahrung holen und wie effektiv wir ihr Nährstoffe entziehen. Es beeinflusst aber auch unsere Gefühle und Stimmungen und, was in diesem Zusammenhang wichtig ist, unsere Abwehr gegen Krankheitserreger und gegen uns selbst.

Dies wird besser verständlich, wenn wir es auf praktischer Ebene betrachten.

Eine der vielen T-Zellen-Varianten wird, wie wir inzwischen wissen, als regulatorische T-Zelle oder T-reg bezeichnet. Es ist eine starke Unterart unserer T-Zellen, die, wie dargelegt, unter anderem dazu beiträgt, das Immunsystem zu unterdrücken. Insgesamt gesehen erscheint es sinnvoll: Sie sind Teil eines Abwehrnetzes, das darauf geeicht ist, ungeladene Gäste zu vernichten, ohne gleich die ganze Party zu ruinieren.

In dieser Hinsicht sind T-reg-Zellen gar nicht so ungewöhnlich. Besonders ist an ihnen allerdings, dass sie mit einiger Wahrscheinlichkeit gar nicht existieren würden, gäbe es nicht das Mikrobiom in unserem Darm. Bei Experimenten mit Mäusen entdeckte Mazmanian, dass sich T-reg-Zellen nicht entwickeln, wenn bestimmte Darmbakterien fehlen. Mit anderen Worten, wenn das Mikrobiom der Maus unvollständig ist, ist das Immunsystem es auch.

Mazmanian und seine Forscherkollegen machten noch eine andere folgenreiche Entdeckung: Sie fanden heraus, dass die Bakterien über einen Signalgebungsmechanismus verfügen, der die Entwicklung der T-reg-Zellen stimuliert. Vereinfacht ausgedrückt senden die Darmbakterien eine Botschaft aus, die über die Immunzellen an den Darmwänden zu den Zellen im Knochenmark oder Thymus gelangen, die auf den Befehl warten, die T-reg-Identität anzunehmen.

Mazmanian beschrieb mir das Fazit in ziemlich kargen Worten: »Es gibt ganze Zellarten, die im Körper nicht vorkommen, weil die DNA nicht alle Informationen besitzt, um diesen Zellen mitzuteilen, dass sie sich entwickeln sollen.«

Und nicht nur T-reg-Zellen scheinen von den Bakterien getriggert zu werden, sondern auch natürliche Killer- und Immunzellen.

Generell verweisen Dr. Mazmanians Versuche auf die entscheidende Rolle des Mikrobioms in diesem Bereich: Bei der Eindämmung des Immunsystems spielen unsere Bakterien eine noch größere Rolle als beim Angriff auf fremde Eindringlinge. Der Grund dafür liegt – wie hoffentlich inzwischen mehr als klar geworden ist – darin, dass das Immunsystem für uns genauso gefährlich ist, wie es für Invasoren sein kann; ein Schlüssel zu unserem eigenen Überleben ist also das System gegenseitiger Kontrolle, das das Immunsystem in seine Schranken weist. Das Mikrobiom darf nicht zulassen, dass sein Wirt vom eigenen Immunsystem, das wie ein übereifriger Polizeistaat agiert, verletzt wird. Es liegt in seinem eigenen Interesse, den Körper von Angriffen auf sich selbst abzuhalten, deshalb beteiligen sich die Bakterien an der Kontrolle des Immunsystems.

»Das Immunsystem ist ein geladenes Gewehr, und wenn es feuert und dabei nicht kontrolliert wird, bekommt man Allergien, dann Autoimmunität und dann Entzündungen«, so Mazmanian. Die Art unserer Beziehung zu den Bakterien auf der Welt bestimmt unsere Gesundheit. Gerät diese Beziehung aus dem Gleichgewicht, geschieht dasselbe auch mit unserem Immunsystem.

»Wir sprechen hier«, sagte Mazmanian, »über die moderne Interpretation der Hygienehypothese.«

Die Hygienehypothese lautete, unsere Umwelt sei so sauber geworden, dass unser Immunsystem nicht mehr ausreichend trainiert werde. Mazmanian ist nicht der Einzige, der glaubt, dass das Mikrobiom unter all den Angriffen auf unser Immunsystem in der heutigen Zeit am stärksten gefährdet ist.

Unsere Bemühungen, unsere Umwelt von Bakterien zu befreien, sind zwar gut gemeint, haben aber letztlich die Zahl der Bakterien begrenzt, die unseren Darm kolonisieren und bevölkern. Mazmanian bemerkte halb im Scherz, die Toilette sei nicht nur ein Segen im Verhältnis zu den Situationen, in denen ein Mensch sein Geschäft im Wald verrichtet, wobei die Bakterien zum Teil in die Erde sickern und wir uns die Hände nicht richtig waschen könnten.

Es stimmt, dass Menschen in weniger entwickelten Ländern, etwa in einigen Teilen Afrikas, komplexere Mikrobiome haben als wir. Als Mazmanian 2006 ans Caltech kam, dachte er in seinem jugendlichen Idealismus, diese komplexeren Mikrobiome und die Umgebung, in der sie sich entwickelt hatten, seien denen im Westen überlegen. Es gibt zahllose Beispiele dafür, dass Menschen, die in jungen Jahren gefährlichen Erregern ausgesetzt waren, später krank wurden oder eine Autoimmunität entwickelten. Wir wollen also nicht viele der modernen Annehmlichkeiten abschaffen und von Bakterien umgeben sein. Doch es stimmt, so erklärte mir Dr. Mazmanian, dass wir, wenn wir unsere Umwelt allzu sauber halten und antibakterielle Seifen und Tücher verwenden, die Mikrobiota einschränken, die wir untereinander austauschen. Und das ist der wesentliche Punkt. Wir als Spezies haben alle möglichen nützlichen Bakterien in unserer Mitte – die einen sind von diesen Bakterien kolonisiert, andere von jenen; wir haben sie in der Menschheitsgeschichte untereinander herumgereicht, geteilt und durch Händeschütteln, Umarmungen und Wangenstreicheln, durch die gemeinsame Nutzung von Treppengeländern oder Theken und Ähnlichem ein riesiges Handelsnetz geschaffen. Doch jetzt töten wir unser Mikrobiom, statt es miteinander zu teilen.

»Zwar kommen wir nicht mehr so schnell mit Infektionserregern in Kontakt, aber auch nicht mehr mit Mikroben, die für uns nützlich sind«, sagt Mazmanian. »Ich habe wahrscheinlich ein weniger komplexes Mikrobiom als meine Mutter, und das meiner Kinder wird weniger komplex sein als meins. Vielleicht verliert jede neue Generation ein bisschen an Vielfalt.«

Wir verlassen uns immer noch darauf, dass diese Mikroben unsere Abwehr stärken und auch die Signale aussenden, die unser Immunsystem bremsen. Dies ist wohl einer der wichtigsten Gründe, warum Allergien und Autoimmunität zunehmen: Wir empfangen nicht mehr die Signale, die sagen: Zieh die Bremse. Reagier nicht auf die Pollen. Greif dich nicht selbst an.

Die übertriebene Hygiene und das Mikrobiom beeinflussen die Gesundheit der Bevölkerung als Ganzes sowie das weitere Umfeld unserer Immunsysteme.

Das Fazit lautet: Wir haben einen Wendepunkt erreicht, an dem sich unsere Beziehung zu Bakterien fundamental verändert; Bakterien sind Organismen, mit denen wir diesen Planeten teilen und mit denen wir Jahrtausende in Koexistenz gelebt haben. Die Beziehung verändert sich, weil wir als Spezies um unser Überleben kämpfen und die Bakterien ebenfalls. Seit jeher ist diese Beziehung dynamisch gewesen, steht aber nun unter einem stärkeren Druck angesichts der menschlichen Technologien – etwa in Form von antibakteriellen Seifen, Antibiotika und nicht biologischen Lebensmitteln. Diese in mancherlei Hinsicht wunderbaren Fortschritte – Meilensteine der menschlichen Innovationskraft – haben einen derart starken Einfluss, dass sie das prekäre Gleichgewicht zwischen uns und den Bakterien massiv stören. Das ist ähnlich wie bei anderen technologischen Fortschritten, die ungewollte Folgen nach sich ziehen: Die Geburt des Automobils ermöglichte einen schnellen Transport, zog aber unmittelbar Tausende Verkehrstote nach sich; industrielle Lebensmittel ermöglichten weithin die Konservierung und den Transport von Kalorien, führten aber zur Produktion von Junkfood und zu einer tödlichen epidemischen Fettleibigkeit; Handys veränderten von einem Tag auf den anderen die Kommunikation, gefährden aber die Konzentration und Aufmerksamkeit und lenken beim Fahren ab und so weiter.

Doch es gibt einen wichtigen Unterschied zwischen all diesen Entwicklungen und der in unserem Verhältnis zu den Bakterien. In sämtlichen aufgezählten Fällen behalten wir die letzte Kontrolle. Wir können unser Verhalten oder die Technologie ändern. Bei den Bakterien hingegen können wir lediglich eine der beiden Seiten beeinflussen. Wir können Maßnahmen ergreifen, um den Druck auf die Bakterien zu verringern, aber wir können letztlich nicht bestimmen, wie dieser mächtige Organismus reagieren wird.

Was also bedeutet das für uns? Zunächst einmal müssen wir uns bewusst werden, dass wir die Erde mit diesen fernen Verwandten teilen. Dann benötigen wir gesamtgesellschaftliche Strategien zum Umgang mit Problemen wie der Resistenz von Bakterien gegen Antibiotika. Wir können zumindest versuchen, unsere Technologien mit mehr Bedacht zu nutzen.

Auf der individuellen Ebene ist unsere Macht eher eingeschränkt. Aber es ist möglich, einen entspannteren Umgang mit jenen Produkten zu pflegen, die sich kontraproduktiv auf unseren eigenen Körper und auf die Bakterien insgesamt auswirken können. Wir können uns für Nahrungsmittel entscheiden, bei deren Produktion keine Antibiotika verwendet wurden. Wir können beschließen, etwas Essbares, das hingefallen ist, vom Boden aufzuheben, abzuspülen und zu essen.

Ich räume allerdings auch ein, dass es nicht leicht ist, einen Mittelweg zu finden. Angesichts der Zunahme resistenter Bakterien haben wir sicherlich Schwierigkeiten, etwas vom Boden eines Krankenhauses (wo es Bakterien zuhauf gibt) aufzuheben und zu verspeisen. Bei einer Reise durch ein Entwicklungsland werden wir kaum bedenkenlos Fleisch essen, das vielleicht keine Antibiotika enthält, aber nicht durchgegart ist, sodass es Bakterien übertragen könnte.

Schließlich könnten wir als Gesellschaft noch einen weiteren wichtigen Schritt machen und die wissenschaftliche Forschung unterstützen. Sie hat uns bereits wunderbare Antworten geliefert und hält wahrscheinlich den Schlüssel in der Hand, der uns hilft, den Ausgleich mit unseren Bakterien wiederzufinden.

34

Stress

Der Stress, dem wir unsern Körper aussetzen, hat Auswirkungen auf das so mühsam erreichte Ziel unseres Immunsystems – ein Gleichgewicht herzustellen. Bei der Betrachtung dieses prekären Gleichgewichts stelle ich mir manchmal eine Turnerin der Spitzenklasse auf einem Schwebebalken vor, die, wenn sie einen Salto macht, stets auf dem Balken landet und keinen Spielraum für Fehler hat. Stress kann wirken wie ein Schubs mitten in der Luft und eine ohnehin waghalsige Unternehmung noch gefährlicher machen.

Die wichtigen Erkenntnisse über die Rolle von Stress verdanken wir einem schillernden Paar an der Ohio State University: Janice Kiecolt-Glaser und ihrem Mann Ronald Glaser. Die beiden haben bahnbrechende Arbeit geleistet, indem sie einer Frage nachgingen, die Sie sich vielleicht auch schon gestellt haben: Wie kommt es, dass man nach einer Abschlussprüfung krank wird?

Das Ehepaar Glaser lernte sich am 3. Oktober 1978 bei einem Picknick an der Ohio State University kennen. Janice war Dozentin an der Fakultät für Psychiatrie, Ronald Professor am Institut für medizinische Mikrobiologie und Immunologie.

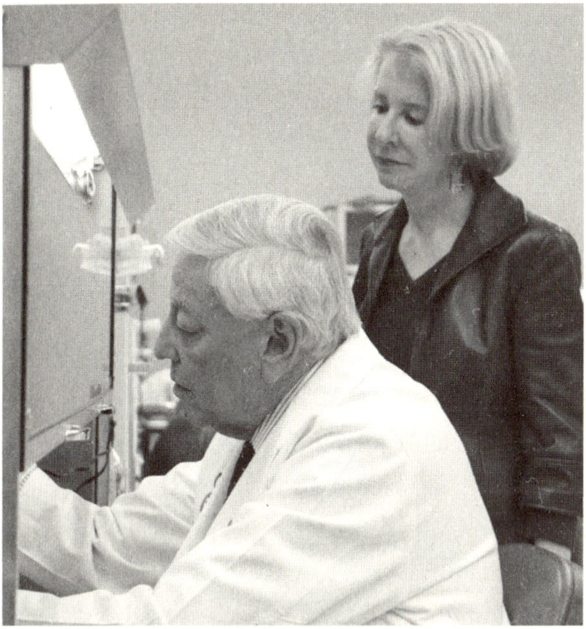

Ronald Glaser und Janice Kiecolt-Glaser

Als sie sich näher kennenlernten, schlug er ihr vor, ihre beiderseitigen Kenntnisse zusammenzuführen – ihre in Psychologie und seine in Immunologie.

Bis zu diesem Zeitpunkt war zum Thema Stress und Immunsystem noch nicht viel geforscht worden. Eine der ersten Studien – sie wurde in Schweden durchgeführt – hatte gezeigt, dass der Gesundheitszustand von Probanden, die siebenundsiebzig Stunden lang Lärm ausgesetzt worden waren und in dieser Zeit nicht schlafen durften, nach dem Test schlechter war als davor.

Und dann gab es noch eine »seltsame Studie«, wie Janice Kiecolt-Glaser meinte, durchgeführt Mitte der 1970er-Jahre an der amerikanischen Militärakademie West Point:

Sie widmete sich der Frage, welche Kadetten sich mit größerer Wahrscheinlichkeit eine infektiöse Mononukleose zuzogen, einen der acht Herpestypen bei Menschen. Die Viren können relativ harmlos sein und gehören zu den verbreitetsten auf der Welt. Die Mononukleose-Viren haben jedoch auch eine problematischere Seite.

Die Untersuchung lief über vier Jahre und umfasste etwa 1400 Kadetten. Am Tag ihres Eintritts in die Akademie wurde ihr Blut auf Antikörper gegen den Eppstein-Barr-Virus untersucht, den Erreger des besagten Herpestyps. Mit anderen Worten: Die Forscher prüften, ob die Kadetten mit dem Eppstein-Barr-Virus in Kontakt gekommen waren, ob ihr Körper ihn erkannt und eine Abwehr gegen ihn aufgebaut hatte.

Wie sich zeigte, waren bei etwa 30 Prozent keine Antikörper festzustellen. Diese Kadetten waren im Grunde nie ernsthaft damit in Berührung gekommen. In der Gruppe derjenigen, die den Antikörper in sich trugen, waren am Ende 20 Prozent »infiziert«, hieß es in dem Forschungsbericht von Yale-Wissenschaftlern, der 1979 in der Zeitschrift *Psychosomatic Medicine* veröffentlicht wurde. Von den infizierten Kadetten trugen 25 Prozent nicht nur Antikörper, sondern zeigten auch klinische Merkmale der Krankheit. Überraschend war ein Aspekt, der allen Kadetten mit einer Wahrscheinlichkeit, infektiöse Mononukleose zu entwickeln, gemeinsam war: Sie waren schlechte Schüler, hatten ausgesprochen erfolgreiche Väter und waren selbst extrem motiviert.

Es handelte sich um »Jungs, die nicht gut waren, aber wirklich gut sein wollten«, erklärte Janice Kiecolt-Glaser.

Stress schien in der Reaktion des Immunsystems eine entscheidende Rolle zu spielen.

»Ron sagte: ›Machen wir eine Studie mit Medizinstudenten.‹«

Herpes war der ideale Testfall.

Herpes gehört nicht nur zu den weltweit verbreitetsten Virusfamilien – fast die gesamte Bevölkerung der USA ist im Alter von vierzig Jahren von mehreren der acht Formen des Virus infiziert worden –, sondern hat auch ein sehr schwieriges, ja hintergründiges Verhältnis zum Immunsystem. An diesem Verhältnis können wir erkennen, wie unsere Abwehr gelernt hat abzuschätzen, wann sie angreifen und wann sie sich zurückhalten muss. Wenn ein Erreger entdeckt wird, sich aber nicht auszubreiten und nicht gefährlich zu werden scheint, bezieht unsere starke Abwehr manchmal den Beobachterposten und verhält sich eher wie ein Friedenswächter denn wie ein Attentäter. Herpes ist dafür ein wunderbares Beispiel.

Die Gene des Herpesvirus haben wichtige Eigenschaften mit der menschlichen DNA gemeinsam. Vor allem besteht sie bei beiden aus zwei Strängen, der berühmten Doppelhelix. So kann Herpes das Immunsystem, das ständig damit beschäftigt ist, Fremdes von Eigenem zu unterscheiden, in die Irre führen. Der Virus macht es ihm schwer, das Nicht-Eigene zu identifizieren.

Wenn jemand infiziert ist, macht der Virus etwas, das für das Immunsystem eine Herausforderung darstellt: Er stellt sich mehr oder weniger schlafend. Der Lippenherpesvirus etwa bleibt meist in Zellen im Inneren der Nervenwurzeln an der Schädelbasis hängen (oder in anderen Nervenwurzeln neben und um das Rückgrat). Ehrlich gesagt, finde ich das beängstigend – ein Virus, der schlafend da hängt wie eine Hülse im Film *Alien*.

Unterdessen tritt das Immunsystem auf den Plan, da es spürt, dass etwas im Gange ist, aber nichts Aktives oder deutlich Körperfremdes entdeckt. Es geht ebenfalls in Beobachtungsposition. Die Anwesenheit von Immunzellen hält den Herpes im Wesentlichen in Schach. »Die Polizei taucht auf und bringt die Party unter Kontrolle«, so beschreibt es William Khoury-Hanold, ein Immunologe an der Yale University. Das gelingt ihr sehr gut.

Manchmal aber, wenn das Immunsystem beschäftigt, gestresst oder unterdrückt ist, öffnet sich ein Fenster für den Virus. Der Herpesvirus, der diese vorübergehende Schwäche spürt, wandert die Nervenwurzeln entlang zum Mund und greift an. Jetzt steht das Fest des Lebens unter Beschuss, und das Immunsystem muss massiv reagieren.

Dieses Szenario ist ein hervorragender Testfall für das Verhältnis zwischen Stress und dem Immunsystem, weil es den Forschern zeigt, was passiert, wenn ein Mensch unter Druck gerät: Wird unsere Abwehr abgelenkt, sodass sich der Herpesvirus aus seinem Versteck in einem Ganglion herauswagen kann?

An der bahnbrechenden Studie des Ehepaars Glaser aus dem Jahr 1982 waren fünfundsiebzig Medizinstudenten beteiligt. Man zählte dabei die natürlichen Killerzellen und die Antikörper der Probanden. Die Studenten wurden vor einer Prüfung getestet, dann an den letzten Prüfungstagen und schließlich einige Zeit später, als sie aus den Ferien zurückkehrten.

»Als Ron die Ergebnisse sah, konnte er es nicht glauben.«

Nach dem Examen »war die Menge der Antikörper so groß, dass er den Daten nicht traute«.

Bei den einsamen Studenten waren die Zahlen sogar noch höher: »Der Prüfungsstress war für alle schlimm, aber für die vergleichsweise einsamen Studenten noch schlimmer«, erklärte Janice Kiecolt-Glaser.

Außerdem fand eine starke Reaktion statt, an der auch die natürlichen Killerzellen beteiligt waren. Wie wir gesehen haben, gehören sie zu den Abwehrspielern in der ersten Verteidigungslinie des Immunsystems – sie bilden sozusagen die schwere Artillerie. Während der Prüfungen sank die Zahl der außerhalb des Knochenmarks kursierenden natürlichen Killerzellen deutlich ab.

Der Prüfungsstress hatte einen entscheidenden Teil des Immunsystems ausgeschaltet.

Aber warum?

Wenn die Prüfungen beginnen, kommt es zu einem Adrenalinschub. Anschließend werden Steroide ausgeschüttet, die das Immunsystem schwächen und im Kampf gegen Autoimmunität zum Einsatz kommen. Dieser Beziehung – zwischen Adrenalin, Steroiden und dem Immunsystem – liegt eine profunde Logik zugrunde. Sie ist entscheidend für unser Überleben.

Steroide haben einige für uns fundamentale Funktionen, da sie es uns ermöglichen, akute Stressmomente zu überleben. Beispielsweise tragen Steroide zum Erhalt der Blutgefäße bei; in Stresszeiten, wenn diese sich zusammenziehen können, sorgen Steroide dafür, dass sie funktionsfähig bleiben und, verkürzt gesagt, die Blutzirkulation und der Blutdruck aufrechterhalten werden, damit der Betroffene nicht in Ohnmacht fällt und stirbt.

Diese Art von Steroiden hat außerdem einen wellenartigen Einfluss auf unser Immunsystem, während sie durch den Körper kreisen. Praktisch jede Zelle hat einen Rezeptor für sie, den sogenannten Glukokortikoid-Rezeptor. Wenn die Steroide aktiv werden oder zunehmen, können sie viele, viele Zellen erreichen. Das ist an und für sich ein bemerkenswerter Gedanke: Bei dem riesigen Fest läuft so ein Hormon zwischen den Gästen herum und beeinflusst nach und nach einen Großteil von ihnen. Zumindest die, die körpereigen sind.

Diese Zellen besitzen Rezeptoren für die Steroide außerhalb ihres Kerns, ihrem innersten Teil. Doch wenn das Steroid ihn erreicht, findet eine Reaktion statt, durch die das Steroid in den Kern gelangt. Dort setzt es einen Prozess in Gang, durch den es mit der DNA der Zelle interagiert, und verändert die von der Zelle produzierten Proteine. Die wichtigste Wirkung dieses Steroids besteht darin, dass »die Expression vieler Gene unterdrückt wird, die wichtig für eine Immunreaktion sind«, erklärte Dr. Ashwell.

Aber warum sollte es ein Vorteil sein, dass unsere starke Abwehr unterdrückt wird?

Die Antwort finden wir in der Evolution: Wenn unsere Vorfahren unvermittelt in schweren Stress gerieten – etwa aus Angst vor dem Angriff eines Bären oder Löwen –, wären durch Entzündung ausgelöste Müdigkeit oder Fieber problematisch gewesen. In der Geschichte der Menschheit bedeutete Stress meist eine bevorstehende unmittelbare Bedrohung, und ›unmittelbar‹ bedeutete, dass der Körper in

Alarmbereitschaft gehen, perfekt funktionieren und sogar ein Übermaß an Kraft sammeln musste. Hier kommt das Hormon Cortisol ins Spiel. Es wird von der Nebenniere abgesondert.

In Stresszeiten findet die Freisetzung von Cortisol kurz nach der Freisetzung eines von zwei anderen wichtigen Hormonen statt: Noradrenalin und Adrenalin.

Die Ausschüttung dieser beiden Hormone und von Steroiden beim Auftreten von Stress geschieht getrennt, aber in einander ähnlichen Prozessen. Die erste – die Ausschüttung von Adrenalin und Noradrenalin – wird als sympathetische Reaktion bezeichnet, an der das zentrale Nervensystem beteiligt ist; die zweite – die Ausschüttung von Cortisol – findet ein wenig später statt; ausgehend vom Gehirn verläuft der Prozess über die Hirnanhangsdrüse zur Nebenniere, die schließlich Glukokortikoid ausschüttet, einen natürlichen Immunsystemhemmer.

Bei akutem Stress kann der Kampf gegen einen Virus warten, der sich eventuell im Körper befindet. Die größere Bedrohung hat scharfe Zähne und ist ungeheuer schnell.

Reaktionen des Immunsystems sind mit einem »beträchtlichen Energieaufwand verbunden und können Kollateralschäden verursachen«, erklärte Dr. Michael Irwin, Professor für Psychiatrie an der University of California und einer der weltweit führenden Experten, was den Zusammenhang zwischen dem menschlichen Immunsystem und Gehirn und Verhalten betrifft, wozu auch Stress und Schlaf zählen. Zu den Kollateralschäden gehören Fieber, Müdigkeit, momentane Schwellungen und Entzündungen – all das, was den Betroffenen veranlassen könnte, einen niedrigeren Gang einzulegen und sich auszuruhen. Es ist nicht gut, sich mit dem Löwen anzulegen.

An der Beziehung zwischen Adrenalin und Immunsystem ist aber noch ein anderer wichtiger Faktor beteiligt. Seine Wirkungsweise hängt in hohem Maße davon ab, wie wir schlafen.

35

Schlaf

»Schlafen kann man, wenn man tot ist«, lautet ein bereits in die Jahre gekommenes Sprichwort, ein Klischee, das man am besten aus seinem Sprachschatz streicht.

Wir schlafen ein Viertel bis ein Drittel unseres Lebens, und das aus gutem Grund. Vieles am Schlaf ist noch unerforscht, aber eine gängige Theorie lautet, der Körper befreie sich im Schlaf von giftigen Stoffen im Gehirn. In gewisser Weise ist es eine Funktion des Immunsystems, den Müll vom Fest des Lebens zu beseitigen. Doch es gibt noch unzählige weitere Vorteile des Schlafs. Anders ausgedrückt, setzen Menschen, die nicht genügend Schlaf bekommen, ihre Gesundheit enormen Gefahren aus.

Schlafprobleme sind ein Vorzeichen des Todes.

Das heißt, dass Menschen, die über einen langen Zeitraum unter Schlafstörungen leiden, früher sterben. »Die Folgen sind mit anderen Risikofaktoren vergleichbar wie übermäßigem Sitzen, Übergewicht und Depressionen«, sagte Dr. Irwin von der UCLA.

Laborversuche mit Tieren haben den Zusammenhang zwischen Schlaf und Gesundheit noch deutlicher aufgezeigt. Ratten, denen man Schlaf entzieht, sterben.

Bei Menschen kommen Schlafprobleme ausgesprochen

häufig vor, wie es in einem jüngeren Artikel von Dr. Irwin heißt: Etwa 25 Prozent der Amerikaner leiden unter Schlafstörungen, und »bei Menschen, die psychiatrisch behandelt werden, ist Schlaflosigkeit eine der häufigsten Beschwerden«.

Irwin und andere haben gezeigt, dass alle Wege durch das Immunsystem laufen, wenn Gefahren durch Schlaflosigkeit drohen.

»Die Auswirkung des Schlafs auf das Immunsystem ist der entscheidende Faktor bei diesen Gefahren.«

Zu diesem Zusammenhang gibt es mehrere Unterpunkte:

Schlafmangel wird häufig durch Stress verursacht und führt zu noch mehr Stress.

Unsere Herzfrequenz, der Blutdruck, die Produktion von Verdauungssäften und andere zentrale unwillkürliche Prozesse werden von unserem sympathischen Nervensystem kontrolliert. Im Schlaf verlangsamen sich diese Vorgänge deutlich, und die Adrenalin- und Noradrenalinproduktion wird eingestellt. »Wenn wir nicht schlafen, setzt sich diese Aktivierung auf Tagesniveau fort«, erklärte Irwin.

Seine Forschungen haben auch gezeigt, dass bei Menschen, denen man Schlaf entzieht, die Aktivität natürlicher Killerzellen absinkt, und zwar »auf dasselbe Niveau wie bei Menschen, die deprimiert oder gestresst sind«.

Im Schlaf setzt also eine durch den Adrenalinhaushalt gesteuerte Dämpfung des Immunsystems ein.

Doch es gibt hier eine Einschränkung, und die ist faszinierend: Nur ein Teil des Immunsystems wird durch dieses Geschehen geschwächt. Irwin glaubt, dass Stress und Schlafmangel den Kampf gegen Viren erschweren, den gegen Bakterien aber erleichtern.

Aus historischer und evolutionärer Sicht ist seine Annahme völlig einleuchtend. Stellen Sie sich vor, einer Ihrer frühen Vorfahren wäre mit einer akuten Bedrohung konfrontiert, etwa dem Angriff eines Löwen oder Bären oder eines Zeitgenossen mit einem Speer, oder er wäre einfach gestürzt und durch einen Felsbrocken oder Ast verletzt worden. Die unmittelbare Gefahr geht von einer Stichwunde oder einem Biss aus – und von den Bakterien, die durch diese Verletzung übertragen werden könnten. Es erscheint also logisch, dass das Immunsystem seine begrenzten Ressourcen lieber für den Kampf gegen diese Bakterien aufwendet als für einen gegen Viren.

Fest steht, dass die Freisetzung von Cortisol beide Arten der Immunreaktion eindämmen kann – damit wir bei einer akuten Bedrohung wachsam bleiben. Trotzdem vermutet Irwin, dass die Schwächung vor allem die Reaktion auf Viren betrifft.

In jedem Fall – ob bei einem Virus oder bei Bakterien – können sich diese archaischen Reaktionen in der heutigen Zeit so weit steigern, dass sie den gegenteiligen Effekt haben. Schließlich schaltet sich dieses aus der Frühzeit des Menschen stammende System stets so ein, als würde der Körper auf einen Löwen- oder Bärenangriff reagieren, wo wir es heute doch mit ganz anderen und häufig weniger gefährlichen Bedrohungen zu tun haben.

»Dieselben Alarm- und Gefährdungsmeldungen können auch bei zwischenmenschlichen Problemen auftreten, etwa bei einem Streit mit dem Chef«, sagte Irwin. »Das sympathische Nervensystem wird gekidnappt. Es ist genauso, als wäre man in der Zeit des Neandertalers einer akuten Bedrohung ausgesetzt und verwundet worden.«

Häufig, so Irwin, legt die Kultur noch eine weitere Schicht darüber und treibt das System an, statt dass wir es zur Ruhe kommen lassen, indem wir uns zurückziehen oder schlafen.

»Man gewinnt Anerkennung, wenn man mit wenig Schlaf auskommt. Wenn man wenig schläft und trotzdem bei der Arbeit funktioniert, ist man ein besserer Mitarbeiter. Ein besserer Mensch. Diese verrückte Logik hat zu einer Gesellschaft unter Schlafentzug geführt, und das wiederum hat massive Folgen für die Gesundheit.«

Menschen, die nicht schlafen oder übermäßig gestresst sind, entwickeln mit höherer Wahrscheinlichkeit Herzerkrankungen, Krebs und Depressionen. All das summiert sich. Das Risiko eines frühen Todes aufgrund von Schlaflosigkeit wurde 2010 bei einer umfassenden, äußerst tragfähigen Untersuchung mit sechzehn Studien und 1,3 Millionen Befragten nachgewiesen. Eine dieser Studien zeigte, dass die optimale Schlafdauer für ein langes Leben sieben Stunden beträgt, während bei jenen, die weniger als 4,5 Stunden schlafen, ein 15-prozentiges Sterberisiko besteht. (Diese Gewohnheit ist nicht selten. Eine 2008 veröffentlichte Umfrage ergab, dass 44 Prozent der Erwachsenen weniger Schlaf bekamen, als sie nach eigener Meinung benötigten – etwa sieben Stunden –, und 16 Prozent weniger als sechs Stunden schliefen).

Seltsamerweise zeigte dieselbe Studie auch ein in gleichem Maße erhöhtes Risiko für Menschen, die nach eigener Aussage mehr als 8,5 Stunden schliefen. Irwin konnte meine Frage nach der Ursache allerdings nicht beantworten; man nahm an, dass das lange Schlafen ein Indiz für eine darunterliegende Erkrankung sei, die schließlich einen frühen Tod nach sich zog. Irwin fand dies jedoch bei näherer Betrachtung in den Studien nicht bestätigt. Immerhin hat Irwin, der weiter nach einer Antwort forscht, eine Hypothese: Er glaubt, dass Menschen, die nach eigener Aussage lange schlafen, einfach mehr Zeit im Bett liegen bleiben, ohne wirklich zu schlafen. Sie hätten womöglich »Durchschlafstörungen«, die verwandt sind mit Schlafmangel. Deshalb verbrächten sie viele Stunden im Bett, um den fehlenden Schlaf zu kompensieren, wobei sie aber häufig übertrieben.

Das größere Problem aber ist die Schlaflosigkeit. Für Irwin ist die Gleichung klar: »Wenn man die Schlafprobleme in den Griff bekommt, kann man den Alterungsprozess verlangsamen.«

Was die Autoimmunität betrifft, so gibt es noch keine große Studie, die sich eigens mit dem Verhältnis zwischen Stress, Schlaf und einem überaktiven Immunsystem beschäftigt. Aber für Dr. Irwin spricht vieles dafür, dass es eine Verbindung zwischen Schlaflosigkeit und Autoimmunität gibt. Dies zeigt zumindest der indirekte Zusammenhang: Schlafmangel führt zu Stress und Stress zu Schlafmangel – es kommt zu einer Spirale der Dysregulierung des Immunsystems.

Dr. Lemon, die Ärztin aus Denver, die Merredith behandelte und fest an die Hygienehypothese glaubt, sagte, sie erkläre Patienten, die sich um ihr Immunsystem sorgten:

»Es ist nicht Ihre Aufgabe, Ihr Haus makellos sauber zu halten. Und Sie sollten schlafen, bis Sie nicht mehr müde sind.

Schlaf ist die am leichtesten verfügbare Medizin zur Regulierung. Eine einzige Nacht kann das Immunsystem verändern. In einer einzigen Nacht kann es alles aus dem Gleichgewicht bringen.«

Wenn Menschen an Dingen wie Autoimmunität oder Krebs erkrankten, mache sie ihnen keineswegs ihren Stress oder mangelnden Schlaf zum Vorwurf.

So was passiere eben manchmal.

Wie im Fall von Jason. Seine Geschichte ist die letzte in diesem Buch und diejenige, die uns am meisten über den außergewöhnlichen Augenblick in der Zeit sagt, in dem wir fast ein ganzes Jahrhundert der Erkenntnisse über unser ausbalanciertes Immunsystem auf den Prüfstand stellen.

TEIL V

JASON

36

Eine Bemerkung zum Krebs

Im Spätsommer 2010 wurde bei Jason das Hodgkin-Lymphom diagnostiziert.

Es handelt sich um einen bösartigen Tumor des Immunsystems. Das Wort Lymphom verweist auf das Lymphsystem, das Netz von Lymphknoten, in denen sich Immunzellen versammeln. Die Krankheit, benannt nach dem englischen Arzt Hodgkin, der sie im 19. Jahrhundert beschrieb, geht auf eine bösartige Mutation der B-Zellen zurück.

Im Körper kommt es unentwegt zu Zellmutationen. Jeder von uns bekommt Krebs; möglicherweise entsteht er gerade in Ihrem Körper. Doch die meisten dieser Mutationen sterben ab, einfach weil die Zellen zu stark verändert sind, um zu überleben, oder weil das Immunsystem sie als fremd identifiziert und zerstört. Im Fall des Hodgkin-Lymphoms aber zieht der Krebs Vorteile aus dem Immunsystem, überlistet es und nutzt es sogar, um zu wachsen.

Die Krebszelle sieht »körpereigen aus«, sie hat sich »verkleidet«, sagte Dr. Alexander Lesokhin, Onkologe und Experte für Blutkrebs am Memorial Sloan Kettering Cancer Center in New York, einer weltweit führenden Forschungseinrichtung. Das Hodgkin-Lymphom und andere Krebsarten können sich tarnen und so die T-Zellen austricksen, die normalerweise für die Beseitigung von Mutationen zuständig sind. Dem Krebs gelingt es, den T-Zellen ein Signal zu senden, das sie zur Selbstzerstörung treibt.

Warum tut eine T-Zelle so etwas? Warum besitzt sie an ihrer Oberfläche überhaupt einen Rezeptor, der den Befehl zur Selbstzerstörung entgegennimmt?

Es liegt daran, dass das Immunsystem zahlreiche Mechanismen besitzt, die darauf zielen, es herunterzufahren, abzuschalten, vor Überhitzung zu schützen. Der Krebs nutzt diese Sicherungssysteme, um zu überleben.

Der Selbstzerstörungsrezeptor auf der T-Zelle heißt programmierter Tod (»programmed death«, kurz PD). Auf der Krebszelle befindet sich das Molekül PD-L1, ein programmierter Zelltod-Ligand, der an den PD-Rezeptor auf der T-Zelle andockt.

In Jasons Körper waren bösartige B-Zellen gewachsen und bremsten mithilfe von PD-L1 die Killerkommandos des Immunsystems aus. Gleichzeitig hatte das Immunsystem die Botschaft empfangen, der Krebs sei »körpereigen« und nicht fremd, und schickte sich nun an, den Krebs zu schützen und zu unterstützen.

Man ist versucht, den Krebs zu vermenschlichen und sich ihn als schlau oder strategisch denkend vorzustellen, aber in Wirklichkeit ist er ein Produkt derselben evolutionären Prozesse, die unser eigenes Überleben wie auch das aller anderen Spezies und Organismen ermöglichen. Eine Mutation in unserem Körper kann gedeihen, sofern sie die Fähigkeit entwickelt, unserer Abwehr auszuweichen. Im Laufe unseres Lebens sind wir zahllosen Betrugsmanövern durch bösartige

Zellen ausgesetzt, und wenn es nur einigen wenigen gelingt, das Immunsystem auszubremsen, nimmt die bösartige Entwicklung ihren Lauf.

»Im Grunde genommen sehen wir hier die Evolution im Zeitraffer, einen darwinschen Kampf ums Überleben«, so Dr. Lesokhin.

Im Fall von Blutkrebs werden die genauen Mechanismen derzeit noch erforscht, aber Lesokhin vertritt die These, dass erfolgreicher Krebs aus einem Evolutionsprozess entsteht, in dem die überlebenden Mutationen wesentliche Anpassungsleistungen vollbrachten, die es ihnen erlauben, »das Immunsystem zu benutzen oder dem Immunsystem auszuweichen«.

Der Krebs in Jasons Körper wuchs. Ein Krebs, der herausgefunden hatte, wie er Jasons Abwehr umkrempeln, sie dämpfen konnte, während er die Macht des Immunsystems für den Aufbau einer Infrastruktur nutzte – der Blut- und Gewebebahnen –, die das Krebswachstum ermöglichte.

In Jasons Immunsystem hatte es einen Putsch gegeben. Unbehandelt hätten sich die bösartigen Zellen ungehemmt vermehrt, hätten gierig immer mehr Territorium beansprucht, wären in Organe vorgedrungen und hätten die normalen Körperfunktionen verlangsamt oder ausgeschaltet. Jason wären nur noch vier Monate geblieben. Glücklicherweise gab es eine Art Atombombe gegen die gefährlichen Zellen – jedenfalls sah es so aus.

Chemotherapie ist brutal. »Man schüttet Napalm über den Krebs und brennt alles bis auf die Grundmauern nieder«, erklärte mir Jasons Onkologe Mark Brunvand.

Durch puren Zufall hatten Wissenschaftler eine wirksame Napalmsorte für Jasons Hodgkin-Lymphom gefunden. Sie versprach eine 90-prozentige Überlebenschance.

Die Chemotherapiesubstanzen zielen auf Zellen, die sich schnell teilen – ein typisches Kennzeichen von Krebs. Die bösartigen fremden Zellen vermehren sich so rasch wie gesunde Zellen in einer Wunde, die mit Blut gefüttert und vom Immunsystem geschützt werden. Die bösartigen Wucherungen zweckentfremden das System, und seltsamerweise wird ihnen das Privileg zugestanden, sich schnell zu teilen. Es gibt schließlich noch mehr Zellen im Körper, die sich rasch teilen, darunter Haarfollikel sowie Zellen im Darm und im Mund.

Ein Feuerwehrschlauch voll Gift wurde auf Jasons Fest des Lebens, sein Immunsystem, gerichtet. Ein grauenhaft toxischer Cocktail namens ABVD bekämpfte all diese Zellen, aber die Liste seiner möglichen Nebenwirkungen liest sich wie das Who's Who extremer Beschwerden und Gefahren: Hämatome, Blutungen, Müdigkeit, Verstopfung, grippeartige Symptome, Haarausfall, Mundgeschwüre, Augenentzündungen, Schwindel und so weiter und so fort. Hinzu kommt noch Schlaflosigkeit, die vielleicht weniger auf die Chemotherapie als auf die Steroide zurückzuführen ist, die eingesetzt werden, um Entzündungen zu mildern und eine heftige Reaktion des Immunsystems zu verhindern. Warum, so fragen Sie sich vielleicht, möchte man bei Krebs die Immunreaktion bremsen?

In diesem Fall sind Toxine im Körper erwünscht. Das Gift ist Ihr Freund, und je ungehemmter es wirken kann, desto größer ist die Wahrscheinlichkeit, dass es die sich schnell teilenden Zellen erfasst. Aber die Steroide, die das Immunsystem unterdrücken, aktivieren zu diesem Zweck die Nebennieren (Sie erinnern sich, wenn Sie unter Stress stehen und die Nebennieren Adrenalin ausschütten, wird das Immunsystem unterdrückt).

Kurz gesagt, die Chemotherapie hat nichts Gutes an sich, außer dass sie Leben retten kann. Ein Kompromiss, der für sich spricht.

Chemotherapie, das musste Jason feststellen, ist auch teuer. In der ersten Praxis, die er aufsuchte, erklärte man ihm, dass der grauenhaft giftige Cocktail ABVD in »zwölf Chemos zu je 8500 Dollar« verabreicht wurde. »Als sie merkten, dass meine Versicherung nichts wert war, schickten sie mich weg.«

Die Behandlung sollte in zwei Tagen beginnen, und er brauchte ein soziales Netz. Er fand es im Denver General Hospital, einer Auffangstation für Menschen ohne ausreichende Versicherung, dem Ort, an dem man landet, wenn man mit einer Schussverletzung oder einer Überdosis Heroin auf der Straße gefunden wird – oder wenn man Krebs hat und einem das Geld für die Behandlung fehlt. Das war im Oktober 2010. Jason sprang, und das Netz fing ihn auf. Im ersten Behandlungszyklus hatte er jedoch Schwierigkeiten, pünktlich zu seinen Terminen zu erscheinen.

Er war »ständig auf Achse, immer beschäftigt«, berichtete Dr. McLaughlin, sein erster Onkologe. »Ich dachte: Der Mann ist auf der Flucht.«

Die Chemotherapie versagte. Jason gehörte zu den unglücklichen 10 Prozent, bei denen der Krebs das Gift überlebt. Das kann vorkommen, weil Zellen angesichts des Ansturms der Medikamente mutieren und gegen die Behandlung resistent werden. Um gute Ergebnisse zu erhalten, muss die

Behandlung in der richtigen Dosierung in den richtigen Abständen erfolgen; Jason tat sich keinen Gefallen, als er Termine versäumte, denn so gab er dem Krebs mehr Zeit, sich an das Gift zu gewöhnen. Woran es auch gelegen haben mag, dass die Chemotherapie versagte – und das wird immer im Dunkeln bleiben –, der Wettlauf um Jasons Leben hatte begonnen.

37

Lachen und Weinen

Jason war ein Geschichtenerzähler. Er erzählte Geschichten, kaum dass er den Mund aufmachte; sein enthusiastischer Blick auf die Welt verwandelte jeden Tag in ein Abenteuer, von seinen Erfahrungen berichtete er mal wie ein Barde beim Vortrag, mal wie ein Komiker auf der Bühne, und die Pointen seiner Witze, die oft auf seine Kosten gingen, unterstrich er mit schallendem Gelächter. Seine Mutter fand, er hätte seine Berufung als Komiker verfehlt – »die lustigste Person, die ich kenne«, meinte sie voller Mutterstolz –, aber oft waren es Jasons Verhalten und seine Dreistigkeit, die seine Anekdoten so lustig machten.

Wenn ich an die Geschichte von Jasons Krebsleiden denke, kommt mir ein Abend im späten Frühjahr 2011 in den Sinn, als wir ein langes Telefongespräch führten. An diesem Abend knüpften wir wieder engeren Kontakt, nachdem wir so unterschiedliche Lebenswege eingeschlagen hatten.

Ich wohnte in einer beige gestrichenen, stuckverzierten Wohnung am Stadtrand San Franciscos, während Jason in Las Vegas in seinem Van übernachtete. Als er anrief, hatte ich gerade die Kinder ins Bett gebracht – Milo war zwei, seine kleine Schwester gerade erst sechs Monate alt. Sie schliefen in ihrem Zimmer, während meine Frau Meredith nebenan ein

Buch las. Ich saß im Wohnzimmer auf einem großen Gymnastikball, auf dem wir mit den Kindern wippten, wenn sie Schwierigkeiten hatten, sich zu beruhigen oder einzuschlafen.

Jason sprach von seiner Krebserkrankung. Er erzählte von verpassten Chemo-Terminen mit der gleichen Selbstironie, die er an den Tag gelegt hatte, als er in der elften Klasse vergessen hatte, für den Französischtest zu lernen. Nichts, worüber man sich aufregen müsste, eigentlich eine Ehrensache – vor allem, weil es anderswo so viele Abenteuer zu bestreiten gab.

Dann erzählte er von einer Fahrt über Land zu einer Verkaufstagung. Damals hatte er bereits den Ford Windstar. Er landete in Kansas, wo, wie er im Radio gehört hatte, ein tolles Highschool-Basketball-Turnier stattfand. Er beschloss, eine Pause einzulegen und sich die Spiele anzusehen.

»Die Motels waren alle belegt«, sagte er. »Ich habe im Van geschlafen. Der war voller Schachteln mit Modeschmuck, es war so eng, dass mir fast kein Platz auf den Kisten blieb. Ich konnte kaum atmen!« Ich fürchtete, sein fröhliches Lachen könnte die Kinder wecken. Es kam mir vor, als wäre ich bei ihm, ich lauschte gefesselt.

Dann, zack, ging es zum nächsten Thema. Geschichten von früheren Eroberungen und von kläglichen Fehlschlägen, doch dann meinte er, dass diese Tage womöglich hinter ihm lägen.

»Mann, hab ich dir schon von Beth erzählt? Sie ist fantastisch.«

Beth Schwartz, seine Freundin, war buchstäblich ein Engel. Sie und Jason waren auf derselben Wellenlänge. Sie war Footballfan – auf der Highschool in Houston hatte sie die Sportartikel für ihre Schülerzeitung geschrieben –, war selbst eine Athletin, Fußballerin und Läuferin, sie liebte es zu lachen, und sie fand Jason urkomisch. Er fand sie wunderschön. Womöglich war ihm gar nicht bewusst, wie weit ihre Fähigkeit ging, seine Höhenflüge und Träume zu ignorieren oder vielleicht sogar zu schätzen.

Zu Beths anderen Vorzügen kam noch hinzu, dass ihr Job Jasons Abenteuerlust entgegenkam. Sie war Redakteurin eines angesagten Luxusmagazins in Las Vegas und erhielt daher ständig Einladungen zu Restauranteröffnungen und Konzertveranstaltungen. Las Vegas frei Haus. »Dank seiner italienischen Redegewandtheit machte er einen guten Eindruck – zumindest, wenn ich ihn dazu brachte, sich ordentlich zu kleiden«, meinte Beth.

Manchmal ließen sie es auch ruhiger angehen. Zu einem Date trafen sich die beiden normalerweise in einer Buchhandlung oder einem Café zum Lesen. Jason verschlang Geschichtsbücher, und es gefiel ihm, dass Beth ebenfalls eine eifrige Leserin war. Von Zeit zu Zeit ging es bei ihnen regelrecht häuslich zu.

Er liebte Beth, er vergötterte sie, aber wann immer ich fragte, ob er ans Heiraten dachte, würgte er das Gespräch ab. Es lag nicht an Beth, erkannte ich, sondern vielmehr an seiner Bindungsangst. Ob der frühe Tod seines Vaters daran Schuld hatte oder sein Vagabundenleben, konnte ich nie sicher sagen.

Jason und ich waren nun echte Freunde, und das hatte viel mit meinem eigenen Kampf gegen eine Erkrankung zu tun. Ich erzählte Jason, was ich durchgemacht hatte.

Damals war ich fünfundzwanzig Jahre alt.

Ich habe die Szene noch vor Augen, wenn auch nicht den Tag oder das genaue Jahr. Es muss Ende 1991 oder 1992 gewesen sein. Ich war zum Joggen in Palo Alto, wo ich meinen ersten Job bei einer Zeitung hatte. Mir war schwindlig. Das passierte dann und wann. Ich ging zu dem Arzt, den mir meine Krankenkasse zugeteilt hatte. Er war ein toller Typ, bestimmt schon über siebzig oder Anfang achtzig. Wegen dieser Symptome war ich schon ein paarmal bei ihm gewesen, aber er hatte mir nur Antibiotika verschrieben und mich mit freundlichen Worten weggeschickt.

Sogar ich wusste, dass diese Behandlung nicht vielversprechend war. Und die Zeche dafür war bald fällig.

Ungefähr drei Jahre zuvor, kurz nach meinem Abschluss in Berkeley, reiste ich mit Freunden nach Europa. Dort schrieb ich in einer Jugendherberge in Rom eine Postkarte, die mein Leben verändern sollte. Es war Hochsommer, und ich schrieb an die School of Journalism der Columbia University, die mich auf die Warteliste gesetzt hatte. Es war ein Gedicht, das davon handelte, dass ich mein gesamtes Budget fürs Studium versaufen würde, wenn sie mich nicht nähmen.

Eigentlich juckte es mich nicht besonders, nur auf der Warteliste dieser renommierten Schule zu stehen. Mit Journalismus hatte ich bislang nichts am Hut, was allerdings Voraussetzung für eine Aufnahme zu sein schien. Ich hatte mich in meinem letzten Semester an der Uni nur beworben, weil ein Bauchgefühl mir sagte, dass es mir gefiel zu schreiben, Fragen zu stellen und Ideen zu erforschen – eine Art gesteigerte Neugier. Wahre Geschichte: Zwei Tage nach meiner Rückkehr von Europa saß ich wieder in Boulder und hatte nicht die leiseste Ahnung, was ich mit meinem Leben anstellen sollte. Da klingelte das Telefon.

»Ist Matthew da?«

»Am Apparat.«

Der Typ stellte sich als der Assistent des Dekans der Columbia School of Journalism vor.

»Der Unterricht hat gestern begonnen, und ein Platz ist frei geworden. Um ehrlich zu sein, Matthew, du standst ziemlich weit unten auf der Warteliste. Aber der Dekan hat deine Postkarte gelesen und glaubt, du seist lustig. Also, willst du auf die Columbia gehen?«

Ich hielt inne, nur um sicherzugehen, dass das am Telefon kein Schulfreund war, der mir einen Streich spielte.

Ja, klar.

Scheiße.

Auf der Columbia legte ich eine unbekümmerte, ja leichtsinnige Attitüde an den Tag. Innerlich aber war ich wie gelähmt, der Jüngste, Unerfahrenste in der Klasse. Doch die Angst ging noch tiefer. Im Rückblick erkenne ich, dass ich damals unbewusst die Entscheidung traf, dass ich Großes erreichen wollte, was immer das auch hieß. Der Ehrgeiz meiner Kindheit hatte mich wieder gepackt. Ich wollte der Jason unter den Journalisten sein. Die Sache ist nur die, meine Ambitionen beruhten nicht auf ehrlichem Interesse – ich wusste noch gar nicht, was es bedeutete, ein Journalist oder Autor zu sein – ich sehnte mich einzig nach Erfolg. Diese Abkopplung erklärt meine Ängste; irgendwie wusste ich, dass meine Ziele nur allgemeiner Natur waren, sie entsprachen nicht mir.

Warum ich Ihnen all das erzähle?

Weil dies der Grund war, weshalb ich aufhörte zu schlafen. Ich spreche nicht von unruhigen Nächten. Ich schlief fast überhaupt nicht mehr. Wochenlang warf ich mich im Bett herum, schlief höchstens ein paar Stunden am Stück und grübelte darüber nach, wie man einen Bericht, eine Story schreibt. Wenn der Unterricht mich nicht wirklich interessierte, kam ich nicht mit, und ich tat auch nichts dagegen. Nach außen hin täuschte ich Gelassenheit vor, auch wenn die Wahrheit ganz anders aussah.

In den nächsten drei Jahren lernte ich viel über mich selbst und diese Krankheit, diese Störung, denn nichts anderes ist es. Im Alltag kam es vor, dass ich tagelang vor Erschöpfung schwitzte, Schwierigkeiten hatte, mich auf meine Arbeit zu konzentrieren, im Privatleben schlechte Entscheidungen traf und, was am schlimmsten war, den Weg für schwere Ängste und Depressionen bereitete, indem ich mich mit purem Adrenalin am Laufen hielt, anstatt endlich zur Ruhe zu finden. Als ich die Arbeit an diesem Buch aufnahm, ging mir auf, dass mein damaliger Kampf sehr viel mit dem Immunsystem und seiner Beziehung zu Schlaf und Ruhe zu tun hat, obwohl es auf den ersten Blick nach einem »rein« psychologischen Problem aussieht. Natürlich spielt das auch eine Rolle.

Bei den Recherchen für dieses Buch beschrieb ich die Situation William Malarkey, emeritierter Professor an der Ohio State University und Experte für den Zusammenhang zwischen Stress- und neurologischem System und der Immunfunktion. Er arbeitet eng mit Janice Kiecolt-Glaser und Ron Glaser zusammen und ist ein Fachmann für die Ursachen und Auswirkungen von Stress.

»Sie durchliefen eine Phase der Suche nach Lebenszweck und -sinn«, sagte er. »An einem bestimmten Punkt machten Sie diesen gewaltigen Schritt« – damit meinte er meine Aufnahme an der Columbia –, »den Sie nicht durchdacht hatten. Sie haben zufällig einen Homerun erzielt. Und plötzlich glaubten Sie, Sie seien Babe Ruth. Und Sie spielten in der Ersten Liga.«

Dann wechselte er in die Biologie. Er meinte, dass die Kampf-oder-Flucht-Reaktion (fight or flight) das Ruder übernommen hätte, als wäre ich »in eine Löwengrube geworfen worden oder mitten in einer Gruppe Bären gelandet«.

Das, erklärte er weiter, stimmte natürlich nicht. Doch genauso hätte ich es empfunden, und vielen anderen ginge es ebenso. »Heutzutage leben viele Menschen mit imaginären Bären, die sie auf Schritt und Tritt begleiten – irgendetwas aus den Nachrichten oder sonst etwas Verrücktes wird sie holen.« Das Resultat beschrieb er als »Noradrenalin-High«.

Dabei handelt es sich auf kurze Sicht um einen Überlebensmechanismus. Auf lange Sicht aber ist diese Reaktion gefährlich, ja sogar tödlich.

Wie bereits erklärt, ist Noradrenalin neben dem Adrenalin der wichtigste Neurotransmitter beziehungsweise das wichtigste Hormon – es wird im Nebennierenmark oder im Nervensystem produziert – und im Zuge der Kampf-oder-Flucht-Reaktion ausgeschüttet. Geraten wir in eine gefährliche Situation oder empfinden eine Bedrohung, werden sowohl Adrenalin als auch Noradrenalin ausgeschüttet und beeinflussen verschiedene Zellen in unserem Körper.

Auch Immunzellen werden beeinflusst. Tatsächlich, so Dr. Malarkey, sei die Verbindung zwischen dem Immunsystem und dem sympathischen Nervensystem – zu dem das Nebennierenmark gehört – so eng, dass es schwierig sei, die beiden zu trennen.

Noradrenalin und Adrenalin können sich paradoxerweise plötzlich aufregend anfühlen, erklärte er. »Man wird süchtig danach. Man braucht es. Und auf einmal ist es immer da. Das Gehirn forciert es. Nun kommt es zu all den Störungen, die mit dem Überschuss einhergehen. Das Immunsystem gerät in Unordnung.«

Dr. Irwin beschrieb das Resultat folgendermaßen: »ein Krankheitsbild, Krankheitsverhalten, angetrieben von Entzündungen«. Gefühle von Depression, sozialer Isolation, Rückzug, Erschöpfung.

Und genau das passierte als Nächstes.

In dieser Phase Mitte bis Ende der 1990er-Jahre rang ich um meine Selbstfindung. Ich weiß, die Phrase ist abgedroschen, das Thema ausgelutscht. Doch zu meiner Verteidigung muss ich sagen, es ist auch ein zentrales Thema für die Gesundheit. Ich konnte nicht zur Ruhe kommen, solange ich nicht wusste, wie ich mit mir im Einklang leben sollte. Dumme Fragen wie: Wer möchte ich sein?, traten bald in den Hintergrund. Stattdessen ging es um viel grundlegendere Dinge wie: Womit fühle ich mich wohl? Welche Tätigkeiten und welches Umfeld fühlen sich gut an?

Die Schlaflosigkeit erhöhte den Druck, diese Fragen zu beantworten, immens. Die starke Reaktion meines Nervensystems, die ich jeden Tag nach einer schlaflosen Nacht erlebte, beeinflusste eindeutig meine Gesundheit, mein Wohlbefinden und mein Angstlevel. Und ich muss gestehen, dass sich durchaus eine Art Adrenalin- oder Noradrenalinabhängigkeit entwickelte. Es fühlte sich an wie Aufregung. Doch ich wurde betrogen.

Ich ging mit den Methoden der Wissenschaft dagegen vor und begann zu meditieren. Warum oder wie ich auf die Idee kam, weiß ich nicht mehr – abgesehen von der Tatsache, dass das Konzept bekannt war.

Eine Nacht habe ich noch deutlich vor Augen: Ich lag im Bett, atmete tief und hörte nicht mehr damit auf. Eine Stunde, über eine Stunde. Meine Kiefermuskulatur entspannte sich. Mein Körper wurde ruhig. Ich schlief ein. Am Morgen wachte ich ausgeruht auf. Wirklich ausgeruht. Nach so langer Zeit fühlte ich mich wie ein neuer Mensch. Ich machte mit dieser Methode weiter. Oft dauerte es ein, zwei Stunden, bis ich eingeschlafen war.

Nun, da ich die wissenschaftlichen Hintergründe kenne, weiß ich, dass ich mein sympathisches Immunsystem ausgeschaltet hatte. Ich hatte den gefährlichen Teufelskreis durchbrochen, den Dr. Irwin folgendermaßen beschrieben hatte: Mein zentrales Nervensystem hatte meinen Körper mit Adrenalin geflutet, was die Kampf-oder-Flucht-Reaktion, entzündliche Schwellungen und das Immunsystem angestachelt hatte, wodurch weitere Adrenalinausschüttungen folgten. Diese Phase mag mich einiges an Lebensjahren gekostet haben, doch die Lehren, die ich daraus zog, wollte ich gegen nichts auf der Welt eintauschen.

Gleichzeitig nutzte ich alle meine psychologischen Reserven. Ich saß beim Psychiater auf der Couch und schluchzte. Bei meinen Eltern, meiner Freundin und einem Kumpel von der Columbia namens Bob Tedeschi, der mir in der Zeit zum

Bruder wurde, stehe ich seither tief in der Schuld; dies sage ich nicht nur zum Dank – die Wissenschaft unterstützt die These, dass eine Verbindung zu Menschen in Zeiten der Krankheit – inklusive Ängste und Depressionen – zur Heilung entscheidend beiträgt. Es hilft dem Immunsystem, die Balance zu finden; dies ergibt auch aus evolutionsbiologischer Sicht Sinn: Das Gefühl, Teil einer Gemeinschaft zu sein, ist ein gewaltiger Ansporn für den Körper, nach Harmonie zu streben. Einsamkeit zehrt uns aus.

In dieser Phase erkundete ich jeden Winkel meines Gehirns und kam zu der Erkenntnis, dass in dem Sinnspruch »Das Einzige, was wir zu fürchten haben, ist die Furcht selbst« sehr viel Wahres steckt. Rückblickend sehe ich einen engen Zusammenhang zwischen dem Ende meiner psychischen Selbsterforschung und dem Beginn meiner Zeit der Meditation und Entspannung. Schlicht gesagt hatte ich mir die Erlaubnis gegeben, mich zu entspannen. Ich fühlte mich langsam wieder wohler, ganz langsam, und schließlich hatte ich nichts mehr zu beweisen. Auf die harte Tour hatte ich gelernt, zuallererst auf mich selbst zu hören und die Stimmen der anderen auszublenden.

Dies alles klingt wieder sehr trivial. Gleichzeitig kann ich es nicht genug betonen, denn es geht um meine und, wie ich vermute, um die Gesundheit vieler anderer Menschen. Aus dieser Misere trat ich mit neuem Selbstvertrauen hervor, und so konnte ich meine Konzentration auf diejenigen Teile meines Lebens lenken, die mich interessierten und motivierten, auf ein Umfeld und Freunde, mit denen ich mich wohlfühlte, und andere Dinge loslassen, weil sie nicht authentisch waren. Ich hatte mich selbst gefunden.

Das beste Beispiel, das ich anbieten kann, um zu verdeutlichen, wie wertvoll es für die Gesundheit ist, auf die eigene Stimme zu hören – anstatt die Anerkennung von außen zu suchen –, trug sich Ende der 1990er-Jahre zu. Ich arbeitete als Freier für die *New York Times*. Es lief gut. Ich arbeitete nach meinen eigenen Regeln. Es ging nicht mehr um Noten oder die Anerkennung vom Chef. Meine Arbeit gefiel mir, und ich wurde bezahlt, und ich strebte nicht mehr nach der nächsten Beförderung.

Dann bot mir die *New York Times* eine feste Stelle an. Eine einmalige Chance für einen immer noch jungen Journalisten wie mich. Die Sache hatte nur einen Haken: Ich sollte von San Francisco, wo ich seit meinem College-Abschluss lebte, nach New York ziehen.

Der Gedanke jagte mir eine Heidenangst ein. Innerlich wusste ich, dass ich nicht in diese Stadt gehörte, in der ich während meines Studiums an der Columbia so gelitten hatte. Ich fürchtete, ich würde meine Prioritäten aus den Augen verlieren, in dieser auf Konkurrenzkampf ausgerichteten Welt, in der man immer das Gefühl hat, jemand schaue einem über die Schulter. Vor meinem inneren Auge sah ich mich bereits wieder im Adrenalin-Teufelskreis gefangen – um mit all jenen mitzuhalten, denen die langen Tage im Büro weniger anhaben können oder die zumindest über mehr Willenskraft verfügen als ich. Ich lehnte das Angebot ab.

Erstaunlicherweise gab die *Times* nach. Sie würden mich einstellen, und ich könne in San Francisco bleiben. Zwei Jahre später änderten sie ihre Meinung. Man teilte mir mit, ich solle nun doch nach New York ziehen. »Alle machen es so«, erklärte mir ein Redakteur. Es sei nichts Persönliches.

Ich flog nach New York, um meine Sache vorzutragen und mir die Erlaubnis einzuholen, in San Francisco bleiben zu dürfen. Ich erklärte ihnen, dass sie doch offenbar zufrieden seien, ich sei ebenfalls glücklich, es bedürfe keiner Veränderung. Ein Redakteur meinte nur: »Es geht nicht ums Glücklichsein. Es geht darum, sich an die Regeln zu halten, wie alle anderen auch.«

Diese Vorstellung war mir ein Gräuel.

Mir wurde eine Frist gesetzt: Bis zum 1. Oktober 2001 sollte ich nach New York ziehen, sonst würde man mich feuern. Damals war ich bereits mit Meredith zusammen, die fantastische Frau, mit der ich heute verheiratet bin. Am 1. Oktober stand ich auf, setzte mich an meinen Schreibtisch und wartete auf das Schellen des Telefons. Ich arbeitete und wartete. Der nächste Anruf, jeder Anruf konnte mir die Nachricht meiner Kündigung bringen.

Doch er kam nicht. Nicht nach einer Woche, nicht nach einem Monat und auch in den folgenden Monaten nicht. Ich schrieb und lebte weiter, machte mein Ding und lernte mehr und mehr, meiner inneren Stimme und meiner Muse zu vertrauen. Ich heiratete Meredith und begann, Bücher zu schreiben – erst einmal nur für mich, Geschichten, die ich mir selbst erzählte, die aus mir herausströmten, und ich sprach mit einer Stimme, die ganz anders war als jene, die so lange mein Handeln bestimmt hatte. Eines Tages lenkte die *Times* ein; sie waren zufrieden, und ich war es auch.

Noch einmal, dies ist nicht unerheblich. Es ist in zweierlei Hinsicht von Bedeutung. Um wieder diese abgedroschene Phrase zu bemühen: Ich hatte mich selbst gefunden, und der Wert dessen kann im Hinblick auf das Immunsystem nicht überbewertet werden. Je authentischer ich wurde – je stärker ich Fremdes von mir wies –, desto gesünder wurde ich. Aber ich erzähle diese Geschichte auch, weil sie mir und Jason erlaubte, unsere Freundschaft auf eine ehrlichere Basis zu stellen, als das in unserer Kindheit der Fall gewesen war.

Jason folgte derweil seiner eigenen Muse. Sie führte ihn von einer Geschäftsidee zur nächsten, er verkaufte und pries seine Handelsware und seine Ideen, die er wirklich für neu und besonders hielt, an – von Handyminuten bis zu Entsaftern und so weiter, bis er sich schließlich auf Casino-Andenken spezialisierte.

An diesem Abend im Frühling 2011 nahm unsere neue Beziehung Gestalt an. Wir sprachen über das Leben, und wir sprachen über Krebs.

»Ich muss dieses Ding besiegen«, sagte Jason, »und dann kann ich überlegen, was ich als Nächstes mache.«

»Wie läuft es denn?« Der Krebs.

»Ich werde dich nicht anlügen, aber es läuft beschissen.«

Er erzählte mir von der Chemo und wie sie seinen Körper zugrunde richtete, und von den Steroiden gegen die Entzündungen, die ihn nachts wach hielten.

»Ich fühle mich tausendmal kränker als je zuvor. Ich sitze nur da und sehne mich nach Schlaf. Mein ganzer Körper schmerzt, und ich liege nur da; nicht mal lesen oder fernsehen kann ich. Es ist brutal. So etwas würde ich nicht einmal meinem schlimmsten Feind wünschen.«

Ich schätze, an seiner Stelle hätte ich auch ein paar Chemo-Termine platzen lassen.

Jasons erste Behandlung schlug nicht an. Doch es gab noch

andere Ansätze im Reich der Chemotherapie, auf die Jason hoffen konnte.

Im Hintergrund allerdings tauchte ein neuer medizinischer Fachbereich auf, der auf all die Jahre harter Arbeit im Feld der Immunologie aufbaute. Wir sprechen von Immuntherapie. Die Wissenschaft dahinter ist atemberaubend.

38

Die Lazarus-Maus

In unserem Immunsystem spielt Informationsübermittlung eine tragende Rolle. Moleküle sorgen für die Übertragung von Signalen, sie befehlen Immunzellen anzugreifen, auf Beobachtungsposten zu bleiben oder den Rückzug anzutreten, zu implodieren, sich auf die Lauer zu legen oder neues Gewebe aufzubauen. Im weitesten Sinne werden diese Informationen mithilfe zweier verschiedener Medien übermittelt.

Teile der Kommunikation bezeichnet man als »solubel«, das heißt, sie gehen mittels Flüssigkeiten vonstatten und beinhalten Interleukine. Diese Moleküle werden freigesetzt, wandern umher und geben Instruktionen an andere Zellen weiter.

Die zweite Art der Kommunikation, die bereits erwähnt wurde und hier weiter erläutert werden soll, läuft über Moleküle oder Proteine an der Oberfläche von Zellen, die sich mit Molekülen oder Proteinen auf anderen Zellen verbinden. Sie verhalten sich ähnlich wie Antikörper. Sie reisen nicht in flüssiger Form durch den Körper, sondern fest an einer Zelle verankert, und sie suchen nach einer anderen Zelle, um sich mit deren ganz spezifischem Gegenstück zu verbinden. Wie zwei benachbarte Puzzleteilchen bedürfen sie physischer Nähe.

Dieses Konzept ist so wichtig, weil es half, Jasons Leben zu retten. Wenn wir verstehen wollen, wie genau, müssen wir noch tiefer in die Wissenschaft eintauchen.

Normalerweise heißt eines der Puzzleteilchen »Ligand« und das andere »Rezeptor« (Ligand kommt vom Lateinischen »ligare« für »binden«). Ein Ligand verbindet sich mit einem Rezeptor.

Während der 1980er- und 90er-Jahre suchten Immunologen intensiv nach Molekülen an der Oberfläche von Zellen – Grundlagenforschung – und versuchten dann, ihr jeweiliges Gegenstück zu finden. Ein Grund für die Jagd nach diesen Paaren war die Hoffnung, dass mit einer solchen Paarung die Funktion des Moleküls an der Zelloberfläche erklärt werden könnte. Was machten die einzelnen Puzzleteilchen, und was passierte, wenn man sie zusammenfügte?

»Jedes Teilchen erzählt eine Geschichte. Es ist, als würde man einen Freund kennenlernen. Ähnlich ist es, wenn sich Moleküle begegnen«, sagte Max Krummel, ein Immunologe, der einer Sternstunde in der Wissenschaft des 20. Jahrhunderts beiwohnte – als CD80 und CD86 ihre Gegenstücke fanden.

Dies ist ihre Geschichte.

In den späten 1980ern schaffte man es, zwei Liganden zu identifizieren, die an der Oberfläche zweier wichtiger Immunzellen sitzen: auf den B-Zellen und den dendritischen Zellen. Wissenschaftler fanden heraus, dass diese Liganden sich mit bestimmten Molekülen an der Oberfläche von T-Zellen verbinden.

Die diversen Immunzellen wandern durch das Fest des Lebens und stoßen aneinander. Sitzt auf der Oberfläche der

B-Zelle der richtige Ligand und auf der Oberfläche der T-Zelle der entsprechende Rezeptor, gehen die beiden Moleküle eine Verbindung ein. Dies löst eine Reaktion aus.

Einfach zusammengefasst:

T-Zellen greifen Eindringlinge an und organisieren Attacken. Die Forscher entdeckten Moleküle an der Oberfläche von T-Zellen, die sich mit anderen Molekülen innerhalb des Immunsystems verbinden können, namentlich B-Zellen und dendritische Zellen. Anders gesagt: Die Wissenschaftler hatten Puzzleteile richtig zusammengefügt, allerdings ohne zu wissen, wie das Puzzle aussieht – oder was dieses Puzzle überhaupt zu bedeuten hatte. Sie wussten nur, dass eines der wichtigsten Moleküle auf der Oberfläche der T-Zelle CTLA-4 hieß. Das andere war CD28.

Eine weitere Belanglosigkeit, die aber bei näherer Betrachtung durchaus von Belang ist: CTLA-4 und CD28 verbinden sich mit Liganden namens B7-1 und B7-2 – auch bekannt als CD80 und CD86.

Und jetzt?

1989 wurde CTLA-4 von zwei Forschern untersucht, die unter Immunologen zu einiger Berühmtheit gelangen sollten. Es handelte sich um James Allison, der zu dieser Zeit an der University of California in Berkeley lehrte, und Jeffrey Bluestone von der University of Chicago, der heute an der University of California in San Francisco tätig ist. Es gab noch einen dritten im Bunde, Peter Linsley von *Squibb*, einem Pharmaunternehmen.

Bluestone und Allison interessierten sich nicht besonders für Krebs, oder besser gesagt, dem Krebs galt nicht ihr

Hauptaugenmerk. Sie beschäftigten sich ganz allgemein mit dem Immunsystem.

In Berkeley unternahm ein Doktorand in Allisons Labor einen Versuch, bei dem einer Maus ein Tumor entnommen wurde, um ihn dann wiederum im Reagenzglas mit fremdem Genmaterial zu versetzen. Die Injektion mit den Genen hatte zur Folge, dass die Tumorzellen das Molekül B7-1 aufwiesen, also den Ligand, der sich mit den T-Zellen-Rezeptoren CTLA-4 beziehungsweise CD28 verbindet. Als die Forscher nun T-Zellen ins Reagenzglas gaben – man höre und staune –, attackierten die T-Zellen, von den B7-1-Molekülen angezogen, den Tumor mit voller Kraft und machten das Malignom platt.

Nicht schlecht, oder?

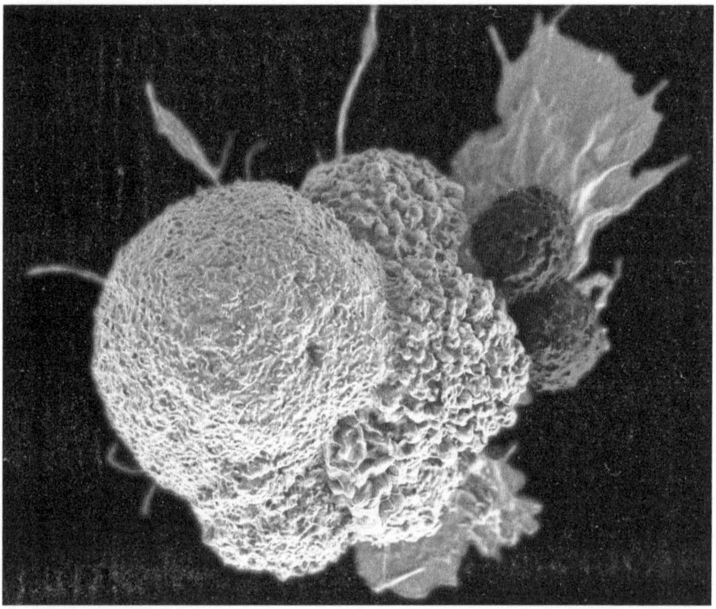

Zwei T-Zellen (rechts) greifen eine Krebszelle an.

Ja, es war ein großer Schritt in die richtige Richtung. Forscher hatten zwei Puzzleteile des Immunsystems entdeckt, die, wenn man sie zusammenfügte, eine Immunreaktion auslösten. Der Heilige Gral war dies allerdings noch nicht. Die einzelnen Schritte waren zu konstruiert – als würde man sich einen Tumor mit fremdem Genmaterial maßschneidern, damit er angegriffen wird. Zudem hatte der Vorgang im Reagenzglas stattgefunden. Das Fazit: Dies war noch nicht die Lösung, mithilfe derer Wissenschaftler in der Lage gewesen wären, das menschliche Immunsystem zu beeinflussen. Aber es war ein bedeutendes Indiz dafür, dass eine solche Lösung möglich ist.

Hier begann Krummels Zusammenarbeit mit Allison, der für die nächste Entdeckung 2018 den Nobelpreis erhielt.

Allison und Krummel beschlossen, mit CTLA-4 weiterzumachen, dem anderen Molekül, das Verbindungen mit B7-1 und B7-2 eingeht. Bald bemerkten sie etwas Seltsames: Als CTLA-4 vom Ligand angezogen und gebunden wurde, ging das Immunsystem nicht auf die Barrikaden wie im Experiment zuvor. Stattdessen erschien die Immunreaktion gedämpft, oder sie blieb völlig aus. Eine Frage drängte sich Krummel und Allison auf: Wenn CD28 T-Zellen anregt, sich zu vermehren, CTLA-4 dagegen keinerlei Effekt zu haben scheint, was würde passieren, wenn man die beiden kombiniert?

Ihre Entdeckung war der Wendepunkt: Eine Stimulation von CD28 führte zu einer Vermehrung von T-Zellen – einer erhöhten Immunreaktion –, aber als CTLA-4 zugefügt wurde, reagierten weniger T-Zellen. Nicht nur das. Je mehr

CTLA-4 man einbrachte, desto weniger T-Zellen teilten sich. Anders gesagt: Anstatt eine Immunreaktion auszulösen, fuhr CTLA-4 die Abwehr herunter oder schaltete sie sogar komplett aus.

Die Forscher ahnten, dass sie einer großen Entwicklung auf der Spur waren.

Krummel entwickelte einen chemischen Prozess, der es ihm erlaubte, unterschiedliche Mengen an CD28 und CTLA-4 herzustellen, sodass er genau abstimmen konnte, wie viele T-Zellen er erzeugte. Das war im Jahr 1994. »Wir konnten die Menge an T-Zellen variieren wie mit einem Lautstärkeregler«, sagte er. Was bedeutete das, und was konnten sie damit anstellen?

Sie experimentierten herum, versuchten alle möglichen Kombinationen, eine nach der anderen. »Im Laufe der nächsten neun Monate ging es vom Lautstärkeregler zu jedem möglichen Tiermodell, das ich in die Finger bekam, und wir ließen die Anzahl der T-Zellen schneller oder langsamer wachsen.

»An diesem Punkt brachte Jim das Tumormodell ins Spiel.«

Allison lud die Tierärztin Dana Leach ins Labor ein. Leach brachte Nager mit Tumoren mit – sie wechselten also vom Reagenzglas zu lebenden Kreaturen. Die Mäuse bekamen Injektionen mit schnell wachsendem Krebs. Und die Forscher ließen den Krebs wuchern. Dann injizierten sie den Nagern ein Molekül – einen Antikörper –, der jede Verbindung, die Krebszellen womöglich mit CTLA-4 eingehen könnten, stören sollte.

Anders gesagt: Sie wollten ausprobieren, ob sie den Krebs davon abhalten konnten, das Immunsystem auszubremsen.

»Es war nur ein Versuch«, sagte Krummel.

Ein paar Tage später wollte Allison den Fortschritt überprüfen.

»Ich sagte nur: Heilige Scheiße. Alle Mäuse sind geheilt.«

Für das vorherige Experiment hatte man die Genetik von Tumorgewebe im Reagenzglas verändert und so die T-Zellen stimuliert. Dies war letztendlich nicht praktikabel.

Im neuen Versuch dagegen manipulierten die Forscher nicht den Tumor. Es handelte sich um eine gewöhnliche Art von Tumor, wie er in jedem von uns wachsen könnte und wie er in Jasons Körper wuchs. Er war in seinem natürlichen Umfeld.

Anstatt den Tumor zu verändern, nutzten die Wissenschaftler Antikörper, die eine Immunreaktion auslösten. Genauer gesagt handelte es sich um einen Antikörper, der eine Verbindung mit dem Immunsystem einging, um die Bremsen unserer starken Verteidigung zu lösen.

»Überraschend war, dass wir dem Immunsystem keinerlei neue Information über den Tumor gegeben hatten«, sagte Krummel. »Es gab einen Satz bereits vorhandener Zellen«, – die T-Zellen –, »die es kaum erwarten konnten anzugreifen.«

Allison denkt nun grundlegend anders über das Immunsystem, als wir es die längste Zeit getan haben. Für ihn ist es nicht mehr eine mächtige Tötungsmaschine, ganz im Gegenteil. Die außerordentliche Zurückhaltung übersteigt noch die Tötungskraft. Eine der wichtigsten Aufgaben des Immunsystems ist, den Angriff zurückzufahren, den Aus-Schalter zu drücken. Mit quietschenden Bremsen werden die T-Zellen lahmgelegt.

»Sie bekommen ein Signal und töten sich selbst. Wenn das nicht funktioniert, erkranken wir an Diabetes, Multipler Sklerose, Lupus«, sagte er. »Diese Negativselektion ist die zentrale Toleranz – die T-Zellen wieder loswerden – 90 Prozent aller entstandenen T-Zellen werden getötet.«

Er hatte herausgefunden, was CTLA-4 tat: »Wir brauchen CTLA-4, damit wir nicht vom eigenen Immunsystem umgebracht werden.«

Aber der Krebs tötet uns doch auch? Warum sollte unser Körper auf die Bremse treten, wenn er mit einem tödlichen Tumor konfrontiert ist?

Das wiederum erklärt sich durch einen Austausch mit der Wundheilung, einer der wichtigsten Funktionen unseres Körpers und des Immunsystems.

39

Wundheilung

Wenn Sie sich eine Verletzung zuziehen, sagen wir, Sie treten sich einen Splitter ein oder schneiden sich den Finger am Rand einer Dose, löst das eine Reihe dringlicher Überlebensmechanismen aus. Rote Blutkörperchen eilen herbei und gerinnen oder verklumpen. Sie stoppen die Blutung. Zellen von überallher springen in die Bresche und teilen sich. Darunter auch Immunzellen – Neutrophile und Makrophagen.

»Es kommen sozusagen Polizei und Feuerwehr. Alles geht sehr rasch vor sich, wenn die Wunde durch Blutgerinnung verschlossen wird«, erklärt Sabine Werner, eine Expertin für Wundheilung. Die Immunzellen beschäftigen sich mit »Bakterien, Pilzen, Viren, sie alle können da sein«.

Die Neutrophilen produzieren »Peptidasen«, wobei es sich, wie aufmerksame Leser bereits wissen, um ein Enzym handelt. Diese Enzyme sind mit Handgranaten zu vergleichen. Sie durchlöchern bestimmte Bakterien – »töten sie aktiv. Neutrophile sowie Makrophagen fressen zudem Bakterien.« Sauber.

Neben den Neutrophilen gibt es einen zweiten gefährlichen Killer. Er hat einen dieser Namen, die man sich nur schwer merken kann: reaktive Sauerstoffspezies.

Sie brauchen aber nur eines zu wissen: Reaktive Sauerstoffspezien sind fies. Zu ihnen zählt Wasserstoffperoxid. Makrophagen und Neutrophile können beide die Chemikalie synthetisieren, um in der Wundgegend zu töten. Neutrophile und andere Killer schalten nicht nur Bakterien und Ähnliches aus. Sie verletzen auch das umliegende Gewebe. Aus diesem Grunde sind Schmerz und Entzündung selbst bei kleinen Wunden häufig in den Tagen nach der Verletzung am schlimmsten. Ihr Immunsystem hat einen Hausputz mit Industriereinigern vorgenommen. Die Gegend wurde von allem »Fremden« gereinigt, und zurück bleibt verbrannte Erde. Schließlich fressen sich die Makrophagen durch die Todeszone.

Fast genauso schnell eilen die Bauarbeiter herbei. In den frühen 1990er-Jahren entdeckte Werner, dass an einer Wunde bereits nach ein, zwei Tagen um das Zehnfache erhöhte wachstumsfördernde Signale festzustellen sind. Eifrig widmete sie sich der Frage, was im Körper eine solch schnelle Heilung in Gang setzte. Woher kamen die Signale, die eine solch schnelle Zellteilung erlaubten, um neues Gewebe aufzubauen?

Stellen Sie sich nur den dramatischen Wandel vor: In einem Moment wird Ihr an einer Thunfischdose verletzter Finger von einem SWAT-Team gestürmt, und nur wenige Stunden später hat ein ganzer Bautrupp die Tötungsmaschine ersetzt. Welche Konsequenzen aber brachte der gesamte Heilungsprozess mit sich?

Natürlich haben wir auch ein eigenes Wörterbuch für den Heilungsprozess. Der Ausdruck für eine hochwichtige Zelle, die die Regeneration unseres Gewebes stimuliert, ist Fibroblast – es handelt sich um vielseitige und wackere Zellen, die sich schnell vermehren und zur Wundstelle wandern. Sie werden von Signalen der Makrophagen angezogen. Dies ist von Bedeutung, da es eine andere Seite der Makrophagen zeigt. Diese »großen Fresser« stimulieren das Wachstum neuen Gewebes.

Die Fibroblasten kommen zusammen und bilden Bindegewebe, eine Brücke zwischen altem und neuem Gewebe. Das neue Gewebe an der Wundstelle erscheint granuliert (körnig), daher auch sein Name »Granulationsgewebe«. Entscheidend sind auch die Blutgefäße, die sich am Rand der Wunde bilden und das Gewebe wie Magensonden versorgen. Es entsteht eine Art klebriges Netz, eine faserige Matrix, die, wie Sabine Werner und ihre Co-Autoren es in einem Aufsatz ausdrückten, vor eindringenden Keimen schützt und »als Reservoir für Wachstumsfaktoren dient, die für den späteren Heilungsprozess nötig sind, sowie ein Grundgerüst für die verschiedenen Zellen schafft, welche von der Wundstelle angezogen werden«.

Auf dem Fest des Lebens ist ein Teil der Tanzfläche eingestürzt, er wurde vom Schutt befreit, und nun wird ein neues Fundament gelegt, das Gerüst aufgebaut, und der Wiederaufbau beginnt. Doch seien Sie gewarnt: Wie bei vielen Bauprojekten ist auch hier eine Genehmigung nötig. Der Körper muss den Aufbau als »körpereigen« akzeptieren. Alles, was als körperfremd oder gar pathogen identifiziert wird, muss zerstört werden, was zur Folge hätte, dass die Wundstelle nicht wiederhergestellt würde.

Die gefährliche Konsequenz daraus: Ist einmal die Erlaubnis gegeben – sind die neuen Zellen also für körpereigen befunden worden –, so geht der Aufbau mit Feuereifer los. Das

Problem ist nur, die Zellen sind nicht immer körpereigen. Manchmal handelt es sich um Krebs.

Dementsprechend fördern gerade die Faktoren, die das Wachstum gesunden Gewebes initiieren, die Entwicklung von Tumoren.

Die Idee ist nicht neu. Bereits 1863 bemerkte Rudolf Ludwig Carl Virchow, ein deutscher Wissenschaftler: »Chronische Irritation und vorhergehende Verletzungen sind eine Voraussetzung für Tumorgenese.«

In Vorträgen greift Werner auf zwei ebenso hellsichtige Zitate zurück: »Tumorentwicklung ist möglicherweise überschießende Heilung«, erklärte der Schotte Sir Alexander Haddow 1972. Und dann ist da noch die Beobachtung von Harold Dvorak, ein Pathologe aus Massachusetts, der 1986 sagte: »Tumore sind Wunden, die nicht heilen.«

Wie viel Weisheit in diesen Worten liegt, zeigen einige beeindruckende Experimente im Labor.

Schon vor Jahrzehnten wurde in Berkeley ein vielversprechendes Experiment mit Küken durchgeführt. Man injizierte den Hühnern einen krebserregenden Virus. Die Spritze ging entweder unter die Haut oder in den Muskel. In beiden Fällen entstand dabei eine kleine Wunde.

In den nächsten ein bis zwei Wochen wuchs ein Tumor, üblicherweise an der Wundstelle. Die Hühner starben innerhalb eines Monats.

Die Forscher hatten Grund anzunehmen, dass die Wunde selbst von Relevanz für die Tumorentwicklung war, und entwickelten ein zweites Experiment, um ihre Annahme zu beweisen: Dieses Mal infizierten sie nur den rechten Flügel.

Gleichzeitig aber fügten sie auch dem linken Flügel eine Wunde zu. Und siehe da, der Tumor wuchs nicht nur an der infizierten Seite, sondern auch an der Wundstelle am anderen Flügel. Hier war die Zeitspanne, bis der Tumor auftauchte, rund 20 Prozent länger. Irgendetwas an Wunden stimulierte eindeutig den Krebs.

In den 1990er-Jahren setzte Werner die Puzzlestücke nach und nach zusammen. Was sie und andere herausfanden, liefert eine Erklärung, warum Dinge wie Rauchen, Kohleabbau oder Sonnenbaden krebserregend sind. Bei all diesen Aktivitäten wird Gewebe verletzt und die DNA geschädigt. Ist das Gewebe erst verletzt, schaltet sich das Immunsystem ein, reinigt die Stelle und hilft beim Wachstum neuen Gewebes. Das Problem ist nur, dass die neuen Zellen aufgrund der DNA-Schäden bösartig sein können – die Zellen sind aus körpereigenem Material, aber verhalten sich wie Krebs. Diese Zellen spielen nicht nach den Regeln des Körpers; sie bleiben nicht innerhalb ihrer Grenzen. All diese Faktoren zusammen ergeben Krebszellen, die vom Immunsystem geschützt, ja genährt werden.

Dies erklärt auch das erhöhte Krebsrisiko von Patienten, die an einer Autoimmunerkrankung mit chronischen Gewebeschäden leiden.

Nach einer Verletzung – in wissenschaftlichen Kreisen auch »Insult« genannt – teilen sich Zellen. Das müssen sie tun. Wir brauchen neues Gewebe. Doch bei der Zellteilung kann immer etwas schiefgehen. Jede einzelne Teilung ist eine Gelegenheit für einen Fehler, eine Mutation. Zum Beispiel könnte ein Abschnitt der DNA falsch kopiert werden. Tatsächlich passiert das ständig, nur Konsequenzen hat das glücklicherweise meist keine, weil die Zelle abstirbt oder alsbald gefressen wird: Meist ist die Mutation dergestalt, dass die Zelle nicht überleben kann; ihr fehlt lebenswichtiges genetisches Material, und schließlich fressen die Makrophagen die Überreste. Fall erledigt. Ansonsten wird die Mutation vom Immunsystem als so fremdartig eingestuft, dass sie ein Problem darstellen könnte. Die fragliche Zelle wird in die Luft gesprengt, zerstört und dann gefressen. Fall erledigt.

Manchmal aber ist die Mutation sehr subtil. Die Zelle besitzt genügend genetisches Material, um zu überleben, und ist dem körpereigenen so ähnlich, dass das Immunsystem keinen Alarm schlägt. Es kommt sogar vor, dass Immunzellen das Material testen, aber nicht eingreifen, weil sie zu dem Schluss kommen, dass es vermutlich normal ist.

Eine solche Zelle ist aber noch nicht notwendigerweise kanzerös. Es ist äußerst unwahrscheinlich, dass eine Zelle mit nur einer Mutation zu Krebs führt. Werner erklärte mir, dass eine Krebszelle mindestens fünf bis zehn verschiedene genetische Veränderungen aufweist. Und nicht nur das: Für eine »typische bösartige Krebszelle« muss der Zufall ganz bestimmte Veränderungen in verschiedenen Regionen der DNA herbeiführen. Eine mutierte Zelle, die gute Chancen hat zu überleben – und ein Krebsgeschwür zu verursachen –, sollte zum Beispiel die Fähigkeit besitzen, Immunzellen folgende Signale zu übermitteln: Nicht angreifen; beschütze und nähre mich.

Der Augenblick, in dem der Krebs Vorteil aus dem Immunsystem zieht, ist äußerst kritisch. Der Tumor wächst und wächst, still und heimlich verteidigt, gefüttert von Blutgefäßen, sogar von faserigen Netzwerken geschützt. Aber dann »an einem Punkt erreichen sie (Tumoren) eine gewisse Größe und können nicht mehr ausreichend mit Sauerstoff und Nahrung versorgt werden«, erklärte Allison. Die Geschwüre sind zu groß für ihre Umgebung. »Sie sterben langsam ab«, und die Makrophagen eilen herbei, Phagozytose findet statt, die Überreste des Tumors werden entsorgt. Doch schon stellt das Immunsystem Infrastruktur für neues Wachstum bereit, als ginge es um eine heilende Wunde, und gleichzeitig pfeift CTLA-4 die Wachhunde zurück.

Ein Teufelskreis, den das Immunsystem aufrechterhält. Punkt. *Das Immunsystem nährt und hegt den Krebs.* Ihre starke Verteidigung hat sich gegen Sie gewandt.

Unser Fazit lautet also: Die Wahrscheinlichkeit, an Krebs zu erkranken, hängt zum großen Teil davon ab, wie oft wir uns verletzen. Das ist reine Mathematik. Je häufiger wir uns verletzen, desto mehr Zellteilung findet statt, woraus sich mehr Gelegenheiten für gefährliche Mutationen ergeben.

Nehmen wir nur einmal einen der schlimmsten Killer unserer Zeit: das Rauchen.

Beim Rauchen entstehen winzige Wunden im empfindlichen rosafarbenen Gewebe der Lunge. In die Lungen strömen mehrere Tausend verschiedene Chemikalien – und viele davon schädigen nicht nur die DNA, sie stören auch die Reparatur derselben. Das Immunsystem schickt Polizei und Feuerwehr an die Front, und die Wundheilung beginnt. Neue Zellen entstehen. Wieder und wieder und wieder, Zigarette um Zigarette, Jahr um Jahr. (Diese fortgesetzte Handlung unterscheidet sich zum Beispiel vom gelegentlichen Lagerfeuer, bei dem wir weniger Chemikalien weniger direkt einatmen.) Auch im Falle des Rauchens erhalten die bösartigen Zellen Schutz und Nahrung von ebenjenem System, das ursprünglich unsere Wunden versorgt und das verhütet hat, dass Keime Unheil anrichten.

Einige dieser neuen Zellen sind fehlerhaft und werden als körperfremd erkannt. Andere entwickeln genau die richtige Kombination von zufälligen Mutationen, um überleben zu können und als körpereigen akzeptiert zu werden, sodass unser Immunsystem – das System, das nur dazu da ist, uns zu beschützen – zum Förderer und Protektor des Tumors wird.

In mancherlei Hinsicht gleicht Krebs einem Zahlenspiel. Je mehr Wunden Sie erleiden, je mehr Mutationen und Entzündungen, desto größer die Wahrscheinlichkeit für Krebs. Genau deshalb zeigt Rauchen eine so starke Wirkung. Das Risiko wächst mit jedem Zug. Ähnliches gilt für das Sonnenbaden ohne Sonnencreme: Auch hier entstehen Verletzungen inklusive entzündlicher Reaktion, die – in Kombination mit Mutationen durch UV-Strahlung – das Risiko für Hautkrebs und besonders das gefährliche Melanom erhöhen. Andere Gifte, die in unseren Körper gelangen, ob Nahrungsmittelgifte oder Chemikalien, können ebenfalls kleine Wunden verursachen, auf die Reparatur, Entzündung und Wiederaufbau folgen. Jede noch so kleine Blessur mündet in Zellteilung und einer Immunantwort, die zwar der Heilung dienen soll, aber auch zu Krebs führen kann. Ab einem gewissen Zeitpunkt ist eine Krebserkrankung bei Rauchern fast unumgänglich; so will es die Mathematik. Wenn Sie Raucher sind, haben Sie vielleicht bereits Krebs. Oder besser gesagt, haben Sie *wahrscheinlich* Krebs. Allerdings fehlen ihm vermutlich noch einige genetische Veränderungen, sodass er sich ausbreiten könnte, und insbesondere die Fähigkeit, das Immunsystem zu vereinnahmen. Nur weil Krebs vorhanden ist, bedeutet das nicht, dass er sich festsetzt.

Diejenigen unter uns, die keinen solch hochriskanten Aktivitäten nachgehen, haben ein bedeutend geringeres Risiko, an Krebs zu erkranken – oder zumindest so schnell an Krebs zu erkranken. Doch wenn das Schicksal uns ein langes Leben beschert, holt auch uns die Mathematik ein.

Dic Tatsache, dass Sie wahrscheinlich eines Tages an Krebs erkranken werden und er sich festsetzt, wohlgemerkt *eines Tages*, verrät einiges über die Kompromisse, die unser Immunsystem macht. Es hat sich dergestalt entwickelt, dass es – sogar mit großer Wahrscheinlichkeit – die Entstehung von Krebs zulässt. Das hat einen einfachen Grund: Es riskiert auf lange Sicht, dass sich eine Mutation festsetzt, um das sofortige Nachwachsen von Gewebe zu gewährleisten. Was wäre denn die Alternative? Löcher im Gewebe zu belassen? Ihren Körper Stück für Stück abnagen zu lassen von hier einem Kratzer und da einem Schnitt?

Zellteilung ist unerlässlich. Mutation und Krebs sind ein Nebenprodukt der Zellteilung. Dies ist ein Grund, weshalb unser Tod unumgänglich ist. Allerdings steckt in ebendieser Dynamik auch der Schlüssel, den Krebs zu besiegen. Genau das versuchte Allison sich mit CTLA-4 zunutze zu machen. Um das Immunsystem in die richtigen Bahnen zu lenken, bedurfte es einer weiteren großen Entdeckung, die das Blatt zugunsten des Lebens wenden sollte.

40

Programmierter Tod

Wie uns Dr. Allisons Entdeckung zeigt, kann man das Immunsystem modulieren, indem man auf CTLA-4 einwirkt. Erinnern wir uns: CTLA-4 ist ein Molekül auf den T-Zellen, das dazu beiträgt, die Reaktion eines Immunsystems einzudämmen oder ganz zu verhindern.

Allison, Krummel und andere Forscher fanden heraus, dass Tumore das Immunsystem mattsetzen, indem sie sich dieses fürs Überleben entscheidende Molekül zunutze machen. Der Tumor bedient sich dieses Bremssystems, das unsere starke Abwehr davon abhält, durchzudrehen, sich zu überhitzen und Entzündungen, Fieber, Autoimmunstörungen und Ähnliches auszulösen. So entdeckten die Wissenschaftler aus Berkeley, dass der Krebs bei Mäusen ein Signal zur Aktivierung von CTLA-4 aussendete und auf diese Weise dafür sorgte, dass das Immunsystem zum Stillstand kam. So konnte der Krebs ungehindert wachsen.

CTLA-4 ist nicht die einzige Bremse dieser Art. Bekannt ist auch PD-1, ein Molekül auf einer T-Zelle, das das Immunsystem dazu bringt, sich selbst zu zerstören – also faktisch Selbstmord zu begehen.

Krebs kann eine solche Bremsreaktion des Immunsystems stimulieren. Auch wenn es zunächst unglaublich klingen mag, so kommt es doch häufig vor. Entdeckt wurde das Phänomen 1992 in Japan von Dr. Tasuku Honjo an der Kyoto University School of Medicine. Seine Arbeit erwies sich als derart tief greifend, dass er 2018 – zusammen mit Allison – den Nobelpreis erhielt. Dr. Honjo und sein Team forschten im Bereich des »normalen Zellhaushalts« – ein Begriff des Cancer Research Institute (das Dr. Honjo später für seine Arbeit seinen höchsten Wissenschaftspreis verlieh) – und durchforsteten genetisches Material, bis sie auf ein Gen stießen, das offenbar nutzlose Zellen sterben ließ. Dies wurde als »programmierter Tod« bezeichnet, also als eine Art Selbstmord von Zellen, die für den Körper überflüssig geworden waren. Bei der weiteren Erforschung von Entstehung und Funktion des programmierten Todes fanden Dr. Honjo und sein Team in Versuchen mit Mäusen heraus, dass ein enorm großer Teil der Tiere nach der Zertrennung oder Ausschaltung des PD-1-Gens autoimmune Störungen ähnlich wie beim Lupus entwickelten.

Mit anderen Worten, das Gen für den programmierten Tod schien mitverantwortlich für die Unterdrückung des Immunsystems.

Warum um alles in der Welt begeht eine Immunzelle Selbstmord? Nun, dies geschieht aus demselben Grund, aus dem es im Netz unserer Körperabwehr die zahlreichen Bremsprozesse gibt. Es handelt sich also um einen weiteren Sicherungsmechanismus, eine andere Art zu verhindern, dass das stärkste, ansonsten autonome System in unserem Körper Amok läuft.

Auf der anderen Seite des Pazifischen Ozeans, im Silicon Valley, stieß die Entdeckung des programmierten Sterbens bei einem Arzt, Wissenschaftler und Unternehmer auf großes

Interesse: Nils Lonberg glaubte, den Prozess nutzen zu können, um Krebs zu heilen. Dies war ein Augenblick, auf den er bereits Jahre gewartet hatte – seitdem er begonnen hatte, Mäuse zu melken.

Dr. Lonberg, geboren 1956 in Berkeley als Sohn eines Chemikers und einer Psychologin, kam auf Umwegen zu seiner bahnbrechenden Arbeit in der Krebsforschung. Er träumte davon, »transgene Mäuse« zu züchten. Dazu müssen die Gene von Mäusen so verändert werden, dass sie menschliche Gene aufnehmen können. Das mag abseitig klingen, entsprach aber den Methoden der immunologischen Forschung selbst in der Zeit, bevor Jacques Miller mit Mäusen experimentierte, um die Rolle des Thymus zu erforschen. Und ohne zu übertreiben, führte es letztlich dazu, dass Jason gerettet werden konnte.

Mitte der 1980er-Jahre hatte die wissenschaftliche Technologie Millers Schuppen weit hinter sich gelassen. Zu dieser Zeit begann man, mit ausgefeilten gentechnischen Verfahren Mäuse zu züchten, die zwar zum größten Teil Mäuse blieben, aber zugleich auch wichtige menschliche DNA trugen. So konnte man die Wirkung eines bestimmten Moleküls oder Medikaments auf die menschliche DNA untersuchen, ohne einem Menschen Schaden zuzufügen.

Aber menschliche DNA auf eine Maus zu übertragen, ist nicht leicht, zumindest war es das damals nicht. Die Technik sei »grobe Handarbeit« gewesen, sagte Dr. Lonberg zu mir. Er war zu jener Zeit im Memorial Sloan Kettering Cancer Center in New York tätig. Gegen Mitternacht verpaarte er Mäuse, am Morgen entnahm er den Weibchen Embryos, injizierte ihnen menschliche DNA und transplantierte sie in eine »pseudo-trächtige Maus«, das heißt, in eine, die für eine Geburt präpariert war. »Drei Wochen später hatte man Junge, kleine Babymäuse mit menschlicher DNA«, sagte Dr. Lonberg. Durch weitere Züchtung erhielt man dann eine reinere Form der DNA-Maus.

Dr. Lonberg hatte eine Idee: Wenn man eine Maus züchten könnte, die nur menschliche DNA hatte, könnte man dann nicht auch eine Maus mit menschlichen Antikörpern erzeugen? Mit anderen Worten, könnte man eine Maus eventuell in eine Fabrik für bestimmte Moleküle des menschlichen Immunsystems verwandeln?

Wenn das gelänge, wäre es – vielleicht – möglich, diese Antikörper auf einen Menschen zu übertragen, um dessen Immunsystem zu unterstützen, ohne zu riskieren, dass der Betroffene das Molekül als fremd abstoßen würde.

Dr. Lonberg trug mit seiner Arbeit letztlich zur Herstellung einer neuen Kategorie von Medikamenten namens »monoklonale Antikörper-Therapeutika« bei. Das ist die wichtigste Medikamentengruppe der letzten zwanzig Jahre und wird wahrscheinlich im Leben der meisten von uns eine Rolle spielen – so wie bei Jason, Linda und Merredith. Man kann den Erfolg des Medikaments auch aus anderer Perspektive betrachten: Der Umsatz monoklonaler Antikörper-Therapeutika erreichte 2015 die Summe von 87 Milliarden Dollar pro Jahr und soll bis 2024 auf 246 Milliarden Dollar steigen.

Zur Erinnerung: Monoklonale Antikörper sind exakte Kopien von Antikörpern, jenen entscheidenden Bestandteilen des Immunsystems. Sie spüren die Antigene einschließlich der schlechten Schauspieler auf und docken sich an sie an. Wenn man weiß, was ein Antikörper macht, und eine große Menge Kopien davon herstellt, kann man theoretisch ein Medikament produzieren, das einem Menschen den richtigen Antikörper zuführt und dann eine gezielte Immunreaktion hervorruft.

Nach allem bisher Geschilderten klingt das sicherlich logisch. Doch das Ganze ist auch weiterhin äußerst kompliziert und erfordert sowohl Innovationen als auch neue Technologien. Deshalb verwundert es nicht, dass Dr. Lonberg ins Silicon Valley ging, wo die Biotechnologie – bei der Medizin und modernste Technik zusammengeführt werden – rasante Fortschritte machte.

Dr. Lonbergs Arbeit war deshalb so entscheidend, weil er zur Lösung der verzwickten Aufgabe beitrug, große Mengen menschlicher Antikörper herzustellen. Die Entwicklung der entsprechenden Methode dauerte bis Mitte der 1990er-Jahre und beinhaltete die Züchtung einer »Frankenmaus«, wie Lonberg sein Geschöpf nannte – teils Maus, teils menschlich. Der menschliche Part war das Immunsystem.

Und?

Um die Reaktion und Produktion von Antikörpern zu stimulieren, wurde von Dr. Lonberg und seinem Team ein bestimmtes Molekül in die Maus eingefügt, das sich dann, um im Bild zu bleiben, auf dem Fest des Mäuselebens tummelte. In der dadurch ausgelösten Reaktion des Immunsystems erzeugte die Maus Antikörper, die auf das Molekül gerichtet waren. Auf diese Weise wurde die Maus in eine Fabrik für monoklonale Antikörper verwandelt, einen Immunroboter, eine prothetische oder synthetische Abwehr. Es war eine gezielte Therapie, die im Körper eines Menschen das bewirken würde, wozu er selbst nicht mehr in der Lage war. Auf Basis der monoklonalen Antikörper konnte nun ein Medikament entwickelt werden.

Eins war allerdings überraschend, auch wenn es entscheidend dazu beitrug, Jason zu retten. Der so erzeugte Antikörper griff nicht den Krebs an, sondern das Immunsystem.

Jahrhundertelang beruhte der Kampf gegen Krebs auf dem Gedanken, die Krebszellen zu attackieren. Aber Dr. Lonberg und das Unternehmen, für das er arbeitete (dies war inzwischen der Pharmakonzern Bristol-Myers Squibb), folgten bei der Entwicklung ihres Antikörpers einem anderen Konzept. Ihr Antikörper sollte sich an Zellen im Immunsystem von Menschen wie Jason heften – daran andocken.

Das erscheint zunächst vielleicht kontraintuitiv, aber letztlich ist es ausgesprochen logisch. Dass der Krebs bei Jason außer Kontrolle geriet, lag schließlich im Wesentlichen daran, dass sein Immunsystem den Betrieb eingestellt hatte.

Dr. Lonberg beschreibt diesen Prozess mit einem Bild. Er stellt sich eine T-Zelle mit starken Kanonen auf der Oberfläche vor, die den Körper durchwandert. Ihre Aufgabe besteht darin, gefährliche Organismen auszuschalten. Ferner befinden sich auf der Oberfläche der T-Zelle zahlreiche Antennen. Sie empfangen Signale von anderen Bereichen des Immunsystems, die der T-Zelle die Genehmigung erteilen zu feuern oder es ihr – ebenso oft – verbieten. Dem Krebs aber war es gelungen, sich mit einer oder möglicherweise auch mit mehreren wichtigen Antennen zu verbinden, die die Kanonen blockieren.

Dr. Lonberg und seine Kollegen fragten sich, ob sie mithilfe eines Antikörpers verhindern konnten, dass die Antennen ein Signal empfingen.

Ihre Technik baute auf der Arbeit anderer Wissenschaftler auf, etwa den Erkenntnissen von Allison und Krummel in Berkeley. Diese Forscher hatten entdeckt, dass T-Zellen in den Angriffsmodus gebracht oder gebremst werden können, je nachdem, welches Signal sie erhalten. Außerdem hatten sie ganz bestimmte Stellen auf der T-Zelle gefunden, die neben anderen Faktoren für den Empfang dieser Botschaften sorgten, sowie Moleküle, die für die Aussendung der Botschaften verantwortlich waren.

Man kann sich diese Forschungsarbeit als vereinfachte Version der Interaktion des Immunsystems mit einer Krebszelle vorstellen.

Nachdem sich die Zelle entwickelt hat, könnte sie in Kontakt mit einer dendritischen Zelle kommen, einer Zelle im Immunsystem, die Bruchstücke eines fremden Organismus zur Prüfung an die T-Zellen zurücksendet. Die dendritische Zelle fungiert als Mittler zwischen einem potenziellen Erreger und einer T-Zelle. Bei einem bösartigen Tumor schickt die dendritische Zelle ein Signal an die T-Zelle, das diese als »Los!« oder »Angriff« interpretiert. Also greift die T-Zelle an.

Manchen Krebsarten wie dem von Jason gelingt es jedoch, an die T-Zelle ein Signal mit der Anweisung zu schicken, den Angriff zu beenden. Außerdem hat es den Anschein, dass diese Krebsarten ein so starkes Signal auszusenden imstande sind, dass das Kommunikationssystem überfordert ist und die T-Zelle gar kein Angriffssignal mehr empfangen kann.

Neben anderen Forschern fragte sich auch Dr. Lonberg, ob

es möglich war, das »Stopp«-Signal zu unterdrücken, indem man für ein noch lauteres sorgte, das die Antenne für den Empfang eines Angriffssignals förmlich übertönte. Aufgrund der Experimente mit den Mäusen konnte er Moleküle einführen, die die Antennen der T-Zelle zurückeroberten, und so verhindern, dass sie vom heimtückischen Signal des Krebses getäuscht wurden, worauf die T-Zelle ihre ursprüngliche Arbeit wiederaufnehmen konnte.

Im Grunde schufen die Forscher mithilfe der das menschliche Immunsystem tragenden Mäuse einen Antikörper gegen CTLA-4. Anders ausgedrückt, sie erzeugten einen ultraspeziellen Antikörper, der sich an CTLA-4 andocken sollte. Dabei würde das B7 weggesprengt. Anschließend würden die Bremsen gelöst. Das Immunsystem könnte den Tumor dann als das Fremde und Gefährliche angreifen, das er war, statt ihn als harmlos und körpereigen zu interpretieren.

Wenn es funktionierte, würde das Immunsystem so arbeiten, wie es eigentlich sollte. Das Ergebnis käme einem Wunder gleich: Innerhalb von Tagen oder Wochen könnte die körpereigene Abwehr den Tumor zerstören, der über Monate oder Jahre der giftigen Chemotherapie standgehalten hatte. Die Kanonen auf den T-Zellen würden wieder in Gang gesetzt und das Feuer eröffnen – der Zaubertrick des Krebses wäre durchschaut.

Über die 2007 durchgeführten klinischen Tests mit dem Medikament wurde 2010 in einem Artikel des *New England Journal of Medicine* berichtet. 676 Patienten mit einem metastasierenden Melanom im Stadium 3 oder 4, einem Krebs, der meist tödlich endet, bekamen das Mittel. Dadurch verlängerte sich die Lebenszeit der Patienten im Durchschnitt von 6,4 Monaten auf 10 Monate. Das scheint nicht viel, aber man kann es auch so sehen: Es waren 40 Prozent mehr Leben. Aber die Sache hatte einen Haken.

In der im *New England Journal of Medicine* veröffentlichten Studie wurde auf Nebenwirkungen hingewiesen, die 10 bis 15 Prozent der Probanden betrafen.

Ich möchte es nicht verschweigen: Sieben Patienten starben, die Hälfte davon »aufgrund von negativen Auswirkungen im Zusammenhang mit dem Immunsystem«.

Yervoy, so der Name des Mittels, löste die Bremsen der T-Zelle. Doch wie wir wissen, gibt es eine Menge Gründe für das Vorhandensein dieser Bremsen. Nunmehr also ungebremst, konnte das Immunsystem auch danebenzielen und viel mehr angreifen als nur den Krebs.

Denn das wäre nicht das erste Mal, dass Forscher am Immunsystem herumgepfuscht und dafür den höchsten Preis gezahlt hatten.

Im Frühjahr 2006 nahm in einem Londoner Krankenhaus eine Handvoll Patienten »an einer Studie teil, die Schockwellen in der Welt der Forschung auslöste«, hieß es in einem Artikel der *New York Times* von meiner damaligen Kollegin Elisabeth Rosenthal. Im klinischen Versuch der Phase I wurde ein monoklonaler Antikörper getestet, der ebenfalls auf CD28 einwirkte. Versuche der Phase I dienen allein der Verträglichkeitsprüfung. Die Probanden waren also alle gesund, aber ausgewählt worden, weil ihre CD28-Rezeptoren denen von Menschen mit rheumatischer Arthritis und B-Zellen-Krebs ähnelten.

Hier möchte ich genauer auf diesen Zusammenhang eingehen: Das getestete Medikament sollte bei zwei Krankheitsformen wirken, die scheinbar nicht verwandt sind – Krebs und Autoimmunität. Natürlich hat sich inzwischen herauskristallisiert, dass zwischen ihnen sogar eine enge Verwandtschaft besteht: Bei Krebsformen wie der Jasons haben wir es mit einem übertölpelten, behinderten, verlangsamten Immunsystem zu tun; bei Erkrankungen wie der Lindas und Merrediths mit einem überhitzten Immunsystem. Konnte ein und dieselbe Medikamentenart auf die Immunzellen einwirken, um das Gleichgewicht wiederherzustellen?

Nicht im Fall von TeGenero, dem Präparat, das an einem berühmten klinischen Versuch beteiligt war.

An dem klinischen Test der Phase I nahmen sechs gesunde Menschen teil. Sie erhielten eine Infusion des Medikaments in sehr geringer Dosis – 500-mal geringer als jene, die sich bei Tieren als ungefährlich erwiesen hatte.

»Schon Minuten nach der ersten Infusion«, heißt es in einem Bericht, »fand bei allen Probanden eine negative Reaktion statt, die auf der raschen Freisetzung von Zytokinen durch aktivierte T-Zellen beruhte.«

Es ist an der Zeit, einen zu Recht angsterregenden Begriff einzuführen: Zytokinsturm.

Erinnern Sie sich noch? Zytokine sind Proteine, die Signale an das Immunsystem senden und in kürzester Zeit ein derart starkes Kommunikationsnetz schaffen, dass es den schnellsten Internet-Provider mit der schnellsten Übertragungsrate übertrifft. Ihre Befehle lösen unter Umständen ein ganzes Spektrum von Reaktionen aus, unter anderem auch Zellwachstum und Entzündungen. Sie ziehen die Interferone heran, die im angeborenen Immunsystem von großer Bedeutung sind, die Interleukine, die eine noch umfassendere Verantwortung haben, und die Chemokine, die Makrophagen und Neutrophile rekrutieren. Zu einem Zytokinsturm kommt es, wenn das Kommunikationsnetz ein Wirrwarr von Botschaften aussendet. Die Bezeichnung »Zytokinsturm« ist eigentlich noch eine Untertreibung, viel zutreffender wären Zytokin-Taifun oder -Hurrikan. Er ist tödlich.

Innerhalb von acht Stunden lagen alle sechs Probanden des klinischen Versuchs von TeGenero auf der Intensivstation.

Fünf von ihnen starben.

Gelinde gesagt hatte man sich zu weit vorgewagt. Es war ein schlecht durchdachter Versuch, der zeigte, wie nah die Leitplanken sind, wenn Innovation unserer starken Abwehr einen Schub verleiht.

Mit dem Immunsystem ist nicht zu spaßen.

Als Jason erkrankte, hatten die Medikamentenentwickler bereits enorme Fortschritte erzielt.

41

Der Durchbruch

Als die *New York Times* vor Jahren Farbfotos einführte, sagte ich den Leuten, sie sollten sich keine Sorgen machen, die alte Dame werde so trocken und langweilig bleiben wie eh und je.

Das war natürlich als liebevoller Spaß gemeint. Es gibt Zeiten und Orte, wo Überspitzung und schonungslose, provozierende, waghalsige Adjektive angebracht sind, aber Zeitungsartikel über ernste Themen gehören sicher nicht dazu. Deshalb ist es vielleicht verständlich, dass die *Times* ein mit Krebs zusammenhängendes Thema mit der angemessenen Vorsicht behandelte. Ein Beispiel, das man als Analogie zu den Apollo-Missionen betrachten könnte, ist der 25. März 2011. An diesem Tag erteilte die Food and Drug Administration FDA die Genehmigung, ein Medikament namens Yervoy von der Firma Bristol-Myers bei Menschen mit einem bösartigen Melanom, dem tödlichen Hautkrebs, einzusetzen.

Im Wirtschaftsteil der *Times* erschien ein Artikel meines hervorragenden Kollegen Andrew Pollack, der inzwischen im Ruhestand lebt. Hier die einleitenden Absätze:

Am Freitag wurde von der Food and Drug Administration das erste Medikament zugelassen, das nachweislich das Leben von Menschen mit dem Hautkrebs Melanom verlängert.

Yervoy, so sein Name, beruht auf einer Entwicklung von Bristol-Myers Squibb und ist eine neue Art von Krebstherapeutikum, mit dem das körpereigene Immunsystem zur Bekämpfung des Tumors entfesselt wird.

»Dies ist wirklich das erste Mal, dass wir für Melanome ein Medikament haben, das das Überleben in nennenswerter Weise verlängert«, sagte Dr. Gerald P. Linette, Assistenzprofessor an der Washington University in St. Louis, der an einem klinischen Test des Mittels beteiligt war.

In dem randomisierten klinischen Test lebten Patienten mit einem metastasierenden Melanom nach der Behandlung mit Yervoy im Durchschnitt noch etwa 10 Monate im Vergleich zu 6,4 Monaten bei Patienten einer Kontrollgruppe, die eine Behandlung erhielten, der man nur geringe Wirkung zuschrieb.

Laut Bristol-Myers kostet ein vollständiger Behandlungszyklus, bestehend aus vier Infusionen im Lauf von drei Monaten, 120 000 Dollar.

Dieser Preis könnte eine anhaltende Debatte über die Kosten von Krebsmedikamenten auslösen, die das Leben im Durchschnitt lediglich um ein paar Monate verlängern. Mehr als 20 Prozent der Personen, die in dem Versuch Yervoy erhielten, lebten allerdings mindestens noch zwei Jahre und manche weitaus länger. Ja, es gab Nebenwirkungen, aber auf die Behandlung eines metastasierenden Melanoms zu verzichten, hatte ja selbst eine Nebenwirkung – und zwar eine wahrscheinlich tödliche.

Doch für jemanden, der wegen eines Melanoms im Sterben liegt, mag dies klingen wie: Wir holen Sie zurück aus dem Reich der Toten.

Selbst rückblickend sollte man das nicht unterschätzen, vor allem nicht Andrews Beschreibung des Medikaments als »eine neue Art von Krebstherapeutikum, mit dem das eigene Immunsystem des Körpers zur Bekämpfung des Tumors entfesselt wird«.

Dies war das Resultat der immensen wissenschaftlichen Arbeit von Metchnikoff und Ehrlich bis zu Jacques Miller und Max Cooper, Peter Doherty, Susumo Tonegawa und all den anderen. Eine Entdeckung folgte auf die andere, eine Technik auf die vorhergehende, kleine Durchbrüche auf einen schmerzlichen Misserfolg, und das alles auf dem Rücken von Patienten, die bereitwillig ihre Chance nutzten, sich einer Transplantation unterzogen (um die Behandlung bettelten!) oder in Versuchen neue Medikamente einnahmen, damit das Immunsystem nicht nur besser verstanden, sondern auch »entfesselt« werden konnte.

Wissenschaft und Markt hatten gemeinsam offenbar eine Wunderkur entwickelt. Gerade rechtzeitig für Jason.

42

Jason im Wettlauf mit der Zeit

Nachdem Jasons erste Chemobehandlung gescheitert war, wurde er ins Colorado Blood Cancer Institute verlegt, wo ihn Dr. Mark Brunvand betreute. Der zweite Zyklus der Chemotherapie gilt als »Salvage«-Therapie oder »Rettung« und ist toxischer als der erste. Jason hatte eine Reaktion. Aber es gibt noch einen anderen Schritt in diesem zweiten Zyklus, und der ist brutal.

Denn es folgt eine Knochenmarkstransplantation, die sogenannte autologe hämatopoetische Stammzelltransplantation. Hierbei werden Stammzellen im Knochenmark des Patienten ersetzt, die durch die Chemotherapie beschädigt wurden. Das heißt ganz konkret, dass das Immunsystem des Betroffenen auf null gesetzt und wieder neu gestartet wird.

Aber das ist nicht der grausame Teil. Was ihn so schrecklich macht, ist ein Zwischenschritt, der sich BEAM nennt. Es ist eine weitere Stufe der Chemotherapie – eine schreckliche, üble Behandlung, vergleichbar mit einem atomaren Winter –, bei der die letzten noch vorhandenen Krebszellen liquidiert werden, die bei der Salvage zurückgeblieben sind – in der Regel etwa eine Million. BEAM ist so toxisch, dass es nicht nur diese hartnäckigen zurückgebliebenen, sondern auch die eigenen Stammzellen des Patienten vernichtet.

»All seine Stammzellen werden der Ausrottung der letzten Krebszellen geopfert«, sagte Dr. Brunvand.

Da zu BEAM noch die emotionale Belastung der Transplantation selbst hinzukommt, ist das Ganze so heftig, dass die weiteren Maßnahmen erst durchgeführt werden, wenn der Patient auf drei Aspekte hin untersucht wurde: Reagiert er auf die Chemo, und ist er physisch und emotional stabil genug, den Prozess zu überleben?

Es war Zeit für Jason, von einem Psychologen begutachtet zu werden.

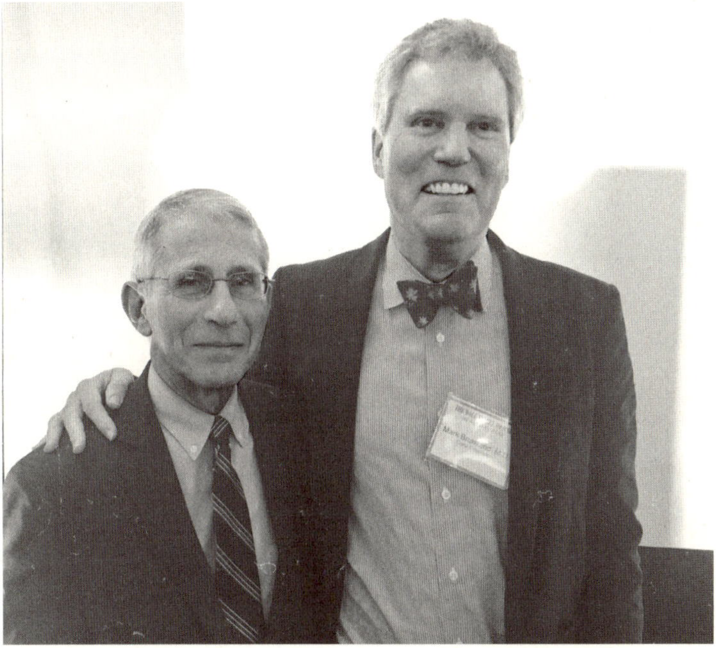

Dr. Anthony Fauci, Leiter des National Institute of Allergy and Infectious Diseases an den National Institutes of Health, und Dr. Mark Brunvand, Jason Greensteins Onkologe.

Am 16. November 2011 betrat Jason einen kleinen Gesprächsraum einer Ambulanz, etwa zweieinhalb mal zweieinhalb Meter groß, mit einem runden Tisch in der Mitte. Dort empfing ihn Andrea Maikovich-Fong, eine Psychologin, die auf die Beratung von Krebspatienten spezialisiert war. Jason wirkte und verhielt sich nicht wie jemand, der krank war. Er trug eine Sonnenbrille, und kaum hatte das Treffen begonnen, da spielte er Luftgitarre und sang einen Rocksong.

»Er war sehr lebendig«, erinnerte sich Dr. Maikovich-Fong, »ich glaube, ich hätte ihm die Krebserkrankung nicht angesehen.«

Er war bereit, es mit dem Monster aufzunehmen.

Um ihn auf die Transplantation vorzubereiten, verabreichte man Jason Medikamente, die die Vermehrung seiner Stammzellen bewirkten und dafür sorgten, dass sie aus dem Knochenmark in den Blutkreislauf strömten. Auf diese Weise konnte man sie ihm entnehmen. Dann war es Zeit für BEAM.

Jason begann die hoch dosierte Chemotherapie zur Eliminierung auch der letzten Krebszellen und Ausschaltung der Immunfunktion am 21. November 2011. Acht Tage später, nach einem »Ruhetag«, erhielt er per Infusion neue Stammzellen.

Bei diesem Schritt wurde sein Immunsystem komplett ausgelöscht und damit praktisch auch alle sich rasch teilenden Zellen: Seine Darmwände hatten klaffende Löcher, seine Haut konnte nicht heilen, das dichte Haar fiel ihm büschelweise aus, und sein Lächeln war dahin. Er hatte seinen Optimismus verloren.

»Er trug eine Kapuzenjacke mit Reißverschluss und saß völlig in sich zusammengesunken da«, sagte Maikovich-

Fong. »Das Zimmer war abgedunkelt, und er sah aus wie ein Schatten. Er blickte auf, ohne den Kopf zu heben, und sagte: ›Es ist furchtbar.‹

Ich hatte einen völlig anderen Menschen vor mir als bei unserem ersten Treffen. Es war ein ziemlich frappierendes Bild, wenn man den Raum betrat.«

Einen Monat später wurde Jason aus dem Krankenhaus entlassen. Im Januar 2012 erfuhr er, dass BEAM und Transplantation dem Anschein nach angeschlagen hatten. Jason besaß nun das Immunsystem eines Neugeborenen. Dr. Brunvand meinte, die Situation des Patienten mit den neuen Stammzellen sei wie die von Eltern, »deren Kinder in die Grundschule gingen und jeden Virus mit nach Hause bringen«. Jasons Immunsystem brauchte Zeit, um neu zu lernen. Er bekam antivirale Medikamente, damit sich »eine Erkältung nicht zu einer Lungenentzündung auswuchs«, wie Dr. Brunvand sagte. Außerdem wurde sein Mikrobiom mit einer Joghurt-Kur aufgepäppelt – »wir versuchen, es zu schützen und die guten Darmbakterien nachwachsen zu lassen«.

Wie üblich war geplant zu warten, bis der Patient gesund war, und ihn dann zu reimmunisieren, wie es ein Kinderarzt mit seinen kleinen Patienten macht. Aber Jason war kein üblicher Fall, weil er anfangs so schnell einen Rückfall bekommen hatte, und zwar in demselben Bereich, wo der Krebs ursprünglich aufgetaucht war. »Jason hatte das höchste Rückfallrisiko, das man sich vorstellen konnte«, sagte Brunvand.

Daher schlug er Jason vor, an einem klinischen Versuch mit Brentuximab Vedotin teilzunehmen. Das Medikament ist deshalb bemerkenswert, weil es auf der Grundlage mehrerer entscheidender Entdeckungen der Immunologie-Pioniere entwickelt wurde.

Brentuximab gilt als »monoklonales Antikörper-Therapeutikum« und wäre ohne die in den 1970er-Jahren gemachte Entdeckung, wie man einzelne Proteine isolieren und kopieren kann, nicht denkbar. Inzwischen hatten Forscher herausgefunden, dass beim Hodgkin-Lymphom B-Zellen ein Antigen namens CD30 tragen. Brentuximab war mit einem Antikörper bewaffnet, der das Antigen aufspüren und zerstören sollte.

Doch dass ein Medikament gezielt und präziser eingreift als die Chemotherapie, heißt nicht, dass es keine Nebenwirkungen hat. So können bei Brentuximab extreme Müdigkeit, Durchfall, Blut im Urin und Mundgeschwüre auftreten, womit die Liste noch nicht einmal vollständig ist.

Aber Jason beschloss nach einem Gespräch mit Beth, das Risiko einzugehen. Die Behandlung, so sagte man ihm, würde verhindern, dass die Hodgkin-Krankheit jemals wieder ihre fiese Fratze zeigte.

Ein Grund für Jasons Entscheidung war sein außerordentliches Vertrauen in Dr. Brunvand. Außerdem fühlte er sich wirklich stark mit ihm verbunden, war der Onkologe doch jemand, der, wie Jason selbst, viel Humor hatte und abenteuerlustig und risikofreudig war. Ohne Angst vor einem Kampf.

43

Hüter des Todes

Der 8. Juni 1990 war ein sonniger Tag, und am Himmel über dem Gipfel in Alaska hing eine linsenförmige Wolke. Dr. Brunvand stand in einem Lager auf über 4300 Meter Höhe am Denali (damals hieß er offiziell noch Mount McKinley) und bereitete sich darauf vor, den höchsten Berg in Nordamerika zu bezwingen.

Der Gipfel des Denali liegt 6190 Meter über dem Meeresspiegel, es herrscht wechselhaftes Wetter, und der Berg stellt Kletterer vor besondere Herausforderungen.

Vor Dr. Brunvands achtköpfiger Gruppe war ein japanisches Team mit sieben Bergsteigern aufgebrochen. Sie befanden sich auf dem »West Rib« des Berges, und sie steckten in Schwierigkeiten. Einer von ihnen hatte ein Lungen- und Gehirnödem, und sein Leben war in Gefahr. Am 10. Juni erreichte Dr. Brunvands Gruppe eine Nachricht der Parkverwaltung mit der Bitte, den Bergsteigern, die momentan auf 5974 Meter Höhe festsaßen, zu helfen.

Dr. Brunvand und drei andere aus seiner Gruppe stießen bei 5791 Metern auf zwei Japaner, gut 300 Höhenmeter vom Gipfel entfernt. Einer von ihnen war Arzt, der andere war der Bergsteiger mit dem Gehirnödem. Er war inzwischen tot. Brunvand und zwei seiner Begleiter legten die Leiche auf eine

Plane und zogen sie wie auf einem Schlitten zum Denali-Pass, wo sie sie deponierten. Eine größere Gruppe würde sie später weiter nach unten bringen.

Kurz und gut, Dr. Brunvand hatte versucht, jemanden in Todesgefahr zu retten, war zu spät gekommen und am Ende zum Hüter des Todes geworden. Das klingt ganz nach der Berufsbeschreibung eines Onkologen.

Dr. Brunvand nahm 1985 seine Arbeit als Immunologe unter Dr. Anthony Fauci an den NIH auf und verbrachte insgesamt drei Jahre in Faucis Labor für Immunregulierung. Dann ging es weiter nach Seattle, wo Brunvand erstmals mit Krebspatienten arbeitete. Kurz darauf stand er vor der Frage, ob er in die Forschung gehen oder weiter Patienten in einer Klinik behandeln sollte. Für viele Ärzte, die sich anfangs zur Forschung hingezogen fühlen, weil diese Arbeit besondere Anerkennung genießt und unter Umständen dem Ego schmeichelt, kann das eine schwere Entscheidung sein. Topmediziner, heißt es gelegentlich, arbeiten in der Forschung *und* behandeln Patienten. Aber das sagt man so, und es ist schlichtweg falsch. Ebenso wie Anwälte, Schriftsteller oder Leute aus der Wirtschaft haben auch Ärzte bestimmte Aufgabengebiete, die ihnen liegen, und sie machen ihre Sache gut.

Als Dr. Brunvand darüber nachdachte, warum er lieber Umgang mit Patienten hatte, stand trotz des großen Leids, mit dem er konfrontiert wurde, am Ende eine einfache Antwort: »Es war der menschliche Kontakt.«

Er glaubte zu verstehen, wie es war, unter schwierigen Bedingungen zu leben und einen Verlust zu erleiden. Er hatte sich gefunden – seine Stimme in der Welt. Ihm gefiel es, für

Patienten zu kämpfen, aber mehr noch, Patienten dabei zu unterstützen, auf ganz persönliche Weise mit ihren abscheulichen Erkrankungen umzugehen.

Als Onkologe, dessen Arbeit intellektuell sehr anspruchsvoll und mit großen Unwägbarkeiten verbunden ist, hat Dr. Brunvand Bewältigungsmechanismen wie Humor, aber auch einen für seine Persönlichkeit entscheidenden Zug entwickelt: Zähigkeit. In der Ski-Mannschaft seiner Highschool lief er, bis er sich übergeben musste oder ohnmächtig wurde – um sich zu beweisen, dass er hart trainiert hatte. Der Kampf gegen den Krebs war für ihn eine persönliche Angelegenheit. »Wenn ich einmal die Entscheidung getroffen habe zu kämpfen«, schrieb er, würde er »jede ethisch und medizinisch seriöse Methode ausprobieren, um zu gewinnen.

Und im Kampf gegen den Krebs ›gemogelt‹ zu haben, würde mir keine Gefängnisstrafe einbringen, sondern eine Fahrt nach Stockholm.«

Aber es lag in der Natur der Sache, dass Dr. Brunvand als Onkologe oft den Kürzeren zog. Manchmal fragte er sich, ob es seine Aufgabe war, zu kämpfen und immer wieder zu kämpfen, den Märtyrer zu spielen. Je aussichtsloser ein Fall war, desto heftiger stürzte er sich in seine Arbeit.

Er war entschlossen, Jason zu retten, den er teils als Bruder, teils als Sohn empfand, als einen echten Weggefährten.

44

Experimente – klinische und persönliche

Im Mai 2012 erhielt Jason ein zusätzliches Medikament, ein Antidepressivum namens Citalopram. »Wenn ein Hodgkin-Lymphom immer wieder zurückkehrt, geht es gar nicht anders, als dass man sich deprimiert fühlt. Es sei denn, einem ist alles egal«, sagte Dr. Brunvand.

Jason war die bösartigen B-Zellen vorerst losgeworden. Aber der anhaltende Kampf fordert selbst bei einem geborenen Kämpfer letztlich seinen Tribut. Wie es schien, wurde die Liste der Medikamente, die er als Ausgleich für andere Behandlungen einnehmen musste, jeden Monat länger.

Im Jahr 2012 gab es in den Forschungen zur Immuntherapie sowohl kleinere Fortschritte als auch größere Sprünge. Die Entwicklungen krönten ein Jahrhundert ständig neuer Erkenntnisse auf diesem Gebiet; zugleich waren sie die Saat für das Wunder, das Jason widerfuhr. Aber dieser Fortschritt wurde nur von einer Handvoll Wissenschaftler und Onkologen und vielleicht noch einigen Investoren wahrgenommen.

Ein Beispiel hierfür ist eine am 26. September 2012 begonnene Studie zur Überprüfung der Wirksamkeit von Yervoy oder Ipilimumab in Kombination mit einem neuen Medikament namens Nivolumab bei Patienten mit fortgeschrittenem

Leberkrebs. Untersucht wurde die Verträglichkeit und Effektivität anhand von Vergleichen unter Krebspatienten mit Hepatitis B und Hepatitis C.

Im April war ein klinischer Versuch der Phase II am M. D. Anderson Hospital in Houston, Texas, durchgeführt worden, um die Wirksamkeit und Verträglichkeit einer Kombination dieser Medikamente im Kampf gegen das Aderhautmelanom, einen Augenkrebs, zu prüfen.

Im Mai legte Bristol-Myers Squibb einen klinischen Versuch der Phase I mit dem Ziel auf, die Wirkung von Nivolumab bei Patienten mit Blutkrebs, Non-Hodgkin-Lymphom und Hodgkin-Lymphom zu testen. In Phase I wurde hauptsächlich die Verträglichkeit des Medikaments geprüft. Der Versuch sollte erst 2020 abgeschlossen werden. Für Jason lag das in weiter Ferne.

Doch dies waren nur einige der zunehmenden Zahl von Tests mit einer wachsenden Zahl von Immuntherapeutika.

Manche davon waren höchst verblüffend, zum Beispiel die Geschichte, die meine Kollegin Denise Grady, eine äußerst kenntnisreiche und begabte Wissenschaftsautorin, im selben Jahr schrieb. Sie handelte von einem Mädchen namens Emma Whitehead, das im Mai 2012 sechs Jahre alt war und unter Leukämie im Endstadium litt. Nach zwei fehlgeschlagenen Chemotherapiezyklen waren sie, wie Denise es ausdrückte, »am Ende ihrer Möglichkeiten« angelangt. Sie würde sterben.

Mit dem nahen Tod konfrontiert, entschlossen sich Emma und ihre Eltern verständlicherweise zu einer höchst experimentellen Behandlung, die nicht nur auf der bisherigen Krebs-, sondern auch auf der HIV-Forschung aufbaute. Millionen T-Zellen wurden aus dem Körper des Mädchens entfernt. Anschließend fügte man ein neues Gen in diese T-Zellen ein, das von einem deaktivierten HI-Virus stammte. Warum? Weil HIV die B-Zellen massiv angreift – der Grund, warum dieser Virus so gefährlich ist.

Bei Emma waren die B-Zellen bösartig geworden. Dieser entscheidende Teil ihres Immunsystems, nun eine tödliche Kraft, die ihren Körper von innen her auffraß, musste von einem anderen, gesund gebliebenen Teil der Abwehr eliminiert werden.

Die neuen veränderten T-Zellen wurden dem Mädchen wieder injiziert, und sie machten sich gleich an die Arbeit. Insbesondere nutzten sie dabei die zuvor tödlichen Erkennungsmechanismen des HIV, um ein Protein namens CD19 auf der Oberfläche von B-Zellen aufzuspüren. Man kann sich diese T-Zellen als Fernlenkwaffen vorstellen, die darauf programmiert sind, eine ganz spezielle Stelle auf B-Zellen zu finden und sie zu zerstören. Der Haken dabei ist allerdings, dass die T-Zellen nicht zwischen gesunden und bösartigen B-Zellen unterscheiden und beide abtöten.

Angesichts dieses massiven Angriffs auf Emmas B-Zellen lief ihr Abwehrsystem Amok.

Daraufhin kam es, schrieb Denise, zu einem Zytokinsturm. Meine Kollegin schilderte plastisch, wie die Temperatur des Mädchens auf 40,5 Grad stieg und sie »vor einem Ventilator lag, bewusstlos und fast bis zur Unkenntlichkeit angeschwollen, umgeben von Freunden und Familienangehörigen, die sich von ihr verabschieden wollten«.

Die Steroide, die, wie Sie bereits wissen, genutzt werden, um eine Immunreaktion abzuschwächen, versagten. Der für den bahnbrechenden Versuch verantwortliche Arzt, eine Legende der Immuntherapie, der denselben Ruf genießt wie etwa der Erneuerer Jim Allison, hatte noch eine letzte Idee. Er verabreichte dem Mädchen ein Medikament, das normalerweise zur Behandlung von rheumatischer Arthritis eingesetzt wird.

»Innerhalb von Stunden«, so Denise, »stabilisierte sich Emmas Zustand. Eine Woche später, am 2. Mai, ihrem siebten Geburtstag, wachte sie auf; das Pflegeteam auf der Intensivstation sang Happy Birthday.«

Das Medikament hatte gewirkt; das kleine Mädchen überlebte die Nebenwirkungen und zählte nun zu jenen, die vom zunehmenden Wissen der Immuntherapie profitieren konnten.

Tritt man allerdings einen Schritt zurück, wird klar, dass diese Geschichte nicht nur von Krebs handelte. Der Hauptakteur war das Immunsystem, mit all seiner Macht zu retten und zu zerstören. Sie illustriert die Zusammenhänge zwischen Krebs, Autoimmunität und den aus dem Ruder gelaufenen elementarsten Funktionen des Immunsystems wie Fieber und Entzündungen.

Im Juli 2012 befand sich Jason mitten in seiner Behandlung mit Brentuximab. Er fühlte sich entsetzlich. »Schlimmer, als du es dir vorstellen kannst«, sagte er zu mir. »Freiwillig würde das niemand über sich ergehen lassen.«

Alle einundzwanzig Tage fuhr er nach Denver zu einer Behandlung, setzte all seine Willenskraft ein, um sich schnell zu erholen und nach Vegas oder auf die Straße und zu seinen Träumen zurückzukehren. Sein Geschäft mit dem Tand lief einigermaßen gut. Er handelte mit kleinen Kristalltieren (zum Beispiel Schweinchen) oder verzierten Dosen, versehen mit einer Karte, für die man in einem bestimmten Casino Geld erhielt. Das Casino verschenkte diese Werbeartikel, um weitere Kunden anzulocken. Es gefiel Jason, wenn er neue Ware anbieten konnte – etwa einen Eisenbahnwaggon für ein Casino in Colorado –, und zu den Einrichtungen zu fahren, um das Management von seiner Idee zu überzeugen.

2012 hatte er eine neue Geschäftsidee, die aus einer Beobachtung von Beth hervorging: Sie erhielt Unmengen von Amazon-Paketen, die vor ihrer Tür abgelegt wurden, und fragte sich, ob es nicht eine Möglichkeit gab, sie einzuschließen oder zu sichern, wenn sie sie nicht selbst in Empfang nehmen konnte. Jason war begeistert. Das war es! Die nächste große Idee war ein funktionales und ästhetisch gestaltetes Schließfach auf der Veranda, das der New Economy gerecht wurde!

Zum Teufel mit der Chemotherapie. Er begann, nach Prototypen für den Kasten zu suchen – bei Home Depot, in lokalen Baumärkten. Dann stellte er eine verschließbare Box, die ihm geeignet schien, vor der Tür seiner Mutter in Denver auf. Er befand sich in Remission. Er war zwar angeschlagen, aber wieder da.

Am 3. Oktober trafen sich Beamte der Food and Drug Administration mit Vertretern von Bristol-Myers Squibb, dem Pharmariesen, der mit dem einen oder anderen Geschäftstrick das Unternehmen erwarb, dem Dr. Lonberg den Weg bereitet hatte – samt der gesammelten Daten. Thema des Gesprächs war, wie man das neue immuntherapeutische Krebsmittel Nivolumab in den Fast-Track-Status bringen könnte.

Fast-Track-Programme sind eine immer häufiger verwendete Methode, um Medikamente auf den Markt zu drücken, wenn es nur wenige – oder gar keine – Alternativen für Patienten mit tödlichen Krankheiten gibt. Die Versuche mit Nivolumab zur Behandlung von Hautkrebs, eins der gefährlichsten Malignome, wenn es nicht früh erkannt und operativ entfernt wird, befanden sich in der letzten Phase. Damals betrug die Überlebensrate für die wenigen Menschen, bei denen der Krebs erst entdeckt wurde, als er sich bereits ausgebreitet – metastasiert – hatte, 16 Prozent.

Die Krux war das Immunsystem. Es wurde vom Krebs paralysiert. Dabei spielten meist zwei der wichtigen Bremssysteme eine Rolle, die ich bereits beschrieben habe: CTLA-4 und PD-1. Ersteres dämmt, wenn es aktiviert wird, die Reaktion des Immunsystems. Letzteres, der programmierte Tod, bringt eine Immunzelle zur Implosion und bewirkt so eine Schwächung der Abwehrreaktion.

Erste klinische Untersuchungen hatten gezeigt, dass Nivolumab dazu beitrug, die Bremsen auszuschalten, indem es den programmierten Tod verhinderte. Erst siebzig Jahre zuvor hatte Jacques Miller entdeckt, dass der Thymus keineswegs ein überflüssiges Nebenprodukt der Evolution war, sondern vielmehr das Epizentrum der T-Zellen-Entwicklung, und jetzt bastelten Wissenschaftler auf molekularer Ebene daran herum. Mit beträchtlichem Erfolg. In einem am 21. Dezember 2012 begonnenen und bis weit ins Jahr 2013 dauernden Versuch mit 631 Melanom-Patienten in 14 Ländern zeigten 32 Prozent eine Immunreaktion.

Aber die Entscheidung der FDA war nicht eindeutig. Sie musste die Nebenwirkungen berücksichtigen, zu denen es kommen kann, wenn die Bremsen des Immunsystems gelöst werden: Hautausschlag, Husten, Lungeninfektionen, Dickdarm-, Leber- und Nierenschäden, Zerebralödeme, bei denen das Gehirn anschwillt. »Das Toxizitätsprofil von Nivolumab zeigt unter anderem schwerwiegende Risiken von Organvergiftungen durch Autoimmunität, die tödlich sein können und die Behandlung mit hoch dosierten Corticosteroiden erfordern«, hieß es im Resümee der FDA.

Wie wir gesehen haben, kann das Ausschalten des Bremsmechanismus dazu führen, dass das Immunsystem außer Rand und Band gerät. Man kann es durch Steroide eindämmen, doch dabei wird es unter Umständen so geschwächt, dass der Körper anfällig für Infektionen wird.

Also noch einmal: Mit dem Immunsystem ist nicht zu spaßen.

Doch zweifellos war es immer noch besser als der Tod. Außerdem hatte man gerade erst diesen Weg eingeschlagen. Es gab noch viel zu tun.

Nichts von alledem hatte Jason auf dem Schirm – wie die meisten Menschen.

Die Entwicklungen in der Immuntherapie wurden vor allem von Investoren beobachtet. Sie sahen das Potenzial für eine Reihe von Medikamenten, die vorerst nur auf ein paar Krebsarten zielten, am Ende aber ein viel größeres Spektrum abdecken könnten, unter anderem auch die 10 Prozent der Hodgkin-Patienten, die, wie Jason, durch die Ritzen der traditionellen Chemotherapie und der Bestrahlung gefallen waren.

45

Das Blatt wendet sich

Am 11. Dezember 2013 kam Jason in Dr. Brunvands schuhschachtelgroßes Büro am Colorado Blood Institute zu einem 80-minütigen Gespräch, das einem Drehbuch über Glück und Freude zu folgen schien. Nach seiner Behandlung mit Brentuximab im Jahr 2012 hatte Jason mehr als 22 Monate lang keinen Rückfall gehabt und 2013 ein komplettes Jahr der Remission erlebt; schaffte er 24 Monate, würde er einen Remissionsstatus erreichen, der auf eine vollständige Genesung schließen ließ.

»Wie geht es Ihnen, Jason?«

»Gut. Gute Tage, schlechte Tage. Manche Tage sind schrecklich. Mal kann ich allen möglichen Mist erledigen, mal bin ich einfach nur erschöpft.« Sein Körper war drei Jahre lang durch die Hölle gegangen. Aber jetzt nahm Jason nur noch Aciclovir, ein Medikament zur Vorbeugung gegen Fieberbläschen und schlimmere Erkrankungen.

Er musste laut Brunvand nur noch sechs Wochen durchhalten, dann wären die Torturen vorbei.

Eine Woche später, als Jason wieder in Vegas war, ließ er sich massieren. Am nächsten Tag wachte er mit einer Schwellung unter der linken Achselhöhle auf, an der Axilla, dort, wo sie auf die Schulter trifft. Er fuhr wieder nach Denver, um die Sache untersuchen zu lassen, und es wurde eine Tomografie von der entzündeten Stelle gemacht.

Am 2. Februar war Jason regelrecht aufgekratzt. Er fühlte sich gut und wollte mit Bob Nesbit, seinem ältesten Freund (und Mitglied der Highschool-Gang), einen draufmachen und das Super-Bowl-Spiel unserer geliebten Denver Broncos gegen die Seattle Seahawks sehen. Die schlechte Nachricht: Die Broncos gingen mit 43:8 baden. Die gute: Es zeichnete sich schon sehr früh ab, praktisch am Ende des ersten Viertels. Trotzdem hatte Jason einen Mordsspaß mit Bob.

Als er am nächsten Tag mit seiner Mutter in einem Lebensmittelladen stand, klingelte sein Handy. Es war Poppy Beethe, Jasons Krankenschwester im Krebszentrum.

»Hey, Poppy! Wie geht's?«

»Jason, die Testergebnisse sind da. Sie sollten herkommen, damit wir darüber sprechen können.«

Am 11. Februar um 16.30 Uhr betrat Jason Dr. Brunvands Büro, um sein Urteil zu hören.

»Es ist wieder da, nicht wahr?«

»Also Jason, es gibt immer noch eine ganze Reihe von Möglichkeiten.«

Sie sprachen schon längst Klartext miteinander.

»Wir haben durchaus Möglichkeiten«, wiederholte Dr. Brunvand, »aber in diesem Fall können wir auf keine Standardtherapie zurückgreifen.«

»Und was heißt das?«

»Da Sie nach der Einnahme von Brentuximab ein Jahr

krankheitsfrei gewesen sind, können wir es also noch einmal damit versuchen.«

Als Jason dies hörte, fühlte er sich am Ende seiner Kräfte. Der Gedanke, noch einmal durch die Hölle der Chemotherapie zu gehen, wenn der Krebs doch immer wiederkam, war ihm unerträglich.

Dr. Brunvand erklärte ihm, es gebe noch zwei andere Medikamente, die helfen könnten. Das eine würde dazu führen, dass der Krebs ein Molekül namens CD30 ausbilde, sodass er vom Brentuximab leichter aufgespürt werden könne. Es war die Art von Therapie, die auf Jahrhunderten der Erforschung des Immunsystems beruhte: Man bastelte an den Molekülen auf der Oberfläche der Krebszellen herum, um sie zu einem leichteren Ziel für Brentuximab zu machen.

»Sie sind mit Risiken verbunden, Jason. Sie können sogar weitere bösartige Tumore verursachen. Aber diese Risiken sind nicht schlimmer als die Krebswucherungen, die Sie jetzt schon haben.«

»Und wenn ich es nicht mache? Wenn ich das nicht noch einmal aushalte?«

»Die durchschnittliche Überlebenszeit liegt bei weniger als sechs Monaten.«

Dr. Brunvand schlug vor, in sechs Tagen mit der neuerlichen Behandlung zu beginnen. Er hatte den Eindruck, dass Jason einverstanden war.

Inzwischen stand fest, dass der Krebs wiedergekommen war, und mit derselben Eindeutigkeit erklärte mir Jason, dass er nicht mehr kämpfen wolle. Dieser Mann, für mich der Kämpfer schlechthin, war bereit, die Schlacht neu zu definieren. Es ging nicht mehr darum zu kämpfen, sondern darum, nicht mehr zu leiden.

»Ich möchte mich in den letzten Monaten meines Lebens nicht wie Scheiße fühlen.«

»Das hast du offenbar alles gut durchdacht, Jason.«

»Es ist einfach ungerecht. Ich war so nahe dran. Es geht mir gut. Ich fühle mich großartig.«

Noel, Tom und ich tauschten uns per SMS aus und kamen zu dem Schluss, dass es an der Zeit sei, die Gang wieder zusammenzutrommeln, die Mitglieder der Concerned Fellows League. Wir vereinbarten einen Termin. Tom würde von Minnesota anreisen, ich von San Francisco, und Noel würde in Boulder zusammen mit einer kleinen Auswahl der ältesten und engsten Freunde von Jason die Rolle des Gastgebers übernehmen. Wir teilten Jason unser Vorhaben mit, ohne darum herumzureden: Wir würden zusammenkommen, um uns von ihm zu verabschieden.

Bob Nesbit holte mich am Flughafen ab, und wir trafen am frühen Abend bei Noel in Boulder ein. Tom war bereits da, ebenso Ariel Solomon, ein außergewöhnlicher Mensch, in der Highschool ein Jahrgang nach uns und schon seit Langem Mitglied unserer Gang. Ariel war Lineman bei den Pittsburgh Steelers gewesen und im Besitz eines Super-Bowl-Rings. Danach war er Triathlet geworden. Er wirkte immer noch total fit. Eigentlich sahen alle großartig aus, nur etwas gealtert.

Dennoch hatte sich einiges geändert. Fast niemand trank mehr bis zum Rausch, wie wir es in unserer Jugendzeit oft getan hatten. Zwei in unserer Gruppe, die Alkoholprobleme gehabt hatten, kippten jetzt Mineralwasser in sich hinein. Es waren offene Geheimnisse, und schon ziemlich früh wurde klar, dass wir uns alle mit unserem reiferen Ich wohler fühlten als mit den trinkfesten Kerlen, als die wir uns in der Highschool und auf dem College ausgegeben hatten. Wir sprachen über unsere Familien, unser Leben und warteten auf unseren Ehrengast.

Und warteten.

Irgendwann rief Jason an oder schickte eine SMS, um zu sagen, er sei bald da. Er war schon in der Morgendämmerung in Vegas losgefahren.

Er kam um 21 Uhr, quirlig, Flip-Flops, Jeans und Flanellhemd, nicht mehr ganz frisch riechend, breites, lautes Lachen. Sofort erzählte er uns eine Geschichte.

»Das müsst ihr euch anhören«, sagte er. »Ich war gestern Abend mit Beth bei unserer psychologischen Beratung und habe in diesem Gespräch versucht, Schluss mit ihr zu machen.«

»Wirklich?«»

»Im Ernst. Ich habe ihr schon die ganze Zeit gesagt, dass sie diesen Scheiß nicht mitmachen muss. Aber sie wollte nichts davon wissen. Ich dachte, dass ich die Beratung dazu nutzen könnte.«

»Wirklich clever, Greenstein. Kein anderer würde ein Gespräch übers Sterben dazu benutzen, sich aus einer Beziehung zu stehlen.«

»Ich weiß. Aber es hat nicht funktioniert.«

Es war einfach schön. Nicht Jasons Taktik, nein, sondern dass das der alte Jason war, grinsend, lachend, mit ironischer Distanz zu sich selbst, jemand, der zu spät zur eigenen Party kam und so lebte, wie es ihm passte. Er sah verdammt gut aus.

Aber er hatte noch mehr zu erzählen. Er war von der Polizei in Vegas ins Gefängnis gesteckt worden. Folgendes war passiert: Er hatte über die Jahre ein ganzes Bündel Knöllchen angesammelt, aber nicht bezahlt, weil er nicht einsah, warum er sich mit diesem Kram beschäftigen sollte. Eines Abends, als er nicht schlafen konnte, ging er spazieren. Es war warm, und er schwitzte höllisch. Irgendwann landete er in einem etwas schmuddeligen Teil der Stadt und wanderte ziellos umher, bis er merkte, dass ihn ein Polizist beobachtete. Jason war schweißgebadet. Eins kam zum anderen, und schließlich ließ der Cop Jasons Personalien überprüfen und erfuhr so von der Sache mit den Knöllchen. Der Polizist nahm ihn mit aufs Revier, wo Jason, erschöpft und völlig erledigt von den krebsbedingten Schweißausbrüchen, in eine Zelle gesteckt wurde. Dort wartete er darauf, dass seine Daten erfasst wurden, und beobachtete die 20-jährigen Halbstarken in den anderen engen Zellen, die drauf und dran waren, sich zu prügeln.

»Ich hätte eigentlich dringend scheißen müssen, aber da gab's nur diese kleine Silberschüssel in der Mitte!« Jason brüllte vor Lachen über sein selbst verschuldetes Missgeschick, und wir, wie immer bei Jason, wussten nicht, ob wir über ihn oder mit ihm lachten. Ich selbst fand, dass er so lebendig wirkte wie kein anderer im Raum und gewiss nicht wie jemand, der höchstens noch sechs Monate zu leben hatte.

Doch dann wurde die Unterhaltung Stück für Stück ernster. Jason brachte uns alle auf den neuesten Stand und erklärte, was er einigen bereits mitgeteilt hatte: Er könne keine weitere Chemo mehr ertragen.

»Ich möchte noch einmal ein Final Four erleben«, sagte er. »Was meint ihr, was ich tun soll?«

Seine Frage war insofern rhetorisch, als nicht klar war, ob unser Rat überhaupt eine Rolle für ihn spielte oder spielen sollte. Ariel machte den ersten Versuch.

»Ich an deiner Stelle würde mit allen Mitteln weiterkämpfen«, sagte er. »Wenn du noch eine Chance hast, musst du sie ergreifen.«

Ariel hatte in den vergangenen Jahren nicht viel von der endlosen Geschichte mitbekommen und wusste nichts von Jasons jüngsten Bedenken wegen der Behandlung, deshalb war seine Haltung durchaus verständlich. Andere fanden Jasons Einstellung richtig. Wir wechselten bald das Thema. Aber Jason schien von Ariels Äußerung betroffen. Er wollte kein Drückeberger sein.

Wir blieben lange auf, spielten Billard und verabredeten uns zum Frühstück. Wir hatten unsere Gruppe wiedererweckt, unsere Verbindung war im Lauf der Zeit gereift, und wir waren eigentlich nicht bereit, von unserem Gründungsmitglied Abschied zu nehmen.

Wir trafen uns in einem Restaurant mit dem peinlichen Namen Eggscetera zum Brunch. Bob, Noel und ich hatten vorher ausgemacht, Jason zu sagen, dass wir seine Meinung teilten, mit einer weiteren Behandlung noch zu warten. Nicht, dass es uns richtig erschien; was wir dachten, war ohnehin unwichtig. Uns erschien es vielmehr sinnvoll, weil es ihm richtig erschien. Er nickte und dachte darüber nach.

Auf dem Parkplatz wünschte er sich noch ein Abschiedsgeschenk. Er wollte ein Foto haben, auf dem er und ich nebeneinanderstanden und das uns im Profil zeigte – um zu sehen, wer von uns die längere Nase hatte, wie er sagte.

Für mich wirkte es wie ein Band – ein letztes.

Wir umarmten uns, und ich fuhr zum Flughafen. Ich bezweifelte, dass ich Jason jemals wiedersehen würde.

TEIL VI

HEIMKEHR

46

Bob

Bob Hoff, der zu den am längsten Überlebenden mit einer HIV-Infektion in der asymptomatischen Phase gehörte, fand seine große Liebe in einem bereits seit geraumer Zeit Infizierten, der sich jedoch in der symptomatischen Phase befand. Es war Brian Baker, der bereits erwähnte Diskjockey und Mitarbeiter in einem Schallplattenladen, der seine Diagnose 1992 erhalten hatte und für den die Entwicklung des Kombinationspräparats gerade noch rechtzeitig kam. Im Jahr 2014 lebten sie bereits zusammen und sprachen über eine Heirat.

Es war Liebe auf den ersten Blick gewesen, zumindest für Bob, dem Brian schon auf der Gay-Pride-Parade 2001 in Washington aufgefallen war. Im darauffolgenden Jahr fuhr Bob nach Chicago, wo er Brian wiedersah.

Seitdem sind sie zusammen. 2010 machte Bob Brian einen Antrag, und sie legten einen Termin für die Hochzeit fest. Am 23. November 2015 schlossen sie in Washington den Bund fürs Leben.

Kurz danach fuhr Bob zu den National Health Institutes zu seiner Routineuntersuchung. Als er im Wartebereich saß, kam Dr. Migueles vorbei. Bob sprang auf und rief ihm einen Gruß zu. Dann zeigte er die Hand mit seinem Ehering.

Die beiden umarmten sich. Mit Tränen in den Augen erzählte Bob von seiner Hochzeit.

»Ich habe mich wahnsinnig für ihn gefreut«, sagte Dr. Migueles.

Bob kam zur Ruhe und freut sich bis heute des Lebens.

Schritt für Schritt, mithilfe zahlloser Tests und in mühevoller Kleinarbeit, konnten Dr. Migueles und sein Team in den NIH im Verlauf von zwanzig Jahren herausarbeiten, was die Besonderheit im Immunsystem Bobs und der anderen Elite-Kontrollpatienten (Elite Controller) war. Dr. Migueles hatte gleich nach seiner Einstellung eine Liste mit den möglichen Faktoren notiert – Virusstamm, Zahl der T-Zellen, genetisches Profil und so weiter – und hatte dann alles ausgestrichen, was nicht auffällig genug war, um die Krankheit zu erklären.

Ein entscheidendes Indiz war der Zusammenhang zwischen Elite Control und dem Gen HLA-B57. Dieses ist in Nordamerika bei 10 Prozent der Bevölkerung anzutreffen, bei den Elite Controllers sind es jedoch fast 70 Prozent. Es gibt eine Vielzahl von HLA-Genen und genetischen Varianten, von daher ist es auffällig, dass eins davon in dieser Personengruppe so gehäuft anzutreffen ist. Die HLAs – die humanen Leukozytenantigene – spielen bei der Aufgabe, Körpereigenes von Körperfremdem zu unterscheiden, eine Schlüsselrolle. Wie sich zeigte, beeinflussen sie die Art und Weise, wie die Moleküle in unserer Abwehr den HI-Virus gegenüber den CD8-tragenden Zellen darstellen; sie sind die Soldaten, die Kämpfer, die Killer. Vermutlich sorgt HLA-B57 bei der Präsentation des Virus im Vergleich zu anderen Genen für eine wirksamere und letztlich lebensrettende Immunreaktion. Doch B57 war nicht die entscheidende Antwort auf die offenen Fragen, da nahezu 30 Prozent der Elite Controller nicht über dieses Gen verfügen, während es in 10 Prozent der HIV-Träger mit dem typischen Krankheitsverlauf sehr wohl vorhanden ist.

Man habe einsehen müssen, so Dr. Migueles, dass »die Genetik uns weiterhilft, aber nicht ausreicht«. So war sein Ziel in der Endphase auch ehrgeiziger. Er und das Team an den NIH sowie andere Forscher weltweit wollten einen Impfstoff gegen den HI-Virus entwickeln. Um dies zu erreichen, mussten sie herausfinden, in welcher Weise sich HLA-B57 am körpereigenen Kampf gegen den Virus beteiligte. Dies war unabdingbar, um die Ergebnisse zu reproduzieren. Wenn man die Wirkungsweise kannte, »braucht man kein HLA-B57 mehr«, sagte Dr. Migueles.

So wurde in der zwanzig Jahre zuvor aufgestellten Liste mit den vermuteten *und* reproduzierbaren Mechanismen der Viruskontrolle, die zur Herstellung eines Impfstoffes beitragen könnten, ein Punkt nach dem anderen gestrichen.

Um zu verdeutlichen, was man an Bobs Beispiel ablesen kann, verglich es Dr. Migueles mit dem verbreitetsten der bekannten Reaktionsmuster auf HIV. Wie bei Bob erkennt der Körper den Virus und stellt sich ihm entgegen. Er mag sogar die gleichen Teile des Virus erkennen und eine Reaktion auf sie entwickeln. Der Unterschied zwischen Bob und der Mehrzahl der Patienten liegt in der Wirksamkeit und Kraft der Immunantwort. Bobs CD8-tragende T-Zellen vermehren oder reproduzieren sich extrem, wenn sie HIV wiederbegegnen. Dabei fahren sie ihre Mordmaschinerie hoch und laden ihre Waffen, um noch besser töten zu können. Jede infizierte Zelle im Körper wird von diesen Serienkillern systematisch zerstört. Die CD8-tragenden T-Zellen der meisten anderen mit HIV infizierten Personen zeigen hingegen eine weit schwächere Immunreaktion und ein geringeres Tötungspotenzial. HLA-B57 und andere HLA-Gene prädisponieren, so scheint es, das Immunsystem für eine Reaktion auf den Virus, über die wir auch weiterhin nichts Näheres wissen. Doch HLA-B57 wird nicht zwangsläufig gebraucht, um eine groß angelegte Offensive des Immunsystems auszulösen.

An irgendeinem Punkt stellt unser Immunsystem eine Berechnung an, die, wie wir heute wissen, für die Essenz unseres Abwehrnetzes maßgeblich ist: Es entscheidet, ob sich eine groß angelegte Offensive auch lohnt. Ist eine Generalmobilmachung wirklich sinnvoll, die vielleicht den HI-Virus zerstört, zugleich aber auch dem Körper schaden könnte, sodass der Preis zu hoch wäre? Soll das Immunsystem den Atomkrieg ausrufen?

Nein. Zumindest ist das das Ergebnis der Berechnung, erklärte mir Dr. Migueles. Bei den meisten Menschen, die nicht zu einer massiven Viruskontrolle mit einer wirksamen koordinierten Reaktion in der Lage sind, schließt das Immunsystem einen Kompromiss. Es lässt den HI-Virus für eine gewisse Zeit im Körper leben, den er am Ende tötet, vermeidet aber den bei einem Atomkrieg entstehenden radioaktiven Niederschlag – Entzündung, Autoimmunität, gewaltige innere Unruhe, vielleicht sogar Tod. Das Immunsystem tritt also auf die Bremse.

»Es wird heruntergefahren. Diese erstaunliche Toleranzreaktion ist Ausdruck des Wirts, der sagt: ›Der Kampf ist zu schwer. Es ist ein Kampf, der diesen Menschen hier umbringt.‹ Und so gibt er sich mit einer weniger drastischen Reaktion zufrieden. Er findet mit dem Virus zu einem Übereinkommen und denkt: ›Wenigstens tötet er mich langsam.‹« Bei seinen Forschungen fiel Dr. Migueles auf, wie viele Parallelen es zwischen Autoimmunerkrankungen und Krebs gab.

Das Immunsystem schließt Kompromisse, um den Frieden zu wahren, die Homöostase aufrechtzuerhalten, den Betroffenen so lange leben zu lassen, wie es praktikabel ist. Es ist einfach Mathematik. Migueles und sein Kollege Connors begannen nun, nach dem besten Ansatz zur Entwicklung eines Impfstoffs zu suchen. Ein Konzept sah vor, die CD8-tragenden Zellen so zu manipulieren, dass sie das Signal zum Hemmen des Immunsystems ignorierten. Konnten die Wissenschaftler die Bremsen lockern, so wie es einst den Krebs-Forschern gelungen war, als sie das System zum Kampf gegen den Krebs mobilisierten?

Theoretisch ja. Doch bis heute ist unklar, welches Molekül oder welcher molekulare Prozess die Bremsen kontrolliert, die das Abwehrsystem am Kampf gegen den HI-Virus hindern.

Es gab allerdings noch einen anderen Weg, um das Problem anzugehen, auch wenn der vielleicht länger war.

Im Jahr 2014 half das Team der NIH-Forscherkollegen, einem Elite Controller Lymphozyten zu entnehmen, um sie einem HIV-Erkrankten im Endstadium zu injizieren. Das Projekt war gefährlich, denn das Immunsystem des Empfängers konnte die Zellen des Spenders – wie bei jeder fehlgeschlagenen Transplantation – als körperfremd abstoßen. Deshalb war ihnen die Entscheidung für das Experiment nicht leichtgefallen. Andererseits hatte der von ihnen dafür ausersehene Empfänger einen multiresistenten Virus und kaum noch andere Möglichkeiten – er war einer jener Kranken, die im Lauf der Geschichte zähneknirschend einem Immunsystem-Experiment zugestimmt hatten, weil die Alternative, der sichere Tod, auch nicht besonders toll war.

So entnahm man dem Elite Controller (nicht Bob) die Zellen und gab sie dem Patienten.

Das Ergebnis war für Dr. Migueles eine angenehme Überraschung. Die Konzentration des HI-Virus nahm um das Zweifache ab, ehe sie wieder auf ihren Ausgangswert zurückkehrte. »Das Ganze war sicher und hatte vorübergehend scheinbar einen Immuneffekt auf den Virus«, erklärte Dr. Migueles.

Doch es war alles andere als eine Therapie, und die Spenderzellen wurden schließlich absorbiert. Außerdem hat diese Methode, zumindest der Theorie nach, massive Nebenwirkungen. Immerhin aber stützt sie den Gedanken, den Virus mit Maßnahmen zu fassen zu kriegen, die besser sind als der HIV-Cocktail.

Die andere Lehre, die wir aus Bobs Beispiel ziehen können, betrifft die Gesundheit der Gesellschaft als Ganzes.

Gäbe es nicht Einzelne wie Bob Hoff, wäre die Menschheit schon seit Äonen ausgelöscht, weil eine Spezies ohne Verschiedenartigkeit schlichtweg nicht bestehen kann. Bob konnte überleben, weil sein Immunsystem von der Norm abwich.

Denken wir nur an die Pandemien vor Hunderten von Jahren, als die moderne Medizin noch nicht existierte. Seit damals verdanken wir es ganz allein der Vielfalt unserer Immunsysteme, dass es die Menschheit noch gibt. Einige unter uns überstanden die Spanische Grippe oder die Pest – Menschen mit einer genetischen Prädisposition, die zudem unter bestimmten Bedingungen lebten.

Vom rein wissenschaftlichen Standpunkt erwies sich Bobs Vermächtnis nicht als der Heilige Gral, den sich die Ärzte Fauci und Migueles vielleicht erträumt hatten. Man wusste zwar, dass es höchstwahrscheinlich seine weißen Blutkörperchen waren, die den HI-Virus auf eher natürlichem Wege bekämpfen konnten, aber bislang ist es nicht gelungen, diesen Mechanismus aufzuschlüsseln.

Doch Bobs Vermächtnis ist eine Aussage über das Immunsystem und das Überleben der Menschheit, wie sie eindringlicher nicht sein kann.

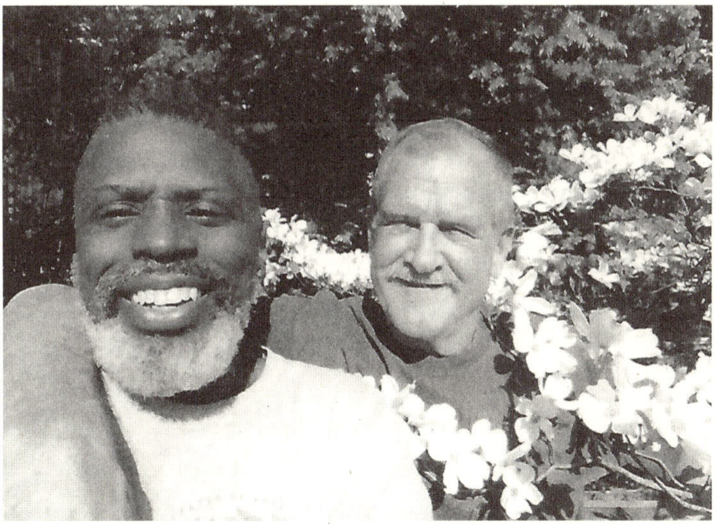

Brian Baker und sein Ehemann Bob Hoff.

Dies ist umso bedeutender, als Bobs persönliche Andersartigkeit – als Homosexueller – ihn die meiste Zeit seines Lebens zum Außenseiter gemacht hatte, geächtet von einer ignoranten Gesellschaft, wie so viele andere, die einfach nur sie selbst sein wollten. Inzwischen erkennen wir jedoch, dass Bobs Abweichen von der Norm nicht einfach nur ein Element eines bunten menschlichen Puzzles ist, sondern unentbehrlich für unser Überleben. Je größer die Verschiedenartigkeit – körperlich, geistig, intellektuell –, desto stärker das Gleichgewicht. Ganz so wie beim Immunsystem und dem Mikrobiom.

Bob illustriert diesen Punkt umso deutlicher, weil er ausgegrenzt wurde.

»Welch krasses Paradox«, sagte Dr. Migueles, »sein Immunsystem ist derart außergewöhnlich und war so segensreich für die Gesellschaft, und doch erwarb er diese Krankheit als Mitglied einer Subkultur, die ganz zu Unrecht ins Abseits gestellt wird.«

Vielfalt ist aber nicht nur im Bereich der Physiologie von entscheidender Bedeutung, sondern auch auf der Ebene der Kultur.

Je umfangreicher der Genpool, desto höher die Wahrscheinlichkeit, jemanden wie Bob zu finden, der eine Pandemie überlebt und zur Rettung der Spezies beiträgt. Außerdem profitieren wir auf diese Weise alle von einer größeren Vielfalt der Mikrobiome. Wer dies bezweifelt, sollte sich fragen, warum Inzest bei uns mit einem Verbot belegt ist. Weil er den Genpool und damit unsere Überlebenschance schmälern würde.

Doch wir brauchen auch eine Vielfalt der Ansichten und Konzepte. Bestes Beispiel ist die Entwicklung der lebensrettenden Medikamente, die in diesem Buch vorgestellt werden. Sie beruht auf dem Werk von Forschern aus der ganzen Welt, die ihre Ideen und Theorien einbrachten. Ohne sie und ihre Kollegen wäre es nicht möglich gewesen, unsere Lebenserwartung in den letzten Jahrhunderten mehr als zu verdoppeln. Dies verdanken wir der Verschiedenartigkeit.

Fremdenfeindlichkeit, blinder Nationalismus und Rassismus sind eine Autoimmunstörung. Eine Kultur, die in ihrer Abwehr die Ohren verschließt, agiert so aggressiv, dass sie sich ernstlich selbst gefährdet. Die Biologie aber, über die Jahrhunderte geschliffen wie ein vom Wasser polierter Stein, lehrt uns, dass wir uns mit den verschiedensten Eigenheiten der Menschen arrangieren müssen, wenn wir ein Miteinander in Harmonie und unser zukünftiges Überleben sichern wollen.

47

Linda

Am Freitag, dem 19. Januar 2018, ging Linda im Olympic Club, einem anspruchsvollen Golfkurs am südlichen Stadtrand von San Francisco, zum ersten Abschlag. Der Wetterbericht hatte winterliche Temperaturen vorhergesagt, aber die Sonne schien, und Linda fühlte sich wohl in ihrer knielangen Wollhose und dem schwarzen Rollkragenpullover. Sie zog ihren Driver heraus.

An Silvester hatte sie einen Vorsatz gefasst. Dies sollte das Jahr sein, in dem sie Golf schlichtweg nur zum Vergnügen spielen würde.

Seit ihrem Sieg bei den Ulster Open waren 36½ Jahre vergangen. Sie hatte ihre Anmut und Eleganz zurückgewonnen nach dem schrecklichen Zwischenspiel mit der Krankheit, die ihre Gelenke verkrüppelte. Äußerlich wies nichts mehr auf ihre rheumatoide Arthritis hin, doch ihre Hände zeigten die grausamen, von Osteoarthritis herrührenden Verkrümmungen, einer Gelenkdegeneration, die nicht auf Autoimmunität beruht, sondern auf Abnutzung. Die Schwellungen und die Biegung der obersten Glieder ihres rechten Mittel- und Zeigefinger hatten aber durchaus Ähnlichkeit mit denen bei rheumatoider Arthritis.

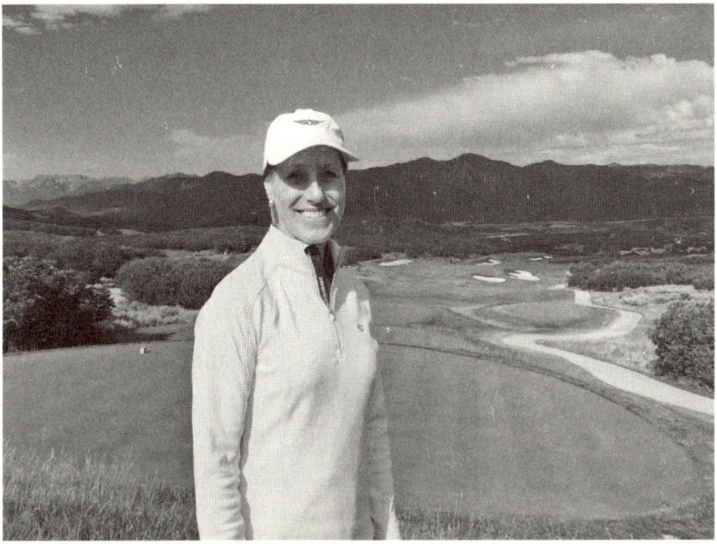

Linda Segre, zurück auf dem Golfplatz.

Linda ist Rechtshänderin. Dass es ihre rechte Hand war, die geschädigt wurde, erwies sich paradoxerweise als Glück für ihr Golfspiel, da man bei diesem Sport den Schläger so fest wie möglich mit der linken Hand umschließt, während sich die rechte Hand vollständig über das obere Ende legt. Linda nahm den Driver. Dass der Boden nass war, hatte Vor- und Nachteile: Der Ball lag beim Abschlag zwar besser auf dem Rasen, würde bei einem Drive aber nicht weit genug rollen, um in die Nähe des Lochs zu kommen.

Nachdem sie im März 2016 das Golfspielen aufgegeben hatte, hatte sie in letzter Zeit wieder häufiger gespielt. Es war ein langer Weg bis hierher gewesen.

Ihre Ehe hingegen hatte nicht nur unter ihrer Krankheit gelitten, sondern auch unter zahlreichen weiteren Problemen wie einem unterschiedlichen Lebensrhythmus und dem

Selbstmord ihrer damaligen Schwiegermutter. Seit mehreren Jahren war Linda geschieden.

2009 hatte sie die Stelle als stellvertretende Generaldirektorin und leitende Marketingstrategin bei Diamond Foods angenommen, weil sie sich von dieser Position weniger Stress versprach als bei der Beratungstätigkeit. Doch es kam anders. Als Diamond Foods 2011 beispielsweise den Ankauf des Chips-Unternehmens Pringles plante, musste Linda mit ihrem Managerteam zu Fabriken dieses Unternehmens reisen und innerhalb von neun Tagen in Tennessee, Brüssel, Genf, Singapur und Malaysia Station machen.

Sie dachte nicht groß darüber nach, ob ihr Lebensstil erneut Probleme nach sich ziehen könnte.

»Es ging mir wieder gut. Ich habe geglaubt, ich hätte es unter Kontrolle.«

In gewisser Weise spielte sie mit dem Feuer. Doch Linda wollte ihren eigenen Weg gehen. Sie hatte in ihrem Leben stets hart gearbeitet und ganz konkrete Pläne, was ihre finanzielle Situation betraf. Sie wollte sich, wenn sie ihr Ziel erreicht hatte, bequem und ohne Angst zurückziehen können. Obwohl sie einen Freund hatte, wollte sie – wie viele Frauen nach einer Trennung – ausreichend verdienen, um finanziell absolut auf der sicheren Seite zu sein.

Ihr außerordentliches Stehvermögen war eine Eigenschaft, von der die Forscher und Pharmazeuten, die gezielte Wirkstoffpräparate wie Enbrel zur Dämpfung des Immunsystems entwickelt hatten, nur träumen konnten.

»Sie ist wirklich ein bemerkenswerter Fall«, sagte ihre Rheumatologin Dr. Lambert.

Linda befand sich mitten in ihrem Turnier im Olympic Club und war zu ihrer jährlichen Routineuntersuchung bei Dr. Lambert gewesen. Es war der neunzehnte Termin dieser Art, und die Tatsache, dass Linda nur einmal im Jahr in Dr. Lamberts Praxis erschien, war an sich schon außergewöhnlich. Viele Menschen mit rheumatoider Arthritis leiden regelmäßig unter Schmerzen und anderen kräftezehrenden Symptomen und suchen viel häufiger ihren Arzt auf.

Linda erfuhr bei ihrem Besuch die Ergebnisse ihrer Laboruntersuchungen. Das einzig Auffällige daran war ihre Unauffälligkeit. Nichts Beunruhigendes. Ärztin und Patientin gingen die drei Medikamente durch, die Linda verordnet worden waren: Enbrel und ein zweites entzündungshemmendes Mittel sowie ein Präparat zum Schutz der Magenschleimhaut. Linda bat außerdem um Verschreibung eines starken Schlafmittels, das sie auf ihren Reisen brauchte. Insgesamt war dies nur ein Viertel der Medikamente, die sie in der schlimmsten Phase ihrer Erkrankung eingenommen hatte.

Linda war eine der ersten fünf Patienten gewesen, denen Dr. Lambert Enbrel verordnet hatte. Die vier anderen hatten das Medikament abgesetzt, weil es keine Wirkung mehr zeigte. Das war neu für Linda, sie hatte nicht gewusst, dass die Wirkung des Mittels im Lauf der Zeit nachließ.

Es gebe zwei Theorien für die Ursache dieses Phänomens, erklärte Dr. Lambert: Entweder findet das Immunsystem eine Möglichkeit, das Medikament zu umgehen, oder es erzeugt Antikörper, die es angreifen.

Wie ein unsichtbarer Krankheitserreger kann sich auch das Immunsystem weiterentwickeln.

Linda schilderte der Ärztin ihre aktuellen Beschwerden, die sich im Rahmen hielten. Die gekrümmten Finger von der Osteoarthritis, ein leichter Schmerz in den Handgelenken von der rheumatoiden Arthritis. Gelegentlich hatte sie Schmerzattacken in den großen Zehen, dort also, wo alles angefangen hatte.

»Ich laufe ohne Schwierigkeiten, bis sich mit einem Mal das Gelenk verklemmt, und dann tut es entsetzlich weh.«

»Wie lange hält das an?«, fragte Dr. Lambert.

»Zehn Minuten, bis es plötzlich wieder nachlässt.«

»Nicht über Stunden?«

»Nein.«

Die Ärztin hielt das in Anbetracht der Gesamtsituation nicht für gravierend.

Linda fragte, ob ihr Zustand so gut sei, dass sie das Enbrel absetzen könne.

»Wir wissen nicht, ob es sich bei Ihnen um eine vollständige Remission handelt«, wandte Dr. Lambert ein. Außerdem empfehle das American College of Rheumatology, die Einnahme fortzusetzen.

Doch Lindas Frage allein zeigte, wie weit sie gekommen war.

»Worüber Linda sich am meisten beklagt«, scherzte Dr. Lambert, »ist ihr Handicap.«

48

Jan und Ron

Wir haben es weit gebracht! Als Jacques Miller begann, die Thymusdrüse zu erforschen, galten als wichtigste Todesursachen Lungenentzündung und Grippe sowie an dritter Stelle Tuberkulose. Herzkrankheiten und Krebs standen weiter unten auf der Liste. Die wissenschaftlichen Erkenntnisse machten es möglich, diese Leiden, die über Generationen hinweg die Bevölkerung dezimiert hatten, in den Hintergrund zu drängen.

Eine entscheidende Rolle spielten dabei unser Wissen über das Immunsystem sowie die Möglichkeit, es zu unterstützen – mit Antibiotika, Impfstoffen und anderen Medikamente sowie medizinischen Verfahren –, wenn unsere Abwehr allein nicht mit den Erregern fertigwurde.

Doch manche Dinge – wie etwa der Tod und die Steuererklärung – lassen sich nicht endlos aufschieben. Eins ist der Rückgang der Gehirnfunktionen.

Während die Wissenschaft half, diesen tödlichen Bedrohungen ihre akute Schärfe zu nehmen, trat jedoch eine neue Gefahr in Erscheinung: die Neurodegeneration. Alzheimer-Krankheit, Morbus Parkinson und auch das Lou-Gehrig-Syndrom sind Erkrankungen, bei denen der Motor des Gehirns allmählich den Geist aufgibt.

2017 litten laut Aufstellung der Alzheimer's Association weltweit 47 Millionen Menschen unter dieser Form der Demenz, eine Zahl, die Schätzungen zufolge bis 2030 auf 74 Millionen ansteigen dürfte. In den Vereinigten Staaten sind es derzeit über 5 Millionen, ein überproportional hoher Bevölkerungsanteil. Dass er fast doppelt so hoch ist wie im Rest der Welt, mag an der hohen Lebenserwartung in diesem Land liegen. Letztere beträgt inzwischen nahezu 79 Jahre, nachdem sie sich zu Ende der 1980er-Jahre (aufgrund der ungeheuer negativen Auswirkungen der Drogenkrise und auch der sich ausbreitenden Fettleibigkeit) bei rund 75 Jahren bewegt hatte. In den Vereinigten Staaten stand Alzheimer damals auf der Liste der Todesursachen an sechster Stelle.

Letztlich ist die Zunahme also eine Folge davon, dass wir länger leben. Das Gehirn versagt, auch wenn der restliche Körper weiterhin funktioniert.

Aus der Nähe betrachtet sind diese Erkrankungen furchtbar, wie immer mehr Menschen erfahren müssen. Dies zeigt auch der persönliche Eindruck, den uns Jan Kiecolt-Glaser und Ron Glaser vermitteln, zwei ehemalige Wissenschaftler an der Ohio State University, die ihr Leben der Erforschung des Einflusses von Stress auf die Gesundheit widmeten. Im Juni 2011 wurde das berufliche Interesse plötzlich höchst persönlich.

In den Monaten zuvor war Ron vor den Vorlesungen, die er halten sollte, zunehmend nervös gewesen. Aus Angst, etwas zu vergessen, sorgte er dafür, dass seine Power-Point-Präsentation auch wirklich jeden einzelnen Punkt enthielt, über den er sprechen wollte.

Jahrelang glaubte er, dass sein Gedächtnis nachließ, wie Jan sagte.

Ron war zweiundsiebzig Jahre alt. Der eins achtzig große Mann mit der silbernen Mähne und dem Ansatz eines Bäuchleins wirkte körperlich fit. Kollegen und Freunden kam es nicht so vor, als würde etwas nicht mit ihm stimmen. Er aber wusste, dass er unter Umständen eine genetische Disposition für Alzheimer hatte, da seine Mutter daran erkrankt war.

Jan und er beschlossen, einen Neurologen aufzusuchen.

»Als er dann einen Sprechstundentermin ausmachen wollte«, sagte Jan, »bekam ich eine Heidenangst.«

Jan und Ron saßen dem Neurologen gegenüber, der Leiter der Abteilung für Gedächtnisstörungen an der Ohio State University war. Ron hatte zuvor eine Reihe von Tests durchlaufen, darunter einen, bei dem er Bilder betrachten und nachzeichnen sollte. Eigentlich hätte ihm das nicht schwerfallen dürfen, da er im College als Nebenfach Kunst studiert hatte.

Der Neurologe zeigte dem Ehepaar Rons Zeichnungen. »Es war unglaublich schlimm«, erzählte mir Jan. Auf einer hatte er sich an der dreidimensionalen Darstellung einer Schachtel versucht. »Es war ziemlich deutlich, dass er das Bild nicht hatte nachzeichnen können.«

Dann zählte der Arzt alles auf, was er und seine Kollegen ausschlossen, darunter auch einen Hirntumor.

»Insgesamt schneiden Sie ganz gut ab«, sagte der Neurologe, »aber es gibt einige Auffälligkeiten.«

Die Diagnose laute »milde kognitive Störung«.

Jan aber konnte auf dem Kopf lesen, was der Arzt auf dem

Schreibtisch vor sich liegen hatte. Seine Notiz lautete: »Wahrscheinlich Alzheimer im Frühstadium«.

Wieder zu Hause, befasste sich Jan mit der Literatur über milde kognitive Störungen. Jetzt war sie die Patientin, oder eher die Frau des Patienten, jedenfalls nicht mehr die neutrale Leserin und Wissenschaftlerin. Was sie erfuhr, gefiel ihr ganz und gar nicht. Bei durchschnittlich 12 Prozent von Patienten wie Ron entwickelte sich die Störung zu Alzheimer.

Ron aber schien diese Voraussage Lügen zu strafen. In den folgenden Jahren veränderte sich nichts. »Für die anderen blieb er der, der er immer gewesen war«, sagte Jan.

Bis er 2014 von einem Felsen stürzte.

Er hatte sich regelmäßig Tests beim Neurologen unterzogen, die ergaben, dass sich sein Zustand auf der verwendeten Skala jährlich ungefähr um drei Punkte verschlechterte. Doch um 2014 sank diese Zahl innerhalb eines Jahres von 24 auf 5. Wahrscheinlich funktionierte Ron so gut, dass es ihm gelang, seinen tatsächlichen Verfall zu maskieren.

Als die Maske fort war, wurde es hässlich.

Er konnte nicht mehr verlässlich Telefonate annehmen, die Mikrowelle bedienen, sich die Zähne putzen – einmal strich er die Zahnpasta auf einen Kamm. »Es ging wirklich schnell«, sagte Jan, »und es war echt furchtbar.«

Solch ein Krankheitsverlauf zeigt sich immer häufiger. Aber was hat das mit dem Immunsystem zu tun?

Wenn ich bisher die Metapher vom Fest des Lebens benutzt habe, das unter dem Schutz unseres Immunsystems steht, so immer in Bezug auf den gesamten menschlichen Körper.

Doch im Grunde hat ein Körperteil eine ganz besondere

Stellung inne, wenn es um unsere starke Abwehr geht: das Gehirn. Seine Erforschung ist weitaus schwieriger als die jedes anderen Körperteils.

Sowohl das Immunsystem als auch das Gehirn gehören bereits je für sich betrachtet zu den komplexesten Systemen, die wir kennen. Um ihr Zusammenspiel zu verstehen, war also zunächst einmal das Verständnis der beiden einzelnen Systeme erforderlich.

Hinzu kommt, dass die Erforschung des Gehirns weit schwieriger ist als die des restlichen Körpers. Man kann nicht einfach ein Stück herausschneiden oder hineinschauen, jedenfalls nicht in Echtzeit.

Zeitweise war nicht einmal klar, ob das Gehirn überhaupt über ein eigenes Immunsystem verfügte, besser gesagt, eines, das mit dem des übrigen Körpers vergleichbar war. Dies lag unter anderem an einem Engpass, der gemeinhin als »Blut-Hirn-Schranke« bekannt ist – ein Netz von Blutgefäßen, das den Austausch zwischen Körper und Gehirn strengstens kontrolliert und das Gehirn vor vielen chemischen Prozessen und anderen Körperfunktionen abschirmt. Entscheidend ist seine Fähigkeit, das Gehirn vor Entzündungen zu schützen. Moleküle können nur schwer zu ihm vordringen oder aus ihm entweichen. (Die Kommunikation zwischen Gehirn und Körper läuft stattdessen über Nerven ab, die mittels elektrischer Signale die motorischen Funktionen steuern.)

Die Zellen des Immunsystems, die ansonsten frei durch den Körper strömen, durchqueren die Barriere zum Gehirn jedoch grundsätzlich nie.

»Man glaubte, das Gehirn hätte immunologisch eine Sonderstellung inne«, sagte Dr. Ben Barres, ein inzwischen verstorbener Pionier der Alzheimer-Forschung, der sich zuletzt mit dem Zusammenhang zwischen dieser Erkrankung und dem Immunsystem des Gehirns befasste. »Das Gehirn hat eine spezielle Barriere. Unsere Abwehr kann nicht einfach ins Gehirn einsickern.«

Vielmehr zieht das Gehirn sein eigenes Ding durch.

Grundwissen Gehirn: Es hat als »Neuronen« bezeichnete Zellen, die über »Synapsen« miteinander kommunizieren. Diese Verbindungen haben die fast schon wundersame Kraft, Netzwerke zu bilden, die die Zusammenarbeit zwischen Körper und Geist ermöglichen. Daraus entsteht eine echte, in perfektem Einklang gespielte neuronale Symphonie chemischer Reaktionen. Wir brauchen uns nur vorzustellen, was alles passieren muss, damit wir gehen oder sprechen und erst recht so schwierige Dinge durchführen können, wie beim Tennis einen Ball zu parieren oder Klavier zu spielen oder eine Matheaufgabe zu lösen und die Antwort niederzuschreiben!

Neurowissenschaft für Fortgeschrittene: Neuronen machen nicht den Löwenanteil des Gehirns aus. Ein Großteil des Gehirnvolumens wird von einer Gruppe von Zellen besetzt, die man »Glia« nennt – wie Dr. Barres mir erklärte, sind es 80 Prozent. Grob gesehen, sind Glia »nicht neuronale« Zellen, die spielen in der Immunfunktion des Gehirns jedoch eine zentrale Rolle. Sie erscheinen in drei Varianten: Astrozyten, Oligodendrozyten und Mikroglia.

Angesichts unserer alternden Gesellschaft stehen diese Zellen in der Demenzforschung im Mittelpunkt des Interesses. Was sind sie, welche Funktion haben sie im Immunsystem des Gehirns, und in welchem Zusammenhang stehen sie zum Alterungsprozess?

Astrozyten sehen aus wie große Sterne und helfen den Synapsen bei der Kommunikation, indem sie sie umhüllen – ein einziges Astroglia kann Millionen von Synapsen umfangen. »Astrozyten orchestrieren die Vorgänge«, erklärte mir Vivianne Tawfik, Wissenschaftlerin an der Stanford University. Sie sind Koordinatoren, Organisatoren, Packer. Entscheidend ist, dass die Astrozyten auch die Blutgefäße umhüllen und damit den Blutfluss regulieren. Dies bestimmt, an welcher Stelle wie viel Blut konzentriert ist. Wie ein Muskel, der, wenn er arbeitet, mehr Blut erhält als die anderen, braucht auch das Gehirn eine erhöhte Durchblutung in dem Bereich, der aktiv ist.

Oligodendrozyten helfen den Neuronen bei der rascheren Übertragung der Signale. Man könnte sie als Turboantrieb des internen Kommunikationsnetzes im Gehirn bezeichnen – wie ein WLAN-Verstärker, der die Übertragung der Signale beschleunigt.

Die Mikroglia wiederum »sind die Immunzellen des zentralen Nervensystems«, so Dr. Tawfik.

Wie das Immunsystem des Körpers, das seinen Ursprung zu einem nicht geringen Teil in der Thymusdrüse hat, stammt auch das Immunsystem des Gehirns aus einem Organ, das lange Zeit als verkümmert galt.

Nach der Empfängnis bildet sich in einem Embryo als erstes Organ der Dottersack. Er schließt sich zu einem Ring und wächst auf ein Durchschnittsmaß von sechs Millimetern an. In gewissem Sinne ist er ein Filter, durch den die von der Mutter stammende Nahrung hindurchfließt, ehe sie das winzige sich bildende Leben erreicht.

Der Dottersack hat aber noch eine andere wichtige Funktion. Er ist, wie die Wissenschaftler feststellten, der Ort, an dem die Vorläufer der Mikroglia erzeugt werden, ehe sie das Gehirn bevölkern. Dort angekommen, spielen sie eine Schlüsselrolle. Während das Gehirn heranwächst und die Neuronen reifen und absterben, entsorgen die Mikroglia die Überreste. Klingt das vielleicht vertraut? Das sollte es. Es gleicht der Arbeit der Monozyten und ist Phagozytose. Die Mikroglia vernichten Neuronen, die abgebaut werden müssen, und eventuell auch Synapsen.

Das Wissen um die Rolle der Mikroglia und Astrozyten war Mitte der 1990er-Jahre noch rudimentär. Zu dieser Zeit versuchte Dr. Barres herauszufinden, wie dieses bislang kaum verstandene System mit der Neurodegeneration zusammenhing. Wurde Alzheimer womöglich auf irgendeine Weise durch die Abwehr des Gehirns hervorgerufen?

Ben Barres wurde am 13. September 1954 geboren. Anfänglich hieß er Barbara, denn bei seiner Geburt war er ein Mädchen, was ihm jedoch, seit er denken konnte, falsch vorkam. »Schon als ich wenige Jahre alt war, wusste ich, dass ich mich als Junge fühlte.« Aber damals gab es nicht einmal eine Begrifflichkeit dafür. Und so schluckte Barbara Barres ihre Gefühle herunter, spielte hin und wieder mit Selbstmordgedanken – »die typischen Transgendersachen, von denen man so hört« – und stürzte sich in eine medizinische und naturwissenschaftliche Karriere, die bald enorm an Fahrt gewann – und die Barbara über das MIT, Dartmouth und Harvard bis nach Stanford führte. Sie wurde zur Expertin in der Hirnforschung.

Mitte der 1990er-Jahre las sie im *San Francisco Chronicle* einen Artikel über einen aus der Gegend stammenden Aktivisten, der vom Mann zur Frau geworden war. Ihr dämmerte, dass sie mit ihrem Problem nicht allein war. Womöglich hatte sie eine Lösung gefunden.

Dann entdeckte sie einen Knoten in ihrer Brust. Es war Krebs.

Sie musste eine Mastektomie vornehmen lassen. Bei der Vorbesprechung der Operation mit dem Chirurgen in Stanford erklärte sie:

»Wenn Sie mich links operieren, nehmen Sie mir die rechte Brust doch auch gleich mit ab.«

Dr. Barres hatte einen wunderbaren Sinn für Humor, und wenn er von diesen Dingen berichtete, lachte er aus vollem Halse. Der Chirurg, sagte er, »war der Erste, der es erfuhr.«

Der Arzt erklärte seiner damaligen Patientin, dass medizinisch nichts dagegenspreche, auch die rechte Brust abzunehmen.

»Und es gab keine Möglichkeit, die Brust wieder anzubringen«, ergänzte Dr. Barres schmunzelnd. Er unterzog sich den weiteren Operationen zur Geschlechtsumwandlung, wurde eine Art Ikone der Bewegung und trat sogar in Fernsehdiskussionen zu diesem Thema auf. Nachdem er den Krebs überwunden hatte und sich in seinem Körper zu Hause fühlte, konnte er das Leben leichternehmen. Er erforschte leidenschaftlich das Immunsystem des Gehirns – und wurde eine weltweit anerkannte Autorität auf diesem Gebiet.

Im Lauf der Zeit konnte Dr. Barres im Gehirn ein Immunnetzwerk identifizieren, das dem des restlichen Körpers entsprach, aber völlig anders arbeitete. Und tatsächlich kristallisierte sich heraus, dass das Abwehrsystem des Gehirns bei den neurodegenerativen Prozessen eine entscheidende Rolle spielte. In einem seiner Artikel beschrieb er die Entstehung des Glaukoms bei Mäusen, ein Defekt, der bei alternden Menschen in den Augen Schmerzen hervorruft und zur Erblindung führen kann.

In dem Artikel konzentrierte sich Dr. Barres auf ein bestimmtes Molekül, auf den Komplementfaktor C1q. Er gehört zum Immunsystem des Gehirns und hat die Aufgabe, sich an jene Elemente zu heften, die als Fremdkörper erkannt werden. Wenn C1q an einen fremden Organismus andockt, kann dies eine Immunreaktion und die Zerstörung dieses Organismus nach sich ziehen.

Bei den Mäusen mit Glaukom konnten Dr. Barres und Kollegen eine außergewöhnliche Beziehung zwischen diesen Immunreaktionen und der Erkrankung feststellen. Wenn die Mäuse ein Glaukom entwickeln, werden Mikroglia aktiviert, um Synapsen zu eliminieren, und dabei werden auch gesunde vernichtet. Es ist, als wende sich das Immunsystem des Gehirns gegen sich selbst.

Ich stellte Dr. Barres die auf der Hand liegende Frage: Warum?

»Wenn ich das wüsste«, antwortete er lachend, »würde ich den Nobelpreis bekommen.« Später entwickelte er jedoch einige fundierte Theorien, die sich um die Frage ranken, warum das alternde Gehirn so anfällig für Degeneration ist, und das nicht nur im Fall des Glaukoms, sondern auch bei Alzheimer und anderen Erkrankungen. Eine Hypothese lautet, dass unser Gehirn im Lauf der Jahre mit zu viel Müll belastet ist, der abgebaut werden muss. Das regt die Mikroglia dazu an, Synapsen zu verspeisen. Die Hauswarte machen sich an die Arbeit, aber irgendwann drehen sie durch und verschlingen alles, was sich in ihrer Nähe befindet. Im Festsaal des Lebens räumen sie nicht nur auf, sondern nehmen den Gästen auch Tassen und Teller aus der Hand – eliminieren Zellen –, während die Partylampions weiterleuchten.

Dr. Barres vermutet, dass die Evolution dies zuließ, weil ältere Menschen für den Erhalt der Spezies kaum noch von Wert sind.

»Wenn wir älter werden, findet die Evolution nichts mehr, was ein gesundes Gehirn nötig machen würde. Die Reproduktion hat ja schon stattgefunden.«

Ältere Menschen haben ihre Gene bereits weitergegeben. Wozu also brauchen sie dann noch ein gesundes Gehirn?

Das alles ist reine Spekulation. Aber Dr. Barres und andere waren überzeugt, dass es zwischen dem Immunsystem des Gehirns und neurodegenerativen Erkrankungen einen engen Zusammenhang gibt. Diese relativ neue Theorie hat unter Umständen großen Einfluss auf die Entwicklung von Medikamenten, die derartige Prozesse aufhalten könnten. Doch die Forschung zum Immunsystem und Gehirn steckt noch in den Kinderschuhen und ist längst nicht so weit fortgeschritten wie das Wissen über unsere starke Abwehr.

Da es bislang keine Lösungen gibt, müssen wir uns vorerst mit der Alzheimer-Krankheit arrangieren.

Etwa zwei Jahre lang wohnte Ron in einer Einrichtung für Menschen mit Gedächtnisstörungen. Sein Gewicht war von zweiundachtzig auf dreiundsechzig Kilo gesunken. Jan besuchte ihn alle paar Tage mit Süßigkeiten, setzte sich zu ihm und nahm ihn in den Arm. Er erkannte sie nicht mehr, blickte sie meistens nicht einmal mehr an. Manchmal sprach er über Dinge, die es nicht gab. Er hatte Halluzinationen und bekam Neuroleptika.

»Verglichen mit vielen anderen ist er noch ziemlich pflegeleicht«, sagte Jan. Doch das war nur ein kleiner Trost. »Es kommt mir vor, als würde es Ron fast gar nicht mehr geben. Da ist diese Hülle, die irgendwie aussieht wie er, mehr nicht.«

Die Umstände zwangen Jan, ihr Lebenswerk über Stress und Gesundheit unter einem persönlichen Aspekt zu sehen – besonders im Hinblick auf die eigene Gesundheit. »Ich habe Stimmungsschwankungen«, berichtete sie mir. »Da mag es mir gut gehen, aber wenn er dann wieder einen Schritt zurück gemacht hat, bin ich wieder traurig und deprimiert.«

Wie Jan aus ihrer eigenen Arbeit und aus der von ihr genauestens verfolgten Forschung weiß, ist es wichtig, dass sie im Interesse ihres psychischen und körperlichen Befindens ihr Stresslevel niedrig hält und gesellschaftlich aktiv bleibt. Sie achtet darauf, regelmäßig – gewöhnlich zwanzig Minuten in ihrem Büro – zu meditieren und sich gesund zu ernähren, vor allem mit Gemüse und Bohnen, weil sie davon ausgeht, dass schlechtes Essen das Mikrobiom beeinflusst, was sich dann wiederum auf ihren Stress auswirkt.

»Die Darm-Hirn-Achse und das Immunsystem haben sehr viel miteinander zu tun.« Sie klang eher wie eine Patientin auf der Suche nach Antworten als wie eine angesehene Wissenschaftlerin. Sie bezog sich auf einen aktuellen Bericht der National Academy of Medicine, in dem körperliche Gesundheit mit stabilen Beziehungen und gesunder Ernährung, also mit Faktoren, die wir beeinflussen können, in Zusammenhang gebracht wird. »Alles Dinge, zu denen uns unsere Omas oder Mütter ermahnt haben – du musst besser essen und dich bewegen –, aber das ist eben auch genau das, was ganz schwer umzusetzen ist, wenn man unter Stress steht. Denn dann wollen wir kein Gemüse und keine Bohnen essen. Dann haben wir Lust auf einen Donut mit Schokolade. Er tröstet uns vielleicht für den Augenblick, ist aber auf längere Sicht nicht gut für uns.«

Was ihr außerdem hilft, ist Weinen, weil wir, wie sie meint, unseren Stress abbauen müssen. Andernfalls kann es Entzündungen auslösen oder verschlimmern und schlechte Laune und Müdigkeit nach sich ziehen.

»Weinen ist heilsam«, sagte sie. Damit akzeptieren wir, wo wir gerade stehen, und erkennen unser Selbst in dieser Situation an. Und da es dem Immunsystem auf diese Weise erspart bleibt, sich mit unterdrückten Ängsten abzugeben, ist es auch eine Hilfe. Weinen allerdings »macht keinen Spaß. Es tut weh. Aber oft fühlt man sich hinterher besser – was nach dem Verspeisen eines Schoko-Donuts nicht der Fall wäre.«

Und dies ist, wie wir gleich sehen werden, eine Lektion fürs Leben.

49

Jason auf dem Weg in den Abgrund

Am 17. März 2014 klingelte abends um sieben mein Telefon. Es war ein Donnerstag, und ich saß im Stadtviertel Inner Sunset von San Francisco in einer Sportbar und sah mir gemeinsam mit einem Freund aus Collegezeiten die Basketballmeisterschaft der NCAA an. Auf dem Display stand »Jason Greenstein«.

»Wie steht's, Jason?«

»Was meinst du, wer gewinnt das Spiel in Syracuse?«

»Keine Ahnung. Aber wenn du auf eine Mannschaft wettest, halte ich dagegen.«

»Abgemacht!«

Wir schwiegen.

»Wie geht es dir?«

»Prima. Ich sitze in einer Bar mit jeder Menge Fernsehgeräten. Ich merke gar nichts davon, dass ich Krebs habe.«

Und so weiter. Alle paar Wochen meldete sich Jason bei mir, oder ich rief ihn an, um mich nach seinem Befinden zu erkundigen. Das Ergebnis war stets dasselbe: Es ging ihm gut; er wollte keine neue Chemotherapie mehr anfangen und leiden.

»Was sagt der Arzt, Jason?«

Dr. Brunvand hatte sich deutlich ausgedrückt und Jason erklärt, je länger er wartete, desto geringer seien seine Chancen, den wachsenden Tumor noch einzuholen. Jason aber folgte seinem Bauchgefühl und seiner inneren Uhr. Es ging ihm gut, und er wollte nicht mehr leiden. Das hatte er zur Genüge getan.

Außerdem fühlte er sich unverwundbar – wie immer.

Als sich Jason entschloss, die Behandlung doch wieder aufzunehmen, neigte sich der Sommer 2014 dem Ende zu. Jason schleppte seinen müden, aufgedunsenen, krebskranken Körper wieder zu Dr. Brunvand. »Der Hodgkin ist explodiert«, hielt der Arzt an jenem Tag in seinen Notizen fest. Jason hatte eine 10-Zentimeter-Geschwulst im Nacken, Krebsgeschwüre von zehn bis fünfzehn Zentimetern in der Achselhöhle, und das Lymphom legte sich wie ein Gürtel in und um die linke Brust.

Dr. Brunvand erklärte Jason, dass er jetzt nicht mehr lange zögern dürfe. Die besten Aussichten hätte er mit einer Drei-Medikamenten-Kombination einschließlich Brentuximab, um den Krebs in die Remission zu zwingen, und wenn er sich anschließend einer sogenannten allogenen Stammzellentransplantation unterziehe. Die Stammzellen könne seine Schwester spenden. Damit würde es dem Immunsystem nach dem Neustart eher gelingen, die leicht abweichenden Krebszellen zu erkennen und zu bekämpfen. Sein eigenes Immunsystem war dazu zweifellos nicht in der Lage. Jason brauchte eine Körperabwehr, die noch nicht von seinem virulenten Hodgkin in Mitleidenschaft gezogen worden war. Die Transplantation könne jedoch erst dann vorgenommen werden, wenn er sich in der Remission befinde.

In dieser Phase erschien Jason zu den Arztterminen und Behandlungen gewöhnlich in Begleitung seines Schwagers Paul. Paul war Molekularbiologe, Doktor der Philosophie, Patentanwalt und mit seiner wissenschaftlichen Ausbildung ein ausgezeichneter Zuhörer. Eines Tages, als sie im Wartezimmer saßen, begann Jason ein Gespräch.

»Willst du wissen, wie man sich als Krebspatient fühlt? Als würden alle Menschen in einem Dorf an einem traumhaften Südseestrand wohnen. Ich aber lebe in einem Kanu, und das Kanu ist mit einem Seil am Kai festgebunden. Ich kann das Dorf gerade noch sehen, und manchmal kriege ich die Erlaubnis, es zu besuchen. Ich muss aber immer ins Kanu zurück. An einem Tag, an dem es mir nicht besonders gut geht, fällt mir auf, dass das Seil und damit auch die Entfernung zum Kai länger geworden ist. In so einem Fall ziehen die Ärzte aus dem Dorf am Seil und bringen mich wieder in die Nähe des Kais.

Doch im Lauf der Zeit werde ich immer weiter vom Dorf fortgetrieben. Nach einer Weile kommt es mir so vor, als wäre das Seil gar nicht mehr da. Um mich herum sind jede Menge Menschen, aber sie sitzen nicht in Kanus, sondern liegen in Särgen. Da sehe ich, dass sich mein Kanu in einen Sarg verwandelt hat.«

Während seiner Termine bei Dr. Brunvand geschah etwas Seltsames. Paul sah, dass sich Jason mit ungeheurem Optimismus ans Seil klammerte. Wenn Dr. Brunvand erklärte, wie er die Situation sah, dachte Paul oft: ›Oje, das klingt schlecht.‹

»Aber Jason fand stets das eine oder die 10 bis 20 Prozent, die an Dr. Brunvands Beurteilung positiv waren, und verwandelte sie in 90 Prozent. ›Du hast völlig recht, Jason‹, sagte ich dann.«

Ein Teil von Paul wollte es gern glauben und tat es auch.

Im August beendete Jason seine dritte Chemo. Zwar hatte sich der Krebs an einigen Stellen zurückgebildet, doch an anderen war er gewachsen.

Am 4. September fuhr Jason nach Las Vegas, wo er sich mehr schlecht als recht um seine Geschäfte kümmerte. Am 20. September kam er zurück, um eine weitere Runde Chemo zu beginnen.

Als er sich am 10. Dezember erneut bei Dr. Brunvand einfand, war es ein Jahr her, dass er geglaubt hatte, endlich gesund zu sein und keine Medikamente mehr zu brauchen. Inzwischen war die Liste wieder auf fünfzehn Präparate angewachsen, einmal quer durchs Alphabet von Aciclovir über Brentuximab, die Schmerzmittel Fentanyl und Oxycodon bis hin zu Zofran gegen Übelkeit.

An diesem Punkt hatten die Präparate das Gleichgewicht seines Immunsystems heftiger attackiert als den Krebs. Die Chemo- und die gezielten Therapien hatten Auswirkungen auf seinen gesamten Körper. Da das Ökosystem gestört war, nahm er Medikamente, um die Folgen der Entzündungen, Schmerzen, Depressionen und Stressgefühle zu lindern. Die wiederholte zytotoxische Chemotherapie hatte die normale Produktion roter Blutkörperchen beeinträchtigt. Außerdem war er neutropenisch, das heißt, das Niveau von Neutrophilen, jenen weißen Blutzellen, die in der Immunabwehr an vorderster Front stehen, war besorgniserregend niedrig. Ohne Neutrophile könnte Jason an jeder x-beliebigen Infektion sterben, weil sich die Zahl der Bakterien im Körper innerhalb von zwanzig Minuten verdoppelt. Unvorstellbar, dass man den Krebs schlägt, nur um dann von ordinären Erregern hingerafft zu werden.

Jason spielte mit dem Gedanken an Selbstmord.

»Soll das heißen, dass Sie es planen, Jason?«, fragte ihn Dr. Brunvand.

»Nein, es ist nur … Es schießt mir immer wieder durch den Kopf. Ich möchte nicht mit all diesen Schmerzen sterben. Das verkrafte ich nicht.«

Brunvand und Jason diskutierten die Möglichkeit, die Behandlung abzubrechen. Doch als Jason erklärte, weitermachen zu wollen, mussten sie sich eine neue Herangehensweise überlegen. Das Brentuximab und die anderen damit kombinierten Medikamente zeitigten keine Wirkung. Jede mögliche andere Therapie aber durfte nicht vorwiegend zytotoxisch wirken, sodass die sich rasch teilenden Zellen vernichtet würden, da dies die Menge seiner weißen Blutkörperchen nur noch weiter senken würde. Dr. Brunvand fand schließlich ein Mittel mit geringerer Toxizität.

»Ich hatte die Sorge, dass sein Knochenmark bereits zu vielen Belastungen ausgesetzt war und sich von einer regulären Chemotherapie nicht mehr würde erholen können.«

Jason aber blieb bei seinem Entschluss, er werde die »Sache schon packen«.

Eins hatte er inzwischen geklärt: seine Beziehung zu Beth.

Jahre zuvor hatte Dr. Brunvand auf das Patientenblatt geschrieben: »Er unterhält eine langfristige monogame Partnerschaft.« Und das galt immer noch.

Außerdem bewahrte Jason selbst in den dunkelsten Momenten, wenn er sich dem Tode nahe fühlte, seinen Humor.

Der 17. Januar 2015 war ein Tag, an dem sich Jason besonders schlecht fühlte. Alles tat ihm weh. Er war so müde, dass er sich kaum noch rühren konnte. Die Sicht war verschwommen. Jason kam zu dem Ergebnis, es sei an der Zeit, zu einem Arzt zu gehen. Was also tat er? Er fuhr die ganze Nacht hindurch zum Colorado Blood Cancer Institute. Wach hielt er sich mit seinem Kautabak und seiner wütenden Entschlossenheit, es lebend bis nach Denver zu schaffen – also mit jener Willenskraft, die ihm einst den ungeheuren Respekt von Basketballtrainern und -fans eingebracht hatte. Mit nur einem Viertel des Hämoglobins im Blut, das ein Mensch für den Sauerstofftransport braucht, überquerte er auf Passstraßen zwei Dreieinhalbtausender. Irgendwie schaffte er es bis auf den Parkplatz des Krebszentrums. Dort brach er zusammen.

Nur noch halb bei Bewusstsein, nahm Jason sein Handy und wählte die Nummer des Krankenhauses. Rasch kam ein Team mit einem Rollstuhl herausgelaufen. Nachdem man ihn hineingebracht hatte, stellte man fest, dass sein Puls und sein Blutdruck zu niedrig waren, um von den Geräten gelesen werden zu können. Man maß seinen Puls manuell. Als sie am Fahrstuhl eintrafen, konnte Jason ein paar Wörter stammeln. In diesem Augenblick kam Dr. Brunvand hinzu.

»Hallo, Doc!«

»Was hat das zu bedeuten, Jason?«

»Ich habe mein Vermögen in Las Vegas mit Nutten verprasst.«

Jason grinste, dann lachte er in der für ihn typischen Art. Es war natürlich ein Scherz. Dr. Brunvand lachte, dann meinte er: »Jetzt haben wir Wichtigeres zu tun. Wir werden Sie aufnehmen, sobald ein Bett frei ist.«

»Wenn jemand mit einem Auge Gott ins Antlitz schaut und mit dem anderen das Elend der Welt betrachtet, muss man ihn einfach mögen«, sagte Dr. Brunvand zu mir.

Die Zahl der roten Blutkörperchen war so weit abgesunken – auf 20 Prozent des Normalwerts –, dass Jason auf der Fahrt durchaus hätte sterben können. Er wurde im Krankenhaus aufgenommen und behandelt.

Dr. Brunvand sah in Jason inzwischen eine Mischung aus Freund, Sohn und Mannschaftsspieler, für den er als Trainer verantwortlich war. Er gab ihm einen Spitznamen, der sich auf Jasons oft mit Humor gepaartes Durchhaltevermögen bezog: Steel Bull.

Einige Tage später bekam Jason Besuch von Melissa Sommers, der Sozialarbeiterin des Krankenhauses. Jason lag noch auf der Intensivstation, und Melissa erkundigte sich mit trauriger Stimme und mitfühlend nach seinem Befinden. Er begann mit einem Klagelied. Doch nach einem kurzen Moment riss er sich die Bettdecke fort und begann laut zu lachen.

»Sie dachten, untenrum bin ich nackt, oder?«

Gegen ihren Willen stimmte sie in sein Lachen ein.

»Entschuldigung«, sagte er, »aber ich musste einfach die Stimmung auflockern.«

Jason sagte, er wünschte, er könne an Gott glauben. »Ich beneide Menschen, die gläubig sind. Doch für mich ist das nichts. Dabei wäre es sicher tröstlich. Ich sehe, dass es manchen hilft. Aber mir fehlen einfach die Beweise. Manchmal denke ich, dass mein Dad dort oben ist, irgendwo da draußen. Ich sehe auf dem Highway etwas Unerklärliches wie ein Licht, und dann denke ich, das wäre ein Zeichen von ihm.«

»Ein Zeichen wofür?«

»Dass ich auf die Broncos wetten soll, zum Beispiel.« Wieder sein lautes Lachen.

»Ich hab dich lieb, Mann«, sagte Jason. Er hatte damit begonnen, seine Freunde seiner Liebe zu versichern. Und benutzte ein Vokabular, das für uns als sportbegeisterte Collegestudenten noch zu einer Fremdsprache gehört hatte.

Das Ende war nicht mehr fern.

Am 4. März kam Jason zu einem Routinetermin zu Dr. Brunvand. Der untersuchte ihn im Beisein von Poppy Beethe, die lange Jahre für Jason in der Onkologie als Krankenschwester verantwortlich gewesen war. Ihr Gesicht strömte über von Mitgefühl, wo doch ihre Augen schon bei kitschiger Werbung feucht wurden. Jason war ihr mit der Zeit ans Herz gewachsen.

Mein alter Freund klagte über neu aufgetretene Beschwerden: Schmerzen und Schwellungen auf der linken Seite von Rücken und Brust.

Dr. Brunvand, der wusste, was das bedeutete, sank der Mut. Er unterzog Jason einer ausführlichen Untersuchung und stellte fest, dass der Patient die entzündete Hand nicht mehr bewegen konnte, weil der wachsende Tumor die Nerven der Muskeln in ihrer Funktion behinderte. Jason sah gelblich aus. Links konnte ihn der Arzt kaum noch atmen hören, und beim Einatmen vernahm er ein Rasseln. Jasons Haut war lederartig und von der Leiste bis zur linken Schulter verfärbt.

»Entschuldigen Sie mich bitte kurz, Jason.«

Dr. Brunvand verließ den engen Untersuchungsraum und schloss die Tür hinter sich. Einen Moment lang blieb er einfach nur mit verschränkten Armen im Flur stehen. Dies würde nicht leicht werden. Er holte mehrmals tief Luft, dann ging er zurück in den Untersuchungsraum und zog einen Hocker neben den überdimensionalen Behandlungsstuhl, in dem Jason saß.

»Bereiten Sie sich auf den Tod vor, Jason.«

Jason begann zu weinen. Poppy weinte auch.

»Ich bin Ihr Freund, und ich werde Ihnen Ihre Tage so leicht wie möglich machen.«

Jason wusste, dass Dr. Brunvand kein Drückeberger war. Es war, als wäre er dazu geboren, Jasons Onkologe zu sein; sie bildeten ein Paar, das zusammen schwitzte und sprintete, kletterte und fightete und nicht aufgab. Und wenn dieser Onkologe nun sagte: »Bereiten Sie sich auf den Tod vor«, dann bedeutete es, dass Jason das Ende seines Weges erreicht hatte.

»Wir können nichts mehr für Sie tun. Chemotherapie würde Ihnen mehr schaden als nützen.«

Jason weinte.

»Haben Sie verstanden, was ich sage?«

Jason nickte.

»Ich möchte mich so bald wie möglich mit Ihren Angehörigen hier treffen, damit wir die nächsten Schritte besprechen können.«

»Was ist mit diesem einen Medikament?«

Besagtes Medikament basierte auf dem Wirkstoff Nivolumab, ein Immuntherapeutikum. 2014 war er von der Food and Drug Administration für die Behandlung von fortgeschrittenen Melanomen zugelassen worden. Es ist ein monoklonaler Antikörper, entwickelt auf Basis der vielen Erkenntnisse aus der langjährigen Immunologieforschung, der das Immunsystem des Patienten anregt. Das Präparat entfaltet seine Wirkung, indem es dafür sorgt, dass der Krebs nicht mehr seinen schmutzigen Trick anwenden und unsere starke Abwehr außer Gefecht setzen kann. Zum damaligen Zeitpunkt war die Behandlung des Hodgkin-Lymphoms mit diesem Mittel noch nicht erlaubt.

Im Jahr seiner Zulassung berichtete jedoch ein im *New England Journal of Medicine* erschienener Artikel über eindeutige Nachweise, dass Nivolumab auch in der Behandlung des Hodgkin-Lymphoms Erfolge zeitigte. Es wurden dreiundzwanzig Fälle von verlängerter Lebensdauer bei einer klinischen Studie mit Patienten in einem fortgeschrittenen Stadium von Hodgkin aufgeführt. Dies bedeutete immerhin, dass all jene, für die gar keine Hoffnung mehr bestand, zumindest wieder einen Silberstreifen am Horizont sehen konnten.

Jasons Schwager Paul hatte kürzlich mit Dr. Brunvand über diese Behandlung mit dem als PD-1-Inhibitor bekannten Wirkstoff gesprochen. Er versprach Jason, seine Informationen über ein solches »Behandlungsexperiment« zu dem für den kommenden Freitag geplanten Termin mit der Familie mitzubringen – einem Termin, auf dem Jasons Angehörige erfahren sollten, dass die Zeit des Abschieds gekommen war.

Jason schleppte das, was von ihm noch übrig war, zurück zu seinem Kombi.

Dr. Brunvand hatte sich bereits notiert, was er Jasons Angehörigen sagen wollte.

»An diesem Punkt wäre es das Vernünftigste, trotz aller emotionalen Belastungen für Mr. Greenstein eine Hospizbetreuung vorzusehen«, hielt er fest. »Eine andere Möglichkeit, um ihm die zur Linderung nötigen Transfusionen zu geben, wären eine Palliativstation oder ein Pflegeheim. Von weiterer Chemotherapie oder lebensverlängernden Maßnahmen ist jedoch abzusehen.«

In den Tagen, in denen sich Dr. Brunvand auf das »Sterbe«-Gespräch mit den Angehörigen vorbereitete, sprach er mit der Klinikverwaltung, um ein Schlupfloch zu finden, das Jason die Einnahme von Nivolumab ermöglichte. Die Firma Merck war bereit, Jason als einmalige Ausnahme unter besonderen Umständen eine »Ersatztherapie« zu ermöglichen. Das Krankenhaus würde keinen Preisaufschlag auf das Mittel erheben, da das Pharmaunternehmen nach jeder Gabe eine Dosis kostenlos zur Verfügung stellen wollte.

Allerdings würde ihm die erste Dosis in Rechnung gestellt werden. Außerdem war sein Zustand so schlecht, dass er kaum als geeigneter Kandidat bezeichnet werden konnte, wie Dr. Brunvand der Familie erklären wollte.

Der gesamte Greenstein-Clan hatte sich im Versammlungsraum des Krankenhauses eingefunden. Die Stimmung war gedämpft. Dr. Brunvand erklärte, wie es um Jason stand, und man sprach über die wahrscheinliche Entwicklung. Die Anwesenden beschäftigte eigentlich nur eine Frage: Wie viel Zeit bleibt ihm noch? Niemand sprach es konkret aus, doch die Antwort lautete: Wochen, vielleicht wenige Monate.

Dann berichtete Dr. Brunvand von dem Wundermittel Nivolumab. Allerdings reichten die im *New England Journal of Medicine* beschriebenen Belege der FDA nicht für eine Zulassung. Vor Behandlungsbeginn müsse eine Einwilligung nach erfolgter Aufklärung eingeholt werden. Es sei bestenfalls »ein Experiment«, doch das Medikament sei im Vergleich mit der Flut von Gift der vorherigen Behandlungen weniger toxisch. Und ehe man Jason das Mittel geben könne, müsste er voll und ganz über die Unwägbarkeiten im Bilde sein.

»Um eine wie auch immer geartete Behandlung zu beginnen, haben Sie nicht genügend Thrombozyten, Jason, und das Medikament ist nicht zugelassen.« Thrombozyten helfen bei der Gerinnung des Blutes und fördern Entzündungen. Für die Behandlung wäre eine Thrombozytenzahl von idealerweise 75 000, mindestens jedoch 50 000 nötig. Jason hatte jedoch nur 5000, was bedeutete, dass in den Jahren mit aggressiver Chemotherapie sein Knochenmark geschädigt worden war. Wenn es gelang, diese Zahl zu erhöhen, könnte man die Therapie starten. Jasons Mutter Cathy erklärte sich natürlich bereit, die erste Dosis zu bezahlen. Man musste Jason nicht groß überreden, Dr. Brunvand aber erinnerte ihn an eine Geschichte, die man sich von den Denver Broncos erzählte: Als sie 1987 im Endspiel der AFC gegen die Cleveland Browns spielten, mussten sie in nur zwei Minuten über achtundneunzig Yards schaffen. Wie es hieß, soll einer der Broncos zu seinen Mitspielern gesagt haben: »Jetzt haben wir sie da, wo wir sie immer haben wollten.« Die Broncos gewannen das Spiel.

Hat jemand Lust auf ein Wunder?

50

Jasons Auferstehung

Es war Freitag, der 13. März, als Beth Jason zu seiner ersten Behandlung mit Nivolumab fuhr.

Es setzte sich in denselben Behandlungsstuhl, auf dem er bereits Dutzende Male gesessen hatte. Doch an diesem Tag war die durchsichtige Flüssigkeit, die in seinen Venenkatheter tropfte, kein Napalm, sondern Nivolumab, das Resultat jahrzehntelanger intensiver Forschung und Erkenntnisgewinns über das Immunsystem.

Am Abend sah sich Jason ein Basketballspiel seines Neffen an. Ein ehemaliger Mannschaftskollege, der bei ihm war, fragte sich, ob der »Steel Bull« die Nacht überstehen würde. Er tat es. Und die nächste ebenfalls. Beth, seine treue Partnerin, blieb die ganze Zeit bei ihm. Eigentlich war dies eine Hospizsituation, zudem hatte das Medikament noch keine Zulassung für die Behandlung des Hodgkin-Lymphoms. Es war lediglich ein Versuch. Jason schaffte eine weitere Nacht und dann noch eine.

Als Beth etwa zehn Tage später aufwachte, warf sie einen Blick auf Jasons Rücken, wo die Geschwulst bisher so hervorgetreten war, dass sie ihn liebevoll »Quasimodo« genannt hatte.

Sein Tumor war in Auflösung begriffen.

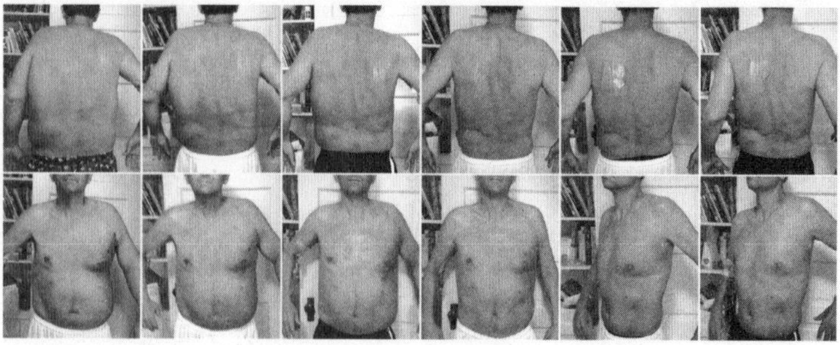

Beth, Jasons Freundin, dokumentierte mit ihrer Smartphone-Kamera das Verschwinden von Jasons Tumor, nachdem er sich einer Immuntherapie unterzogen hatte.

In Dr. Brunvands Aufzeichnungen heißt es: »Jason erhielt drei Dosen Nivolumab«, und die anschließenden, am 27. April durchgeführten PET- und CT-Scans »zeigten eine vollständige Remission. Ich habe 1969 die Mondlandung gesehen, und da empfand ich eine ebensolche Ehrfurcht. Auch da hatte ich das Gefühl, dass wir eine Schwelle überschritten hatten. Was ich gerade gesehen habe, war die Macht des Immunsystems.«

An diesem Punkt machte ich mich ans Werk und begann mit diesem Buch. War das wirklich geschehen? Konnte jemand von den Toten auferstehen? Nicht nur irgendwer, sondern ein enger Freund, jemand, den ich liebte und mit dem ich mich verbunden fühlte, ein Mensch, den ich hatte kämpfen und verkümmern sehen und der sich jetzt ins Reich der Wunder erhob. Es kam mir vor, als hätte ich den Neil Armstrong der Krebserkrankung gesehen und damit einen großen Schritt für die Menschheit.

51

Apollo 11

Wenn man auf dem Mond landet, muss man trotzdem wieder nach Hause kommen.

52

Zu Hause

Viel Zeit zu feiern gab es nicht. Nun galt es, Jasons Genesung mit all dem damit verbundenen Alltagskram zu festigen und ihn wieder gesund zu machen.

Kurz nachdem Jason in die Remission gekommen war, wurden ihm Stammzellen von seiner Schwester Jackie transplantiert. Jason sollte ein neues Immunsystem erhalten – das seiner Schwester, das theoretisch besser in der Lage sein würde, einen möglicherweise zurückkehrenden Krebs zu bekämpfen. Schließlich hatte sich Jasons eigenes als zu schwach erwiesen, sein Hodgkin-Lymphom zu besiegen. Vielleicht gelang das mit einer starken Abwehr, die sich nur wenig von seiner ursprünglichen unterschied.

Aber eine solche Behandlung war eine hochriskante Angelegenheit: Jasons eigene Immunzellen waren entfernt worden, und an ihre Stelle wurden die Immunzellen eines anderen Menschen implantiert. Etwas Fremdes bewegte sich also nun durch seinen Körper und übernahm die Rolle seiner starken Abwehr. Sein Fest des Lebens wurde von einem fremden Immunsystem überrannt.

So ist es nicht verwunderlich, dass es in seiner Krankenakte hieß: »Es gab Komplikationen.«

Jason bekam einen heftigen Anfall der Graft-versus-Host-

Reaktion. Sein Körper versuchte, sich mit der neuen, potenziell lebensrettenden Kraft anzufreunden, ehe die Immunreaktion den Wirt umbrachte.

Im Juli kam es bei Jason zu einem begrenzten Wiederauftreten des Krebs in Gestalt eines ein Zentimeter breiten Tumors unter der Haut seiner rechten Brust. Er wurde bestrahlt, wieder reagierte das Lymphom, und es tauchten keine weiteren Wucherungen auf. Dieses Ereignis bedeutete nicht, dass die Immuntherapie fehlgeschlagen war. Vielmehr halfen die Ärzte Jason nun, einen Faden in ein nahezu unvorstellbar kleines Nadelöhr einzufädeln: Sie mussten mögliche Aktivitäten des Immunsystems so weit unterdrücken, dass ihn die Graft-versus-Host-Reaktion nicht umbrachte, und es zugleich ausreichend stärken, dass es in der Lage war, einen auftauchenden Krebs zu bekämpfen. Jason fühlte sich wie auf dem Weg zum Galgen.

Alle paar Tage sprachen wir miteinander. Inzwischen trug ich mich mit der Idee, in einem Artikel für die *New York Times* am Beispiel Jasons einen intimen Einblick in die neuen Möglichkeiten der Immuntherapie zu geben. Als ich Jason von meinem Vorhaben erzählte, war er begeistert. Für ihn klang das nach einem neuen Abenteuer und nach einer Möglichkeit, etwas Positives aus seiner Krankheit zu ziehen: »Vielleicht hilft es anderen, wenn sie von meiner Geschichte erfahren«, sagte er. Er hatte Schuldgefühle, weil sein Krebs so sehr die Zeit, Gefühle und Kräfte seiner Mutter und seiner Familie in Anspruch genommen und Beth so viel geopfert hatte. Er erlaubte mir uneingeschränkten Zugang zu seinen Krankenakten und zu seinen Ärzten. Die ungeschminkte Wahrheit. »Ich möchte etwas zurückgeben.«

Als ich am 13. August 2015 mit meiner Familie bei meinen Schwiegereltern in Denver zu Besuch war, fuhr Jason in seinem Windstar vor. Er trug schlabberige orangefarbene Shorts, ein T-Shirt und eine Sonnenbrille von Ray Ban. Später fragte mich mein Schwiegervater, ob Jason AIDS habe.

»Entschuldigt die Verspätung«, sagte Jason. »Meine Mutter und ich hatten einen Riesenstreit – inklusive Anbrüllen und so.«

Wir saßen im Garten. Plötzlich fing er an zu schluchzen. »Ich habe schon lange nicht mehr geweint, aber die letzten drei Tage bin ich morgens einfach in Tränen ausgebrochen. Seit ich erfahren habe, dass der Krebs wiedergekommen ist. Das ist jetzt das fünfte Mal. Auch wenn einem schon x-mal mitgeteilt wurde, dass man Krebs hat, ist es immer ein verdammter Scheißtag.«

Meine Frau Meredith, die Ärztin ist, fragte ihn, welche Medikamente er nehme.

»Steroide. Die können einem ganz schön in die Gefühle pfuschen«, meinte er leise.

Er rieb seinen linken Brustmuskel und erklärte uns, wie schwer es für ihn sei, dass sich jemand um ihn kümmern müsse, womit er seine Mutter meinte. »Ich gebe es wirklich ungern zu, aber ich brauche immer noch Hilfe. Jeder Tag ist eine Qual. Ich hasse mein Leben.«

Dann erzählte er, wie sehr es ihm zu schaffen mache, nicht über die Zukunft nachdenken zu können. Wo es doch zu seinen größten Freuden gehöre, neue Ideen zu entwickeln und kreativ zu sein. »Aber das geht jetzt nicht mehr. Ich sitze den ganzen Tag auf dem Sofa und sehe fern, ab und zu mache ich einen Spaziergang. Stellt euch vor, wie man sich fühlt, wenn einem alles genommen ist!«

Wir wechselten das Thema und sprachen über einen anderen Tag im Garten – im Garten seines Hauses in Boulder, kurz vor dem Spiel der Highschool-Meisterschaft von Colorado. Auch damals war er nicht ganz gesund, denn er hatte sich beim Sprung zur Abwehr eines gegnerischen Wurfs den Knöchel verstaucht. »Damals konnte ich noch springen«, sagte er.

Er verfiel wieder in Melancholie. »Ich denke, es wäre für alle leichter, wenn ich tot wäre. Aber ich möchte nicht sterben. Ich möchte noch dreißig Jahre am Leben bleiben.« Und außerdem, diese Sache, diese neue Behandlung, sie könnte ja anschlagen. »In zwei Wochen werden wir es wissen. Vielleicht gibt es ja einen Sieg.«

Die Behandlung wirkte.

Am 5. Oktober war er wieder da. Ich meine, richtig wieder zurück.

Sein Blutzuckerwert lag im Normbereich, er fühlte sich gut, der Krebs war in Remission. Jason Greenstein, der noch wenige Monate zuvor mit einem Bein im Grab gestanden hatte, war gerade völlig aus dem Häuschen.

»Mir gehen verschiedene Geschäftsmöglichkeiten durch den Kopf. Ich habe so viele grandiose Ideen«, meinte er. »Die Sache mit den Geschenkartikeln läuft echt gut, aber sie nimmt nicht viel Zeit in Anspruch.«

Und so konzentrierte er sich auf eine andere Idee: Er wollte zusammen mit einem der Fachärzte, die bei Dr. Brunvand arbeiteten, irgendein Unternehmen im Zusammenhang mit Immuntherapie gründen. Vielleicht konnte er ins Pharmageschäft einsteigen.

»Alter«, – Jason war anscheinend wie auf Wolken –

»Dr. Brunvand hat mir gesagt, meine Chancen zu überleben stünden eins zu zwölf Millionen. Ich versuche nicht, dem Schicksal zu trotzen. Ich habe bereits dem Schicksal getrotzt!«

An Thanksgiving gab Catherine ein Essen – gefüllter Truthahn mit Braten- und Cranberrysoße, einem Soufflé aus Süßkartoffeln, grünen Bohnen, Karotten und Pilzen, sowie Kürbis-, Pekannuss- und Apfelkuchen. Guy, Jasons Bruder, wollte einen zweiten Truthahn braten. Catherine schärfte ihren Gästen ein, pünktlich zu kommen. Es sollte ein richtiges Fest werden.

Die Feiertage kamen und gingen, und Jason fühlte sich mal gut und mal schlecht. Der Krebs war weg, aber all die Jahre, in denen er Berge von Medikamenten geschluckt hatte – manche musste er wegen der Nebenwirkungen immer noch nehmen –, hatten seinem Körper schwer zugesetzt. Im Februar erkrankte er an einer leichten Lungenentzündung und musste mit Antibiotika behandelt werden. Er nahm auch immer noch Blutverdünnungsmittel und hatte Nasenbluten. Eines Abends ging er in einem Restaurant zur Toilette, um das Blut zu stoppen. Dabei fiel ihm ein Taschentuch zu Boden, und als er es aufheben wollte, streikte sein Rücken. Er hatte einen Krampf im Bereich der Schulterblätter und im oberen Rücken, und der Schmerz strahlte in die Bauchmuskeln und die Rippen aus.

Nur ein Rückschlag, sagte er. Er hatte bereits einen Businessplan für die Vermarktung und den Verkauf von Produkten zur Immuntherapie fertiggestellt und einen Arzt als Geschäftspartner gewonnen. »Das Geschäft ist von mir selbst konzipiert und strukturiert«, sagte er. »Ich habe die Marke erfunden.«

An einem Tag Mitte März versank Denver unter einer Schneedecke. Jason wollte sein Auto freischaufeln, damit er zu einem Termin in der Klinik fahren konnte. Doch ein paar Tage zuvor hatte er in einer Schmerzattacke aus Frust seine Schaufel zerbrochen, und so nahm er einen Klappstuhl, um von der Garage aus einen Weg frei zu machen. Durchnässt, verkühlt und zwei Stunden zu spät traf er in der Klinik ein. Sein Rücken brachte ihn fast um. Man röntgte ihn, um zu sehen, ob sich die Lungenentzündung verschlimmert oder ob er sich eine Knochenverletzung zugezogen hatte. Man fand jedoch nichts, deshalb nahm man an, das Schneeschaufeln oder eventuell eine Muskelverspannung sei die Ursache für die starken Schmerzen. Schließlich versagte sein Rücken komplett und verursachte unerträgliche Schmerzen, die ihn bewegungsunfähig machten. Er hatte eine Grippe, zugleich klang die Lungenentzündung immer noch nach. Der Arzt ließ eine Computertomografie von seiner Wirbelsäule machen, doch die Ursache der Schmerzen ließ sich nicht klären. Dr. Brunvand vermutete, schuld daran sei ein Krebsrückfall. An der Basis von Jasons Rückgrat entdeckte man etwas, das nach einer Wucherung aussah. Aber man war sich nicht sicher. Womöglich versuchte der Hodgkin sich wieder einzuschleichen.

Ich erfuhr es, als ich Dr. Brunvand am 7. April anrief, um mich nach Jason zu erkundigen. »Er hat einen Rückfall«, sagte er.

Dr. Brunvand sprach sich für eine erneute Behandlung mit Nivolumab aus. Das Medikament hatte Präsident Carter gerettet, bei dem ein wiederkehrendes Melanom in die Rückenmarkflüssigkeit eingedrungen war. Dies zeigte, dass das Präparat die Blut-Hirn-Schranke überwinden konnte und möglicherweise auch bei Jasons Rückgrat wirken würde. Weiteres Nivolumab würde aber auch das Immunsystem auf Hochtouren bringen, was möglicherweise wieder zu einer Graft-versus-Host-Reaktion führen könnte. Auf dem Schachbrett waren praktisch sämtliche Felder vermint.

»Wir bewegen uns auf unbekanntem Terrain«, sagte Dr. Brunvand zu mir. »Vielleicht erscheine ich Ihnen als kaltherziger Hundesohn, aber durchzudrehen und sich selbst zu bemitleiden, ist ein Luxus.«

Er beschrieb den Kampf gegen den Krebs als eine Messerstecherei, bei der die Krankheit immer wieder aufsteht und angreift. »Man ist aufgeschmissen, wenn man nicht besonnen bleibt, wenn man seinen Lebenswillen, seine Wachsamkeit aufgibt.«

Jason müsse zurückschlagen. Natürlich seien nicht alle dieser Meinung. Manche Leute wiesen solch ein Denken zurück, weil es unterstellte, dass Jason nur überleben könne, wenn er Härte und Zähigkeit zeige, während der Kampf gegen den Krebs nicht nur einer Messerstecherei, sondern auch einem Glücksspiel gleiche. Der eine übersteht es, der andere nicht, und der Wille zum Sieg entscheide nicht über Leben und Tod.

Aber ich konnte Dr. Brunvand verstehen. Er war eine Kämpfernatur und wollte den Kämpfer in Jason hervorlocken, der sich nun, da das Messer in ihn hineingefahren war, dem Gegner wieder stellen musste.

Nach dem Ende dieses Gespräches geschah etwas, was mir während der ganzen Tortur nicht passiert war. Ich weinte.

Am 19. April flog ich nach Denver, um ein paar Tage mit Jason zu verbringen. Er wohnte in dem bescheidenen einstöckigen Haus seiner Mutter mit beigefarbenen Ziegeln und einem grünen Dach. Jason saß im vorderen Zimmer in einem schon in die Jahre gekommenen Fernsehsessel, mit einem Handtuch und Laken ausgelegt. Es roch nach den filterlosen Zigaretten, die seine Mutter rauchte. Jasons Füße steckten in wärmenden grauen Krankenhaussocken. In seinen Boxer Shorts sah er aus wie ein alter Seemann, und er hatte noch seine volle Haarpracht. Jason hatte es mit so vielen Gegnern zu tun gehabt – Krebs, Infektionen, die Medikamente, die Graft-versus-Host-Reaktion. Er schaffte es nur noch bis zur Toilette. Seine Mutter bediente ihn von vorne bis hinten. Die beiden waren gut in Form, abwechselnd kabbelten sie sich und spendeten einander Trost.

»Ich brauche mein Insulin, Ma, sonst sterbe ich.«

Er zog sein T-Shirt hoch, sodass man seinen kleinen Schmerbauch sehen konnte, der mit winzigen Hämatomen übersät war. Sie rührten von den Injektionen mit Blutverdünner und Insulin her, die er als Gegenmittel gegen die Nebenwirkungen der unzähligen Pillen bekam. »So viele Komplikationen«, sagte er. Er nahm zwei Arten von Tabletten, die einen gegen die Nebenwirkungen und den Schmerz, die anderen gegen die Nebenwirkungen der Schmerzmittel und so weiter und so weiter.

»Sie bringen ihn mit all diesen Medikamenten noch um.« Catherines Stimme war lauter geworden, als sie sich mir zuwandte. Für ihn sei es schwerer als für die meisten, meinte sie. Schließlich sei er niemand, der sich gern vorschreiben ließ, was er tun solle, und wenn es nur darum ginge, die vielen Tabletten zu bestimmten Zeiten zu nehmen.

Es war geplant, dass wir Jason am nächsten Tag ins Krankenhaus brachten, wo ihm eine Dosis Nivolumab verabreicht und geprüft werden sollte, ob der Tumor darauf reagierte.

Im Krankenhaus versuchte Catherine, die Ruhe zu bewahren, obwohl wirklich gar nichts klar zu sein schien. Die Aufnahmen von Jasons Rücken, so Dr. Brunvand, zeigten, dass es sich bei der Wucherung »wahrscheinlich um Krebs« handle. Er sei vielleicht die Erklärung für eine durch die Medikamente verursachte Kompressionsfraktur in Jasons Rücken.

Aber es war auch nicht ganz auszuschließen, dass Jasons Rücken wegen der jahrelangen Schwächung der Knochenstruktur durch die Steroide und Krebsmedikamente in Mitleidenschaft gezogen worden war. Dr. Brunvand meinte, es sei besser, auf Nummer sicher zu gehen und Jason mit Krebsmitteln zu behandeln. Jason hatte Tränen in den Augen.

»Sie sind ein Tier«, sagte Dr. Brunvand zu ihm, »und zwar kein Faultier, sondern ein Tiger.«

Die Schmerzen waren so schlimm, dass man ihn ins Krankenhaus aufnahm, um eine Magnetresonanztomografie mit hochauflösender Bildgebung des Tumors und der betroffenen Knochen durchzuführen und eine Spinalpunktion vorzunehmen, um Medikamente in die Wirbelsäule einzuführen und zu sehen, ob der Krebs in der Flüssigkeit im Spinalkanal und im Gehirn wuchs.

Am nächsten Tag klang Jason fröhlich. »In der Spinalflüssigkeit ist nur ein kleiner oder gar kein Krebs. Der Krebs ist minimal oder am Verschwinden.«

Es folgte eine Operation der Kompressionsfraktur.

»So eine tolle Nachricht. Einfach unglaublich«, sagte er. »Alter, ich habe noch eine Chance.«

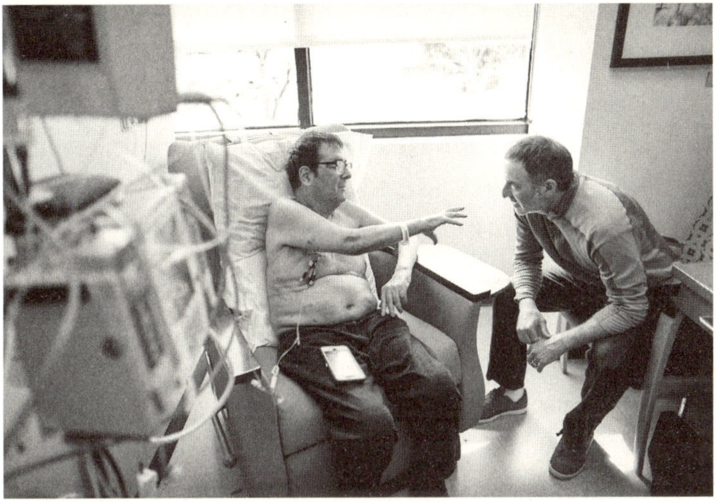

Der Tag im Frühjahr 2016, an dem der Autor Jason ins Krankenhaus gebracht hatte. Es sollte nicht der relativ routinemäßige Besuch werden, den sie erhofft hatten. (Nick Cote/New York Times)

Mittlerweile nagten in mir Zweifel. Hatte Jason nun Krebs, oder war sein Rücken als Folge der Nebenwirkungen von etwas anderem kollabiert? Dr. Brunvand erklärte mir, Jason habe mit hoher Wahrscheinlichkeit einen Rückfall, aber er sei minimal und behandelbar. Seiner Einschätzung nach war der bösartige Tumor der Grund für die Rückenfraktur.

So oder so, in Jasons Körper war nichts mehr im Gleichgewicht. Nachdem ich so viel über das Immunsystem erfahren hatte, verstand ich, dass Jasons Körper, der von einer Unmenge von Medikamenten in Gang gehalten wurde, zu kompensieren versuchte und dabei über das Ziel hinausschoss. Ich konnte mir nur schwer vorstellen, dass Jason je wieder in Balance kommen würde. Er aber war überzeugt, dass ihn eine weitere Rückenoperation wieder auf die Beine bringen würde. Er wollte weiterkämpfen. Es war geplant, dass er über die Operation hinaus auch zur Reha im Krankenhaus blieb.

In den folgenden Wochen sprachen wir ein paarmal miteinander und tauschten Voice-Mails aus.

5/28/16: »Hey, Matt, hier ist J. Entschuldige, dass ich deine Anrufe nicht beantwortet oder angenommen habe. Das hier im Krankenhaus ist echt beschissen und hart ... Aber mein Rücken ist wirklich gut verheilt. Ich muss wieder so viel Kraft bekommen, dass ich gehen kann, das wär's dann und ich bin raus hier. So sieht es momentan bei mir aus. Ich kann einfach nicht glauben, dass meine Beine wirklich so schwach sind, aber meine Kräfte nehmen von Tag zu Tag zu. So ist das. Ich hoffe, dir geht es gut.«

6/1/16: »Hey, Matt, Greenie hier. Ich wollte dir nur sagen, dass ich heute eine tolle Nachricht bekommen habe. Die Ergebnisse der PET sind da. Alles völlig sauber! Im ganzen Körper kein Hodgkin mehr. Das ist eine erstaunliche, auf jeden Fall eine Supernachricht. Jetzt komm ich hier raus – wenn es gut läuft, in zwei oder drei Wochen, denke ich mal.«

Ende Juni. Eine Krise. Jason hatte Atemnot. Er wollte nicht essen. Die Krankenschwester gab ihm ein weiteres Medikament, diesmal gegen Panikattacken, aber er aß immer noch nichts. Sie führten eine Magensonde ein. Er reagierte nicht mehr. Für Dr. Brunvand war das kaum verständlich, hatte er doch zuvor festgehalten: »Die Zellzahlen sehen ideal aus, und sein CT-Scan ist völlig unauffällig.«

Ehe Jason in diesen Zustand verfiel, hatte er zu Beth gesagt, er werde aufgeben; er wolle sterben. Er könne die Schmerzen und die endlosen Krankenhausaufenthalte nicht mehr ertragen. »Kaum verwunderlich, dass er deprimiert ist. Aber ich möchte ihm darüber hinweghelfen. Ich sehe keinen Grund, warum er sterben sollte. Ich will noch nicht das Handtuch werfen«, sagte Dr. Brunvand zu mir.

Vieles deutete nach Ansicht des Arztes darauf hin, dass Jason unter seelischer Belastung leide. Als dann weitere Testergebnisse eintrafen, glaubte Dr. Brunvand, das Problem zu erkennen. Sie zeigten, dass Jason eine Entzündungsspitze, eine Form des Zytokinsturms, hatte. »Ein Kennzeichen für Toxizität nach dem Nivolumab«, so Brunvand.

Die Entzündung beeinträchtige dem Anschein nach Jasons Gehirnfunktionen, und es handle sich um eine Art Koma, erklärte Dr. Brunvand der Familie. Jason erhielt wieder Steroide, um den Sturm abzuschwächen. »Warten wir ab, ob das zurückgeht und er lächelnd aufwacht.«

Drei Tage später wachte er tatsächlich auf. Er schlug die Augen auf und bat um etwas zu essen. Als ich den Anruf erhielt, sprang ich von meinem Schreibtisch auf und schluchzte vor Freude. »Er lebt, Meredith. Er lebt!«

Im Juli war er immer noch unter uns und hatte mit der einen oder anderen Komplikation zu kämpfen. Am 27. Juli hielt ich mich in Colorado auf und fuhr beim Krankenhaus vorbei. Jason war schwach und erschöpft. Am folgenden Tag hinterließ er eine Nachricht: »Hör zu, Mann, ich wollte mich für deinen Besuch bedanken und hoffe, du hattest eine gute Fahrt hierher. Tut mir leid, dass ich an dem Tag mehr oder weniger weggetreten war – es ist verrückt, es geht eben ständig auf und ab, aber insgesamt fühle ich mich super. Heute wurde eine Leberbiopsie vorgenommen und dann eine Dialyse, und so ist das heute ein Tag der Angst, aber ich komme zurück, Alter. Wir werden sehen, ob ich es schaffe. Jedenfalls liebe ich dich, Alter, und danke fürs Kommen.«

Die Biopsie zeigte ein negatives Ergebnis für Krebs, aber auch Hinweise auf ein mögliches Leberversagen. Nach dem Eingriff an der Leber flossen aus der Stelle, an der er vorgenommen worden war, zwanzig Einheiten Blut, und um die Blutung zu stoppen, musste er erneut operiert werden. Überall lauerten Gefahren.

Organversagen ist ein weiteres Zeichen dafür, dass das Immunsystem den Körper angreift; in Jasons Fall aber war es nicht unbedingt eine Folge der Krebsbehandlung. Bei ihm konnte es viele Ursachen haben. Entweder, so hieß es, würde er an Organversagen sterben, noch ehe er aus dem Krankenhaus entlassen wurde, oder er müsse damit leben, den Rest seiner Zeit an der Dialysenadel zu hängen.

Das war zu viel für ihn. Von schrecklichen Schmerzen geplagt und an ein Krankenhausbett gefesselt, musste er, der Träumer schlechthin, ein Mann, der stets neue Wege beschritten hatte, nun auch noch erfahren, dass er bis in alle Ewigkeit Patient sein würde. Zumindest sah er es so.

»Ich bin am Ende«, sagte Jason zu der Psychologin, die ihm die Prognose mitteilte. »Ich habe mein Bestes gegeben.«

53

Jasons Weg

Am 10. August, einen Tag nachdem Jason erklärt hatte, er sei am Ende, besuchten Meredith und ich ihn im Krankenhaus. Wir wussten nicht, in welchem Zustand wir ihn antreffen würden. Was wir dann sahen, war ein Mensch, der offenbar wirklich genug hatte. Er war weitgehend nicht ansprechbar, der Kopf war nach hinten gebogen, der Mund offen. Seine Mutter saß am Fuß des Bettes und Beth neben ihm. Sie strich ihm über die Stirn.

Ich erzählte Jason Geschichten aus den glorreichen Zeiten, als könnte er mich hören, und wir versuchten alle zu lachen.

Die Krankenschwester gab Jason Morphium, woraufhin er ruhiger wurde. Es hieß, er habe vielleicht noch ein paar Tage zu leben. Catherine ging schnell einen Happen essen.

»Das war's«, sagte meine Frau plötzlich. Jason atmete schwer, was Meredith als Ärztin gut kannte.

Beth strich Jason das Haar aus dem Gesicht und gab ihm einen Kuss. »Auf Wiedersehen, mein Süßer«, sagte sie.

Jason nahm einen letzten Schluck Leben.

So entschlossen wie immer hatte er sich entschieden, und fort war er. Womöglich hatte er diesen Augenblick gewählt, damit seine Mutter, Beschützerin und treue Anhängerin nicht sehen musste, wie er starb.

Ein paar Minuten später, in dem emotionalen und medizinischen Vakuum unmittelbar nach dem Tod, stand ich allein an Jasons Bett und blickte auf den Mann, der in seinen fünfzig Lebensjahren nie untätig gewesen war.

»Ich liebe dich, Greenie«, sagte ich. »Ich möchte dir dafür danken, dass du nie auf den kleinen Jungen herabgeschaut hast. Ich hoffe, dass mein Sohn mit derselben Würde und Klasse durchs Leben geht wie du.«

Der Gedenkgottesdienst für Jason einige Tage später war ergreifend, traurig und lustig. Ich hielt eine Lobrede und erzählte, wie Jason und Tom in der Collegezeit einmal mit dem Käfer, den Jason von seinem Vater geerbt hatte, von Boulder nach Berkeley gefahren waren. Die beiden hatten bis Wyoming schon fast ihr ganzes Geld verprasst, und dann brach auch noch eine Kolbenstange, und sie mussten den Wagen in einer Werkstatt reparieren lassen. In Reno hatten sie nur noch 50 Dollar und kaum noch Sprit. Jason meinte, am besten würden sie ihren Kassenstand verdoppeln … indem sie ein Casino aufsuchten. Sie verloren den Großteil der 50 Dollar bei Siebzehnundvier, schliefen im Auto und kauften sich für ihre letzten 5 Dollar Tortilla-Chips. Schließlich schafften sie es mit dem letzten Tropfen Benzin rechtzeitig zum Anpfiff eines Footballspiels bis nach Berkeley. Jason, so sagte ich, war jemand, der mit einer einzigen Tankfüllung weiter kam als jeder andere, den ich kannte. Ich stellte mir vor, dass Jason jetzt in jenem Käfer im Himmel davonfuhr, vielleicht in Richtung seines Vaters Joel, der mit seinem abgewetzten braunen Fanghandschuh auf ihn wartete.

Für die *New York Times* schrieb ich einen Nachruf, um die Geschichte auf den letzten Stand zu bringen, in der ich anhand von Jasons Krankheit zuvor die Erfolgsaussichten einer Immuntherapie beschrieben hatte. Immerhin hatte sie Jason ein zusätzliches Jahr geschenkt.

Aber was war das Fazit, jetzt, da Jason tot war?

54

Der vielfache Sinn des Lebens

Wer bin ich, dass ich ein Kapitel mit dieser Überschrift versehe?

Ich lege großen Wert auf das Attribut *vielfach*, denn ich maße mir nicht an, alle Aspekte auf einen einzigen Lebenssinn herunterdestillieren zu können.

Ohne rot zu werden, kann ich aber sagen, dass ich eine ungefähre Vorstellung von einigen wichtigen Aspekten des Lebens habe, die das Immunsystem betreffen – jenes Netzwerk, das so entscheidend für unser Dasein, unser Überleben ist, dass uns sein verborgenes Wirken starke Hinweise auf ein besseres und sogar längeres Leben liefert.

Jeder einzelne dieser Hinweise beruht auf unserem Wissen über Mechanismen, die die Effektivität des Immunsystems garantieren. Es ist unendlich alt, wurde durch die Evolution geschliffen und poliert und macht seine Sache sehr gut.

Erstens: Alles steht miteinander in Zusammenhang – Krebs, Autoimmunität, HIV, eine normale Erkältung, Allergien. Das Immunsystem, unsere starke Abwehr, ist der Fluss, der unsere Gesundheit und unser Wohlbefinden durchzieht. Es kümmert sich darum, dass das Fest unseres Lebens weitergeht, indem es sich um Gleichgewicht und Harmonie bemüht.

Es sucht den Frieden mit seiner Umwelt. Als ich meine Forschungsreise begann, glaubte ich noch – wie wohl viele Menschen –, die Hauptaufgabe des Immunsystems bestehe darin, zu verteidigen und anzugreifen. Verteidigen, ja; angreifen, nicht unbedingt. Tatsächlich bemüht es sich hauptsächlich um Wahrung der Harmonie, nicht nur, indem es seine Angriffe auf das Notwendigste beschränkt, sondern auch, indem es mit den Organismen kooperiert, die sich in seinem Umfeld befinden oder die eingedrungen sind. Im Wesentlichen versucht es, Körpereigenes von Körperfremdem zu unterscheiden. Das heißt jedoch nicht, dass es alles Fremde zwangsläufig zerstört.

Es macht die Bakterien, die in ihm leben, zu Verbündeten, und die Bakterien schließen umgekehrt eine Allianz mit ihm. Hätte unser Immunsystem mit jedem Organismus, den es als fremd definierte, Krieg geführt, hätte unsere Spezies nicht überleben können. Damit es wirklich gut funktioniert, müssen wir regelmäßig mit Bakterien in unserer Umwelt in Kontakt kommen, und Bakterien müssen unseren Darm besiedeln.

All dies führt zu einer tief greifenden Differenzierung dessen, was das *Eigene* und was das *Andere* ist. Was ist *fremd*, was ist Freund, was *Feind*, was ein *Partner*?

Sowohl auf individueller als auch auf Gattungsebene wird unser Überleben am besten durch Kooperation gesichert. Dies klingt zunächst wie eine Binsenweisheit, aber die Zivilisation wird bis heute von einem Hin und Her unserer rivalisierenden Instinkte bestimmt. Mal neigen sie zur Kooperation, dann wieder zur Ablehnung alles Fremden, mal suchen sie nach Gemeinsamkeiten, mal machen sie Jagd auf alles

Trennende. Je besser es uns gelingt, einen gemeinsamen Nenner zu finden, desto mehr Verbündete und Waffen stehen uns zur Bekämpfung eines größeren, gemeinsamen Feindes zur Verfügung – das ist die Lehre des Immunsystems.

Zudem ist es ein starkes Argument für die Vielfalt. Je abwechslungsreicher unser genetischer Werkzeugkasten, desto mehr Optionen und Ideen haben wir, um unser gemeinsames Überleben zu sichern. Bob Hoff war der absolute Außenseiter, ein Schwuler in Des Moines. Solche Menschen dürfen nicht als anders abgestempelt werden, sondern wir sollten sie als genetische und kulturelle Verbündete aufnehmen, als Brüder, die einen wesentlichen Anteil an unserem Überleben haben.

Es waren Wissenschaftler aus anderen Ländern, die fundamentale Erkenntnisse lieferten, welche erstens die Entwicklung von Medikamenten ermöglichten, die Jasons Tod hinauszögerten, welche zweitens Linda halfen und aus denen drittens vielleicht irgendwann Schlussfolgerungen am Beispiel Bobs gezogen werden. Wenn wir gemeinsam lernen und kooperieren, können wir Autoimmunität, Krebs und Alzheimer sowie möglicherweise noch andere vermeintlich unbesiegbare Gegner bekämpfen.

Natürlich gibt es auch unausweichliche Konflikte. Gesellschaften und Menschen prallen aufeinander, und unser Immunsystem muss manchmal etwas Fremdes rigoros abwehren. Aber es ermahnt uns auch, den am wenigsten zerstörerischen Weg zu einem lebenswerten Gleichgewicht zu wählen. Wenn wir nicht kooperieren, wenn wir uns zu schnell auf den Kriegspfad begeben – buchstäblich oder bildlich, mit Taten oder mit Worten, waffenstrotzend oder politisch –, spielen wir nur einen unserer destruktivsten Züge aus: die

Überhitzung unseres Abwehrsystems. Eine der größten Fehleinschätzungen, die ich in diesem Buch erwähnt habe, ist der Gedanke, es sei besser, ein übermächtiges Immunsystem zu haben. Und überall drängt uns die Werbung: »Stärken Sie Ihre Abwehrkräfte!«

Falsch.

Dr. Fauci, einer der brillantesten Wissenschaftler weltweit, sagte, er finde diese Werbung »fast schon komisch. Erst einmal wird dabei unterstellt, dass unser Immunsystem eine Stärkung braucht, was höchstwahrscheinlich nicht der Fall ist. Wenn man sein Immunsystem aber trotzdem stärkt, dann bewirkt man damit möglicherweise, dass es etwas Schlimmes macht. Selbst die spektakulären positiven Ergebnisse der Immuntherapie bei Krebs können nicht über klinische Versuche mit sehr, sehr toxischen Nebenwirkungen hinwegtäuschen. Denn es wird dabei nicht nur der Krebs unterdrückt, sondern es werden auch Prozesse ausgelöst, die das System aus dem Gleichgewicht bringen.«

Eine der verheerendsten chronischen Krankheiten entsteht, wenn dieses System auch nur eine Spur außer Kontrolle gerät. Müdigkeit, Fieber, Magenbeschwerden, Ausschläge, Organversagen, Lungenödeme und so weiter und so fort. Diese Nebenwirkungen sind so massiv, dass es unter Umständen schwer ist, den Unterschied zwischen Erreger und Entzündung zu erkennen. Manchmal handelt es sich um schwere Autoimmunerkrankungen, manchmal um Überhitzungsepisoden: Erschöpfungszustände, Akne und Wundstellen, auf einer durchlässigen Darmwand beruhende Magenbeschwerden, zu denen es kommt, wenn sich unsere starke Abwehr in einen Polizeistaat verwandelt.

Das Immunsystem lehrt uns, im Zweifel für Kooperation und Akzeptanz einzutreten.

Das gilt auch für die andere Seite der Gleichung. Wenn man sein Immunsystem durch Medikamente gezielt unterdrückt, können Probleme auftauchen – wie bei Merredith Branscombe, der Frau, deren Autoimmunität nach wie vor schwer fassbar ist. Was bei einer Autoimmunität abläuft, ist bislang noch nicht vollständig erforscht, obwohl die Behandlungen mit monoklonalen Antikörpern zielgerichteter geworden sind.

»Im Allgemeinen muss man weitgehend unspezifische Immunsuppressoren verabreichen«, sagte Dr. Fauci. »Aber der toxischen Wirkung, die damit verbunden ist, können wir nicht entkommen.«

Aus all dem lässt sich eine wichtige Lehre für die Gesellschaft ableiten: Mit unserem Bemühen um Perfektion und Effektivität in unserer Welt haben wir es zu weit getrieben.

Wie ich an früherer Stelle bemerkt habe, lässt sich bislang kaum eine tief greifende Innovation finden, die nicht außerordentliche Nebenwirkungen mit sich brachte. Mit dem Auto bekamen wir deutlich mehr Bewegungsfreiheit und eine unglaublich neue Effizienz, aber zugleich auch eine sprunghafte Zunahme der Unfalltoten; heute ist für die meisten von uns nichts gefährlicher als Autofahren.

Seit der Industrialisierung der Nahrungsproduktion werden Lebensmittel verarbeitet, verpackt und transportiert, sodass mehr Menschen mit mehr Kalorien versorgt werden konnten und die Mangelernährung massiv abnahm. Doch die industrielle Verarbeitung brachte auch die Herstellung von

Junkfood mit sich mit der Folge, dass die Fettleibigkeit weltweit enorm anstieg – in dreiundsiebzig Ländern hat sich die Rate seit 1980 verdoppelt, und in den meisten anderen nimmt sie ebenfalls zu. Diabetes ist verbreitet, und schlechte Ernährung tötet Millionen.

Die Atombombe beendete einen schrecklichen Krieg. Die Technologie aber, die sie ermöglichte, bescherte uns einen Zustand ständiger Gefahr.

Mit der Fernseh-, Computer- und Mobilfunktechnik wurde die Science-Fiction des 19. Jahrhunderts Wirklichkeit. SMS vom Mount Everest! Aber wir fallen zunehmend auf technischen Schnickschnack herein, suchen ständig das Neue, den Dopaminrausch, der eintritt, wenn wir narzisstisch ein Selfie machen, während wir am Steuer sitzen.

Industrielle Verfahren haben jede Facette unseres Lebens verändert, von Kleidung und Hausbau bis hin zu Transport und Kommunikationstechnik. Die damit verbundenen Emissionen haben zu einem Klimawandel von apokalyptischen Ausmaßen geführt.

Und es gibt wohl keine erfolgreicheren Medikamente auf der Erde als Antibiotika. Sie sind von entscheidender Bedeutung für unser Überleben, kein Zweifel. Aber ihr weit verbreiteter Einsatz droht zur Entwicklung von Bakterien zu führen, die die Epidemien der Vergangenheit wie banale Erkältungen erscheinen lassen.

Diese Beispiele sollen kein Argument gegen den Fortschritt sein. Ich bin kein Maschinenstürmer. Wohl aber möchte ich damit zu Wachsamkeit ermahnen. Wir können unsere Welt nicht beherrschen, sie zügeln, ohne ihr einen Teil ihrer Lebendigkeit zu nehmen.

Wir haben tief in das Immunsystem eingegriffen. Das hat seinen Tribut gefordert. Aber wir müssen lernen, gelegentlich der Natur die Führung zu überlassen.

Das ist es, was wir von Merredith lernen können. Sie musste es am eigenen Leib erfahren.

Im Dezember 2017 machte Merredith einen Spaziergang mit ihren Hunden. Es war, nur ein halbes Jahr nachdem ich mit ihr den Weg gegangen war, den ich am Anfang dieses Buchs beschrieben habe und bei dem sie mir zeigte, wie die Sonne Entzündungen auf ihrer Haut hervorrief. Plötzlich blieb einer der Hunde stehen. Merredith stolperte über ihn und stürzte auf einen Steinbrocken. In ihrem Arm verspürte sie einen furchtbaren Schmerz.

Als sie zum Wagen ging, um zur Notaufnahme des Krankenhauses zu fahren, bemerkte sie, dass ihr Arm locker an ihr herunterhing, als flatterte er im Wind.

Wie sich herausstellte, war der Oberarmknochen so zersplittert, dass für die Operation vierundvierzig Nägel und zwei Platten notwendig waren. Der Chirurg sagte, er habe den Verdacht, dass die vielen Medikamente, die sie einnahm, ihre Knochen geschwächt hätten.

Merrediths Erfahrungen führen mich wieder zu den Risiken, die mit Manipulationen am Immunsystem verbunden sind. Schließlich wandte sie sich von der modernen Medizin ab und begann, sich mit traditionellen Mitteln zu behandeln – mit denen unserer Urgroßeltern: Kräuter, Schonung und gesunde Ernährung, Vitamine, Kurkuma und Sauerkirschen. Das sind weder willkürlich gewählte Methoden noch beruhen sie lediglich auf Volksweisheit. Bei einigen wurden die entzündungshemmenden Eigenschaften wissenschaftlich eindeutig nachgewiesen. (Außerdem schwört Merredith auf Probiotika).

Sie kennt die Auslöser ihrer Schübe: Sonne – »vor allem Sonne« –, Zucker, industriell verarbeitete Lebensmittel, Milchprodukte.

Sie hat ihr Problem selbst in die Hand genommen. »Es gab Anhaltspunkte. Ich konnte auf meinen Körper hören. Ich habe alles ausgeschlossen, was mir möglich war, und mich dann über andere Symptome und Ursachen informiert, habe Artikel und Studien gelesen, die beispielsweise zeigten, dass Autoimmunpatienten in der Regel einen massiven Vitamin-D-Mangel haben. Also habe ich mir Vitamin D besorgt. Ich wusste bereits aus eigener Erfahrung, dass B-Vitamine unheimlich gut gegen Erschöpfung helfen. Also gab ich flüssige B-Vitamine (z. B. MiO) in das Wasser, das ich trank. Und so weiter, ich habe alles ausprobiert, bis ich eine Kur zusammengestellt hatte, die zu wirken schien. Sie ist nicht perfekt, aber ich möchte betonen, dass es mir nicht schlechter geht als mit den Medikamenten.«

Dieses Buch ist zu einem nicht geringen Teil eine Hymne auf die wissenschaftliche Forschung und die Medikamente, die auf dieser Grundlage entwickelt wurden. Es steht für mich außer Frage, dass sie Teil des menschlichen Fortschritts sind. Das beste Beispiel ist die Erfindung der Antibiotika. Mit ihnen begann eine Reise, die uns letztlich zu einem weiteren Meilenstein geführt hat, zu dem Medikament, das Jasons Leben um ein Jahr verlängerte. Ich wünsche mir für uns alle, für meine Familie und für mich selbst, die Entwicklung von Medikamenten, die unser Leben verlängern und zur Steigerung unserer Lebensqualität beitragen.

Doch wie Merrediths Geschichte zeigt, muss beim Einsatz dieser Mittel – so lehrt uns das Immunsystem – stets der Blick auch auf das prekäre Gleichgewicht gerichtet sein, das das Überleben unserer Spezies ermöglicht hat. Mittlerweile setzt man merklich weniger Antibiotika ein, damit das, was uns rettet, nicht zu einer die Zivilisation bedrohenden Pandemie wird.

Damit wären wir bei den Risiken und Motiven von Unternehmen, die Medikamente auf den Markt bringen.

»Die pharmazeutische Industrie macht aus der Behandlung dieser Krankheiten mit spezifischen Medikamenten und Antikörpern ein Geschäft. Ich kann das nicht mehr ertragen«, sagte Dr. Dinarello, der sehr zu unserem Wissen über Fieber und Interleukine beigetragen hat. »Psoriasis, Arthritis, Darmerkrankungen. Die Industrie strebt verschiedene Arten ihrer Behandlung an – und alle zielen auf die Zytokine.«

Aber damit entsteht ein Infektions-, womöglich sogar ein Krebsrisiko. Warum? Weil man, wie Sie inzwischen wissen, an einem sehr empfindlichen System herumbastelt.

»Ein Beispiel. Ein Patient hat ein ziemlich ausgeglichenes Immunsystem. Sein Arzt sagt: ›Es wird Ihnen noch ein bisschen besser gehen, wenn Sie diesen Antikörper nehmen. Damit besteht ein Infektionsrisiko, aber das bekommen wir in den Griff‹«, sagte Dr. Dinarello. »Und die Patienten entscheiden sich für das Risiko.«

Es gehe um das große Geld, meinte er, denn die Profite sind enorm. Es besteht eine gewisse Wahrscheinlichkeit, dass die Einnahme dieser Produkte Ihnen, Ihren Kindern oder Enkeln das Leben rettet. Noch größer aber ist die Wahrscheinlichkeit, dass sie Nebenwirkungen hat.

Seien Sie vorsichtig. Mit dem Immunsystem ist nicht zu spaßen.

Für Menschen wie Merredith, die einen anderen Weg suchen, gibt es durchaus Möglichkeiten, die Zügel in der Hand zu halten, Therapien, die nachweislich wirksam sind. Die besten sind jene, die wir selbst steuern können: Schlaf, Bewegung, Meditation und Ernährung.

Schlaf und Bewegung haben bei der Bändigung des Immunsystems eine Schlüsselrolle inne. Sie verhindern, dass zu viel Adrenalin ausgeschüttet wird; wenn es zu einer solch starken Reaktion kommt, wird durch das Adrenalin – beziehungsweise Epinephrin und Noradrenalin – ein Teufelskreis ausgelöst, in dem Zytokine freigesetzt werden, die Entzündungen hervorrufen und das System noch weiter aus dem Gleichgewicht bringen, was wiederum mehr Schlaflosigkeit und eine neuerliche Adrenalinausschüttung nach sich zieht. Dies kann nicht nur die Entzündung verschlimmern, sondern auch andere Teile des Immunsystems in Mitleidenschaft ziehen, bis es nicht mehr richtig funktioniert. Zugleich öffnet es sich für übereifrige Immunzellen und Krankheitserreger, die nicht mehr richtig im Zaum gehalten werden, wie etwa Herpes.

Mit einem Leben auf der Überholspur ist man auf dem besten Weg, das Immunsystem aus dem Gleichgewicht zu bringen, was unter Umständen schlimm enden kann, wie der Fall Linda Segre zeigt.

Für die Ernährung gibt es ein einfaches Konzept: Je weniger giftige Stoffe man dem Körper zuführt, desto geringer die Wahrscheinlichkeit, dass er mit einer Entzündung reagiert oder reagieren muss. Wenn etwas Fremdes – etwa Zigarettenrauch – in den Körper eintritt, entsteht eine Krankheitskaskade mit Entzündungen und der Notwendigkeit, beschädigtes Gewebe zu reparieren. Je häufiger es zu solchen Schädigungen kommt, desto höher die Wahrscheinlichkeit, dass die neuen Zellen bösartig sind und Krebs entsteht. Was unser Essen betrifft, wurde nachgewiesen, dass unnatürliche Substanzen, Nahrungsergänzungsmittel, chemische Stoffe und industrielle Produkte, die eigentlich nicht mehr als Nahrung zu bezeichnen sind, ein Risiko darstellen. All das kann das Immunsystem zu einer Reaktion zwingen.

Noch deutlicher sind die Nachweise dafür, wie wichtig Bewegung ist. Eine 2018 veröffentlichte Studie belegt deren Bedeutung für das Immunsystem und ein langes Leben. Dabei wurde das Immunsystem von Menschen im Alter zwischen 55 und 79 untersucht und die Ergebnisse von Personen mit einer eher sitzenden Lebensweise mit denen von regelmäßig Radfahrenden verglichen. Es ergaben sich wesentliche Unterschiede in der starken Abwehr. Im Thymus der Radfahrer wurden mehr neue T-Zellen gebildet, und sie hatten weniger Zytokine, die den Thymus zerstören können. Das Fazit der Untersuchung: Bewegung verlangsamt den natürlichen Alterungsprozess des Immunsystems.

All diese Ratschläge sind nicht neu, aber vielleicht sind jetzt zumindest ihre wissenschaftliche Grundlage und ihr Zusammenhang mit dem Immunsystem deutlich geworden.

Man kann sich aber auch Dr. Ephraim Engleman zum Vorbild nehmen, der ein Gigant der Immunologie war und nach üblichen Maßstäben geradezu ewig lebte. Mit hundertvier Jahren ließ er seinen Führerschein erneuern, und er fuhr immer noch mit dem Auto zu seinem Arbeitsplatz, um seine Erforschung der Autoimmunkrankheit fortzusetzen. Er starb kurz vor seinem 105. Geburtstag – in seinem Labor an der University of California in San Francisco, wo er bahnbrechende Untersuchungen zu Ursachen und Heilungsmöglichkeiten rheumatischer Arthritis durchführte. Das war 2015.

Im Nachruf der Universität wurden die von ihm selbst preisgegebenen Geheimnisse eines langen Lebens aufgezählt: Vermeiden Sie Flugreisen, haben Sie viel Sex, atmen Sie, und was am effektivsten ist: Erfreuen Sie sich an Ihrer Arbeit, worin sie auch bestehen mag; geben Sie sie auf, wenn das nicht mehr der Fall ist.

Ich möchte die genannten Punkte mit meinen eigenen Beobachtungen während meiner Recherchen zusammenführen. Je aktiver man bleibt, körperlich wie geistig, desto mehr signalisiert man dem inneren System, dass man weiterhin entscheidend zum eigenen Überleben und dem der Spezies beizutragen gedenkt. Dadurch entsteht eine positive Dynamik, in der sich entscheidende innere Funktionen ständig regenerieren können, was einem wiederum ermöglicht, vital zu bleiben und damit die Dynamik voranzutreiben. Wenn man hingegen körperlich und mental stagniert, wird dem System signalisiert, dass es den Dienst quittieren und keine Ressourcen für das eigene Überleben »verschwenden« soll.

Unter all dem, was ich beim Schreiben dieses Buchs lernen konnte, war eines die größte Überraschung: »Was Jason uns lehrt.«

55

Was Jason uns lehrt

Als ich anfing, diese Geschichte zu erzählen – Jason war gerade vom Sterbebett auferstanden, sein Krebs auf wundersame Weise verschwunden –, hatte ich den Plan, ein Buch über die Suche nach Unsterblichkeit zu schreiben. Die Entwicklungen in der Immunologie erreichten einen Punkt, an dem es möglich schien, Tote wieder zum Leben zu erwecken. Angeführt von einer herausragenden internationalen wissenschaftlichen Community, entdeckten wir als Spezies, wie wir in das Immunsystem auf eine Weise eingreifen können, die uns in die Lage versetzt, das Leben für wer weiß wie lange zu verlängern.

Da stand ich dann auch bald vor meiner ersten Frage: Setzen wir darauf, lange, sehr lange zu leben? Steckt das wirklich dahinter? Geht es hierbei um Unsterblichkeit?

Dass Versuche, das Leben zu verlängern, ein bestimmendes Charakteristikum des Menschseins sind, lässt sich sicher nicht leugnen.

Doch wenn es uns wirklich darum geht, Unsterblichkeit zu erlangen, sind wir elende Versager. Gewiss, wir leben länger und besser, aber wir können kaum mehr vorweisen als hier und da einmal jemanden, der hundertzehn Jahre alt wird. Ein singuläres Ereignis. Inzwischen weiß ich, woran das im Wesentlichen liegt. Unser Immunsystem pfuscht uns ins Handwerk.

Sie haben richtig gelesen. Das Abwehrnetz – so oft hochgehalten als Schlüssel zur Gesundheit, was es gewiss auch ist – hatte großen Anteil daran, dass Jasons Geschichte endete, so wie alle unsere Geschichten enden werden.

Das Immunsystem schließt ständig Kompromisse, um das Fest des Lebens im Gleichgewicht zu halten. Nehmen wir beispielsweise die Wundheilung. Das Immunsystem muss unsere Zellen in die Lage versetzen, sich zu teilen, damit wir nach einer Verletzung neues Gewebe aufbauen können. Es begünstigt die Zellentwicklung, fördert den Zugriff auf Blut und Nährstoffe. Doch dieser Kompromiss sorgt – unausweichlich – für eine hohe Wahrscheinlichkeit, dass auch bösartige Zellen heranwachsen.

»Krebs entwickelt sich bei jedem«, erklärte mir Dr. Jacques Miller, als wir über die Bedeutung des Immunsystems und des Lebens sprachen. Er hatte vor einem Menschenalter die Rolle des Thymus erkannt. Das Gehirn wird versagen, die Organe werden den Betrieb einstellen, die Lunge wird überflutet. Einige dieser Prozesse werden durch den Zusammenbruch unserer Abwehr in Gang gesetzt, einige durch einen alles lähmenden Krankheitserreger, andere aber, wie beispielsweise Krebs, entstehen aufgrund einer Komplizenschaft mit dem Immunsystem selbst.

Dies alles geschieht, weil sich das Immunsystem nicht entwickelt hat, um uns als Individuen, sondern um unser genetisches Material und die Spezies als Ganzes zu verteidigen. Es hält uns auf seine geniale Weise am Leben, bis wir uns reproduziert und unsere Nachkommen großgezogen haben.

Danach schafft es uns aus dem Weg, und das ist eine noch größere Leistung.

»Die Evolution hat entschieden, dass wir nicht ewig leben«, sagte Dr. Miller. »Die Natur, die Evolution hat bestimmt, dass wir den Weg für die nächste Generation frei machen.«

Ruslan Medzhitov, der Yale-Wissenschaftler, der mit seiner bahnbrechenden Arbeit das angeborene Immunsystem erforschte, bestätigte dies, fügte aber noch hinzu, dass uns kein medizinisches Verfahren zu einem ewigen Leben führen wird. »Es gibt keine ultimative Lösung. Alles hat seinen Preis. Wenn wir Krebs heilen, werden die neurodegenerativen Erkrankungen zunehmen. Wenn wir die neurodegenerativen Erkrankungen heilen, werden Hundertjährige von Krankheiten hingerafft. Eine endgültige Lösung gibt es nicht, und es sollte auch keine geben.«

Das aber führt uns zu einer weiteren Erkenntnis. »Wir müssen zwischen Lebensspanne und Gesundheitsspanne unterscheiden«, sagte Medzhitov. »Man möchte nicht ewig leben, aber man möchte im Alter gesund sein.«

Das ist das, was uns all diese Erfindungen und Innovationen gebracht haben: ein wenig mehr Leben und eine Menge mehr Wohlbefinden, wenn wir altern. Weniger Schmerzen, weniger Angst, weniger Behinderungen. Weniger Gebrechlichkeit.

Als Gattung streben wir nach Unsterblichkeit, kommen dabei aber nur auf einen abgeschlagenen zweiten Platz. Der dritte Platz aber wäre einfach nur mies: ein früher Tod und unerträgliches Leid.

Jasons Geschichte zeigt uns zwei miteinander konkurrierende Prinzipien in einem prekären Gleichgewicht: Einerseits müssen wir uns weiterhin bemühen, träumen und mit ebenjener Leidenschaft kämpfen, die uns schon so weit gebracht hat; andererseits müssen wir besser lernen, den Tod zu akzeptieren. Der Tod ist nicht nur unausweichlich, in uns eingeschrieben und gewissermaßen von unserem Immunsystem befördert. Er ist auch entscheidend für unser Überleben.

Dass wir auf der einen Seite von unserer Angst vor dem Tod getrieben werden, ihn andererseits aber mit Demut und Würde annehmen sollen, ist nicht leicht.

Als ich am 1. Januar 2017 nach einem Skitag in Colorado meine Familie ins Auto lud, läutete mein Handy. Es war Guy Greenstein, Jasons Bruder, und ich hatte ein ungutes Gefühl.

»Hey Guy.«

»Hey Matt. Ich habe schlechte Nachrichten. Meine Mutter ist gestorben.«

Guy hatte Catherine vor dem Badezimmer auf dem Boden gefunden. Es sah aus, als hätte ihr Herz zu schlagen aufgehört und als wäre es schnell gegangen.

»Der Gerichtsmediziner hat gesagt: ›Habe ich Sie nicht erst vor Kurzem besucht?‹«

Ruhe in Frieden, Catherine Greenstein.

Sechs Monate später verlor ich meine geliebte Großmutter Anne Richtel, nur wenige Tage vor ihrem hundertsten Geburtstag.

Im Oktober 2017 kam Ron Glaser in ein Hospiz der Einrichtung für Gedächtniskranke. Wegen Sturzgefahr musste er im Rollstuhl sitzen. Er verstand kaum noch etwas.

»Selbst wenn ich mich ganz nah zu ihm hinunterbeuge, sieht er durch mich hindurch«, erzählte mir Jan Kiecolt-Glaser. Aber mit ihrer besonderen Begabung, immer etwas

Positives zu finden, gelang es ihr, auch hier das Glanzvolle zu sehen. »Es gibt immer noch goldene Augenblicke, in denen er mich erkennt und anlächelt.«

Zwei Monate später, am 27. Dezember 2017, fast auf den Tag genau ein Jahr nach Catherines Tod, starb Dr. Ben Barres, der große Experte auf dem Gebiet der Demenz und des Immunsystems, mit dreiundsechzig Jahren. Er hatte, wie er mir erzählte, auf einen Aufschub durch Immuntherapie gehofft, wie Jason ihn erleben durfte. Dr. Barres hinterließ ein riesiges Erbe, das uns vielleicht einmal einige grausame Demütigungen der Demenz ersparen wird. Und er ist der lebendige Beweis für den Wert der Vielfalt. Als Frau geboren, wurde er zum Mann, und das ermöglichte ihm vielleicht, die Welt mit ganz eigenen Augen zu sehen und Dinge wahrzunehmen, die andere nicht wahrnahmen.

So erschien im Laufe dieses Projekts auch immer wieder der Tod – etwas, womit ich nicht gerechnet hatte. Vielmehr hatte ich gemeint, erzählen zu können, wie Jason in seinem stinkenden Windstar nach Denver fährt, um sich eine Spritze geben zu lassen, eines Morgens beim Aufwachen seine Freundin sagen hört, dass sein Tumor verschwunden ist, und sich dann zu einem neuen Abenteuer aufmacht. Ich glaubte, er würde die Welt mit allem möglichen Tingeltangel überschütten und nur kurze Pausen einlegen, um sich bei 7-Eleven mit ein paar Snacks zu versorgen. In solch einer Geschichte eines Überlebenden, so stellte ich mir vor, läge Hoffnung für uns alle.

Nach Jasons Tod und eigentlich auch schon lange vorher sah ich ihn hin und wieder unter einem ganz bestimmten Aspekt: als Sohn – als Sohn, der seinen Vater verloren hatte.

Das quält mich, weil mein eigener Sohn Milo zehn Jahre alt ist. Wie Jason ist er ein herausragender Sportler – Wunderkind Nummer zwei nannte ihn mein Freund. Ich bin sein Trainer, so wie Jason von seinem Vater trainiert wurde. Wie Jason und sein Vater sind Milo und ich dicke Freunde – wie die meisten Väter und Söhne. Meine Tochter Mirabel ist acht und ein kreatives, lustiges und liebevolles Mädchen, ein ebenso großartiges Kind wie ihr Bruder. Dass ich einmal solche Kinder haben würde, hätte ich kaum zu träumen gewagt, tat es aber dann doch. Damit spüre ich erst recht, wie schrecklich es sein muss, einen Sohn und eine Tochter, eine Familie zurückzulassen oder zu verlieren. Wie viele andere führe ich mir täglich vor Augen, wie glücklich ich bin, ein Gefühl, das mit jedem Tag stärker wird. Unsere Zeit auf diesem Fest des Lebens ist begrenzt. Es ist schön. Es tut weh.

Dank der Wissenschaft und dank der gewonnenen Erkenntnisse ist unser Leben im Alter angenehmer geworden, und das Wissen um die Funktionen unseres Körpers versetzt uns in die Lage, bessere Entscheidungen zu treffen. Das bedeutet, dass wir im Fall einer schweren Krankheit ein Jahr hinzugewinnen, vielleicht auch zwei oder zehn. Die Argonauten haben uns zum Wunder zusätzlicher Tage verholfen, und wenn meine Zeit naht, werde ich dankbar jede hinzugewonnene Minute genießen.

Aber ich sehe inzwischen noch einen anderen Grund zur Hoffnung. Das Wissen, das uns geschenkt wurde, ist durch eine außergewöhnliche Kooperation entstanden, durch harte Arbeit und gelungene Experimente – in Laboren, ja, aber auch in Haushalten und staatlichen Institutionen. Eine weitere Quelle ist die kulturelle, politische und wissenschaftliche Entwicklung, die typischerweise mit »zwei Schritten vor und einem Schritt zurück« verläuft. Wir können dem Tod nicht entkommen, jedenfalls nicht als Einzelne. Wenn wir das Ganze jedoch mit einer gewissen Distanz betrachten, sehen wir, dass das Fest des Lebens weiter toben wird, sofern wir als Spezies zu Harmonie finden. Vielleicht werde ich, wenn es so weit ist, meinem Sohn und meiner Tochter das Werkzeug in die Hand haben geben können, mit dem wir alle dem Frieden ein Molekül näher kommen.

Nachdem Jason gestorben war, stand ich am Fuß seines Bettes und dankte ihm dafür, dass er stets freundlich zu dem kleinen Kerl gewesen war. Je nach unseren Lebensumständen kann jeder von uns der »kleine Junge« oder der »Boss« sein, bedürftig oder in der Lage zu geben, Bittsteller und Freund oder Tyrann und Gegner. Wie die mikroskopischen Kleindarsteller in einem größeren Organismus besitzen wir aber alle die ungeheure Macht, Kooperationsbereitschaft zu signalisieren, für Harmonie zu kämpfen, Feindseligkeiten anzuheizen oder einzudämmen.

In der engen Freundschaft, die sich zwischen mir und Jason entwickelte, spiegelt sich eine schmerzliche Wahrheit, die uns das Immunsystem lehrt. Wir sitzen alle im selben Boot.

Dank

Eines Tages sprach ich wegen dieses Buchs mit Dr. Mike McCune, einem renommierten Forscher und Kliniker an der University of California, San Francisco, über das Immunsystem. Nachdem wir stundenlang über verschiedene Punkte diskutiert hatten, dankte ich ihm, dass er mir so großzügig seine Zeit geschenkt hatte.

Darauf meinte er: »Ich versuche, der gesprächigste Immunologe der Welt zu werden.«

Als ich ihn fragte, was er damit meine, erklärte er, die Immunologie brauche einen Übersetzer, jemanden, der die Disziplin lebendig darstelle und der Öffentlichkeit anschaulich erklärte.

Dr. McCune, ich hoffe, Sie wissen, dass Sie Ihre Zeit gut investiert haben. Das wünsche ich mir auch für Dutzende und Aberdutzende von Wissenschaftlern und Ärzten, denen ich unglaublich viel verdanke. Dazu gehören die Männer und Frauen, von denen ich in diesem Buch erzählt und die ich zitiert habe, aber es gibt noch viele andere, deren Namen hier nicht auftauchen, deren Zeit und Wissen für mich jedoch von unschätzbarem Wert waren. Ihnen allen möchte ich meinen größten Dank für Ihre Geduld, Ihre Freundlichkeit und vor allem für Ihre wissenschaftliche Arbeit aussprechen. Sie haben das Leben vieler gerettet, verbessert und verlängert.

Danken möchte ich auch Dorsey Griffith für ihre geduldige Mitarbeit bei der Recherche. Vicki Yates, Sie waren bei diesem und anderen Projekten ein Geschenk des Himmels.

Ich schätze mich glücklich, bei William Morrow eine Familie gefunden zu haben. Peter Hubbard, Lektor und Freund, ich danke Dir für Deinen Humor, Deinen guten Umgang mit einem Kranken und Deine große Weisheit. Dank an Nick Amphlett, der stets präsent, stets kompetent ist. Wie immer auch ein riesiges Dankeschön an Liate Stehlik, meine Verlegerin und Freundin und eine Kapitänin, die im felsigen Meer der Buchwelt nie die Nerven verliert.

Laurie Liss, meine Agentin und etwas entfernte Schwester, alles Liebe. Der Baum, den wir gepflanzt haben, ist noch nicht tot.

Enormen Dank schulde ich Douglas Preston, einem Schriftsteller von Weltrang und Lehrer, der mein Resonanzboden war und zwischenzeitlich die Rolle eines Redakteurs für dieses Buch übernahm. Ich hätte mir keinen besseren Berater wünschen können.

Dank und eine Liebeserklärung an meine Frau Meredith Jewel Barad, das Fundament dieser ganzen verdammten Arbeit, und an Milo und Mirabel, unsere Engel, und an Uncle Mort und Pickles, unsere Haustiere. Danke, Mom und Dad.

Dr. Mark Brunvand, Sie haben Stunden mit mir verbracht, mir so vieles erklärt, Ihr Herz geöffnet und sind so zu meinem Lehrer und Freund geworden. Danke dafür und auch dafür, dass Sie Ihr Leben lang all das auch so vielen Patienten haben zuteilwerden lassen, und dafür, dass Sie stets die Klippen umschifft haben.

Bob Hoff, ich werde Deine Geschichte niemals vergessen, denn sie hat mich viel zum Thema Mut gelehrt. Du hast eine harte Zeit in diesem Land, aber auch eine brutale Krankheit ebenso durchgestanden wie den Tod so vieler Freunde. Mit welcher Würde Du all das ertragen hast, macht mich geradezu fassungslos. Ich danke Dir für Deine große Offenheit. Es ist bedauernswert, dass es immer noch Enklaven der Diskriminierung gibt, und ich hoffe zutiefst, dass diese Krankheit, diese Autoimmunität, die die Bigotterie darstellt, abklingt, bevor sie zu einer Katastrophe führt.

Linda Segre, der Inbegriff von Haltung und Würde auch bei größter Belastung. Es kann nicht so leicht sein, wie Du es manchmal erscheinen lässt. Ich bin mir sicher, dass der Leser Dir ebenso dankbar ist wie ich, dass Du uns gezeigt hast, welche Herausforderung es darstellt, den eigenen Weg zu gehen und gleichzeitig gegen die Dämonen der Autoimmunität ankämpfen zu müssen.

Merredith Branscombe, meinen doppelten Dank an Dich: Du hast mir nicht nur Deine Geschichte erzählt, sondern warst auch eine scharfsichtige Adjutantin, was mein journalistisches Denken betraf. Deine Erfahrung als Autorin und kreativer Mensch hat mir neue Einblicke verschafft, die diesem Buch zugutegekommen sind. Danke.

Für Jasons Familie und Beth sind alle Worte unzureichend. Ihr habt mich wie einen Bruder behandelt. Es tut mir so leid, dass Ihr Jason verloren habt und dann auch Catherine. Sie war ein unglaublicher Mensch, voller Witz und warm und zweifellos der Ursprung des Feuers, das in Jason loderte.

Jason.

Hin und wieder spreche ich mit ihm. Meist wenn Milo, mein Sohn, auf dem Baseballfeld etwas Besonderes zustande gebracht hat. Dann flüstere ich Jason zu: »Greenie, ich hätte dich deswegen angerufen.« Oder: »Hast du das gesehen, Greenie?«

Ich bewahre Dich für immer in meinem Herzen. Es gehört zu den schönsten Geschenken in meinem Leben, dass wir uns als Freunde bezeichnen durften. Dein Licht wird weiter strahlen.